Für Sacha und Maya,
für Maya und Sacha,
meine beiden Kinder,
für das zweite Leben, das sie mir gegeben haben
als Gegenleistung für das Geschenk des Lebens, das ich ihnen gegeben habe.

Für Christine, meine Ehefrau,
ohne die dieser Tausch niemals vorstellbar gewesen wäre.

 Für Sylvia und Maurice,
die immer noch durch mich sprechen.

Dr. Pierre Dukan

Die Dukan-Diät

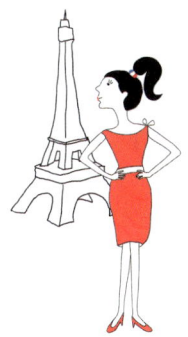

INHALT

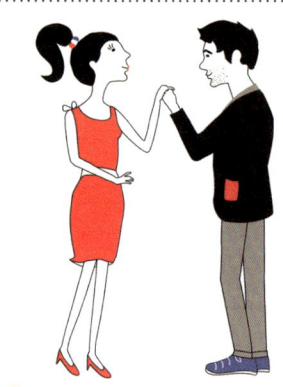

Rund um die Dukan-Diät: Rat für alle Fälle

188

Nachwort **231**

Anhang

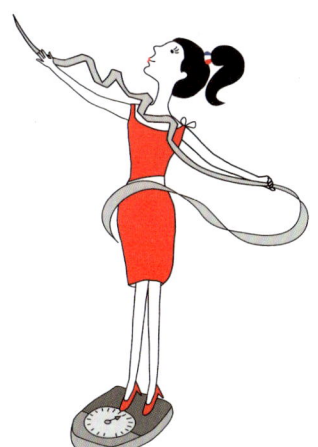

Die entscheidende Begegnung oder Der Mann, der nur Fleisch mochte

Meine erste Begegnung mit einem Übergewichtigen liegt schon sehr lange zurück. Damals praktizierte ich als frischgebackener Hausarzt im Pariser Viertel Montparnasse. Einer meiner Patienten, ein sehr dicker, stets gut aufgelegter, äußerst kultivierter Verleger, der an starkem Asthma litt, erklärte mir eines Tages, nachdem er es sich schwer atmend in einem Sessel meines Sprechzimmers bequem gemacht hatte: „Herr Doktor! Sie wissen, dass ich Sie seit Langem als guten Arzt schätze und großes Vertrauen zu Ihnen habe. Deshalb möchte ich Sie heute bitten, mir beim Abnehmen zu helfen."

Über Übergewicht und Ernährung wusste ich damals nur sehr wenig. Auf der Universität hatte man uns angehende Ärzte lediglich gelehrt, übergewichtigen Patienten kalorienarme Diäten zu empfehlen und sie dazu anzuhalten, weniger zu essen. Zusammengesetzt waren die beim Abnehmen erlaubten Mini-Mahlzeiten allerdings genauso wie normale Mahlzeiten, nur dass die Portionen viel kleiner waren. Derartige Empfehlungen schlagen Übergewichtige meist sofort in die Flucht, denn sie sind ja im Allgemeinen sehr lebenslustige und genussfrohe Menschen, und die Vorstellung, von einem Minitellerchen zu essen, erscheint ihnen geradezu absurd. Sie wollen ja schließlich nicht auf das verzichten, was ihr ganzes Glück ausmacht. Deshalb erklärte ich meinem dicken Patienten, dass ich auf diesem Gebiet kein Spezialist sei.

„Spezialist? Ich habe bereits alle Pariser Hungerspezialisten konsultiert und seit meiner Jugend ohne fremde Hilfe mehr als dreihundert Kilo ab- und wieder zugenommen. Allerdings war ich bisher wohl nie hinreichend motiviert. Dass meine Frau mich trotz meiner enormen Leibesfülle immer noch liebt, hat meine Motivation natürlich auch nicht erhöht. Aber jetzt weiß ich einfach nicht mehr weiter. Ich fühle mich schon erschöpft, wenn ich morgens die Augen öffne. Passende Kleider für meine Größe finde ich auch schon lange nicht mehr, und wenn ich wirklich ehrlich bin, hab ich auch Angst: dass ich nicht mehr lange lebe."

Sein folgender Satz sollte mein ganzes weiteres Berufsleben verändern: „Schlagen Sie mir irgendeine Diät vor, egal welche! Verbieten Sie mir, was Sie wollen! Alles! Aber bitte nicht Fleisch! Ich liebe Fleisch."

Er wartete so begierig auf meine Antwort, dass ich beinahe reflexhaft, ohne lange nachzudenken, sagte: „Ich verstehe, Fleisch ist Ihnen also ungeheuer wichtig. Kommen Sie bitte morgen Vormittag nüchtern in meine Praxis, damit ich Ihr Ausgangsgewicht feststellen kann. Die nächsten fünf Tage essen Sie bitte ausschließlich mageres, gegrilltes Fleisch! Kein Schwein oder Lamm, auch keine fetten Entrecotes oder Rindskoteletts! Trinken dürfen Sie, so viel Sie wollen und können. In fünf Tagen kommen Sie dann wieder nüchtern zu mir und stellen sich erneut auf meine Waage."

Als er fünf Tage später wiederkam, hatte er fast fünf Kilogramm abgenommen! Ich traute meinen Augen nicht, und er erst! Ein wenig beunruhigt war ich zwar, aber er strahlte vor Freude und schien noch fröhlicher als sonst. Endlich gehe es ihm wieder richtig gut; nachts schnarche er nicht mehr, und meine Bedenken zerstreuend erklärte er entschlossen: „Ich mache weiter! Mir geht's bestens. Es klappt, und ich genieße das Essen trotzdem." Also verlängerten wir diese Diät um weitere fünf Tage, und er versprach mir, sein Blut und seinen Urin untersuchen zu lassen.

Beim nächsten Besuch hatte er nochmals zwei Kilo abgenommen. Triumphierend hielt er mir die Laborbefunde unter die Nase: Alle Werte – Zucker, Cholesterin, Harnsäure – lagen im Normalbereich. Als er nach fünf Tagen, um weitere anderthalb Kilo leichter, in meiner Praxis erschien, immer noch in Bestform, riet ich ihm, ab jetzt auch Fisch und Meeresfrüchte in seinen Speiseplan einzubauen. Darüber war er doch froh, denn in der letzten Zeit hatte er mehr als genug Fleisch in fast jeder Form gegessen.

Nach zwanzig Tagen, in denen er sich ausschließlich von Fleisch und Fisch ernährt hatte, war er insgesamt um zehn Kilo leichter geworden. Eine erneute Blut-untersuchung ergab wieder beruhigende Werte. Ich riet ihm, von nun an weitere proteinreiche Nahrungsmittel in seinen Speiseplan aufzunehmen, die bisher nicht in seiner Diät vorgekommen waren: Milchprodukte, Geflügel und Eier. Außerdem bat ich ihn, noch mehr zu trinken, wenn möglich zwei Liter Wasser pro Tag. Er war auch damit einverstanden und versprach sogar, auch wieder Gemüse zu essen. Dazu hatte ich ihm geraten, weil ich langsam doch zweifelte, ob es medizinisch wirklich vertretbar war, sich so lange ausschließlich von proteinreichen Nahrungsmitteln zu ernähren.

Bei seinem nächsten Besuch in meiner Praxis, fünf Tage später, hatte er kein einziges Gramm abgenommen. Das nahm er natürlich als Argument für die Rückkehr zu seiner früheren ausschließlichen Proteindiät, an die er sich mittlerweile gewöhnt hatte und an der er besonders schätzte, dass er von den erlaubten Lebensmitteln so viel essen durfte, wie er wollte. Ich erklärte mich einverstanden, allerdings unter der Bedingung, dass er immer mal wieder fünf Tage lang auch Gemüse äße, um einem eventuellen Vitaminmangel vorzubeugen. Das überzeugte ihn zwar überhaupt nicht, aber er akzeptierte es, da er mangels ballaststoffreicher Nahrung an starker Verstopfung litt.

Das war die Geburtsstunde meiner Proteindiät und meines Interesses an Fettleibigkeit und den verschiedensten Formen von Übergewicht, durch das sich meine Forschungsschwerpunkte und mein Arbeitsleben stark verändert haben.

Ich habe diese Diät dann ständig weiterentwickelt und nach und nach zu der Diät geformt, von der ich heute sagen kann, dass sie die besondere psychologische Verfassung Übergewichtiger am besten berücksichtigt. Sie ist die wirksamste von allen mit einer bestimmten Lebensmittelzusammensetzung arbeitenden Diäten.

Im Laufe der Zeit musste ich aber leider feststellen, dass selbst sehr effiziente und streng eingehaltene Diäten oft keinen bleibenden Erfolg haben, weil sie keine langfristige Stabilisierungsphase vorsehen, die verhindert, dass die anfänglichen Erfolge nach und nach wieder zunichtegemacht werden. Im besten Fall verfällt der Patient, sobald er sein Idealgewicht erreicht hat, allmählich wieder in seine alten Ernährungsgewohnheiten, im schlimmsten Fall – besonders während emotionaler Krisen, bei Stress oder in längeren anstrengenden Lebensphasen – bekommt er regelrechte Fressanfälle, die das Gewicht sprunghaft wieder ansteigen lassen.

Deshalb habe ich in meine Diät eine Stabilisierungsphase eingebaut. Sie unterstützt alle, die ernsthaft abnehmen wollen, dabei, ihr so mühsam erkämpftes Idealgewicht dauerhaft zu halten. Wer sein Gewicht nach einer Diät lange bewahrt hat und dann plötzlich feststellen muss, dass er wieder stark zugenommen hat, ist extrem frustriert; viele entwickeln dann geradezu einen Ekel vor sich selbst und beginnen sich zu vernachlässigen, bis sie womöglich noch dicker sind als vor ihrer Diät. In der von mir entwickelten Stabilisierungsphase werden nach und nach immer mehr gesunde Nahrungsmittel auf den Speisezettel gesetzt. Da jeder Körper, dem seine Reserven eine Zeit lang entzogen wurden, danach seine Forderungen mit Macht geltend zu machen versucht, braucht man gerade in dieser Phase Hilfe im Kampf gegen ihn. Die Stabilisierungsphase soll den Übergang zur letzten Phase meiner Diät erleichtern, die ein Leben lang dauert und Ihnen den Erhalt Ihres Idealgewichts garantiert, wenn Sie die Regeln einhalten. Die Stabilisierungsphase dauert zehn Tage pro abgenommenes Kilogramm Gewicht. Endgültiger Friede ist auf dem Kampfplatz Gewicht leider auch danach nicht in Aussicht. Zahlreich sind die Feinde, die immer wieder versuchen, den Verteidigungswall zu stürmen. Die Sorgen des Alltags lassen irgendwann jeden schwach werden und vor den Verlockungen von Sahnesaucen oder süßen Leckereien kapitulieren. Aber auch ohne größere Krisen ist es schwierig, immer diszipliniert zu essen. Wer sich jeden Tag einschränken soll, möchte verständlicherweise auch einmal nach Herzenslust essen! Da der Körper nie aufhört, nach seinem Recht zu verlangen, schleichen sich allmählich die alten Gewohnheiten wieder ein.

Um all diesen Versuchungen etwas wirklich Wirksames entgegenzusetzen, habe

ich für die letzte Phase, die Erhaltungsphase, eine Maßnahme entwickelt, von
der ich anfangs kaum wagte, sie meinen
Patienten vorzuschlagen, obwohl ich fest
überzeugt war, dass sie ihr Problem nur
so dauerhaft lösen könnten. Niemand
möchte etwas für immer einhalten müssen! Ein Verbot, das man auf ewig respek-
tieren muss, jagt jedem Angst ein. Es sei
denn, er müsste diese eigentlich unak-
zeptablen lebenslangen Einschränkungen
nur an einem einzigen Tag in der Woche
hinnehmen, noch dazu an einem Tag, der
im Vorhinein festgelegt ist, und er würde
obendrein für sein Opfer mit sofortigem
Erfolg belohnt.

Erst da erzielte ich bleibende Erfolge!
Mit wachsender Erfahrung lernte ich,
die vier Phasen meiner Diät besser zu
einem einheitlichen Weg auszubauen,
ihn mit immer neuen Wegweisern auszu-
statten, Fluchtwege zu verbauen und ihm
eine feste Basis zu geben. Auf die kurze
und sehr harte Angriffsphase, in der die
Pfunde aber auch rasch purzeln, folgt eine
längere, ebenfalls strenge, aber immer
wieder von Erholungspausen unterbro-
chene Aufbauphase. Die Länge der daran anschließenden Stabilisierungsphase
hängt von der Höhe des zuvor verlorenen Gewichts ab. Um das am Ende dieser
Phase hart erkämpfte Idealgewicht auf
Dauer zu bewahren, muss man allerdings
sein ganzes Leben lang einmal in der
Woche einen strikten Diättag einhalten.
Dafür darf man aber auch den Rest der

Woche essen, was man will! Wie ein
Wachhund soll dieser wöchentliche Diät-
tag aufpassen, dass es nicht zu einem
Rückfall kommt.

Zur Entwicklung meines vierstufigen
Diätplans habe ich zwanzig Jahre gebraucht.

Ich hoffe, dass er allen hilft, die immer
wieder vergeblich versucht haben abzunehmen und mit Recht von einer Diät erwarten, dass sie zu dauerhafter Schlankheit führt – schließlich werden ihnen
dafür einige Anstrengungen abverlangt.
Jeder hat ein Recht darauf, sich in seinem Körper wohlzufühlen und in Ein-
klang mit ihm zu leben. Dieses Buch soll
dabei helfen.

Ich widme es meinen Patienten, alten und
jungen, Männern und Frauen, und danke
ihnen dafür, dass sie mir durch ihr Vertrauen ein erfülltes Leben als Arzt ge-
schenkt haben. Vor allem aber danke ich
meinem ersten übergewichtigen Patienten, dem dicken Verleger.

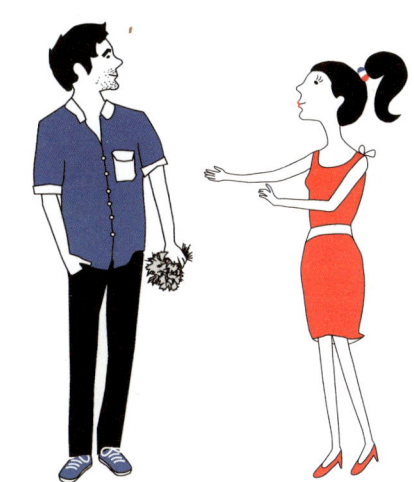

Die Grund-lagen der Dukan-Diät

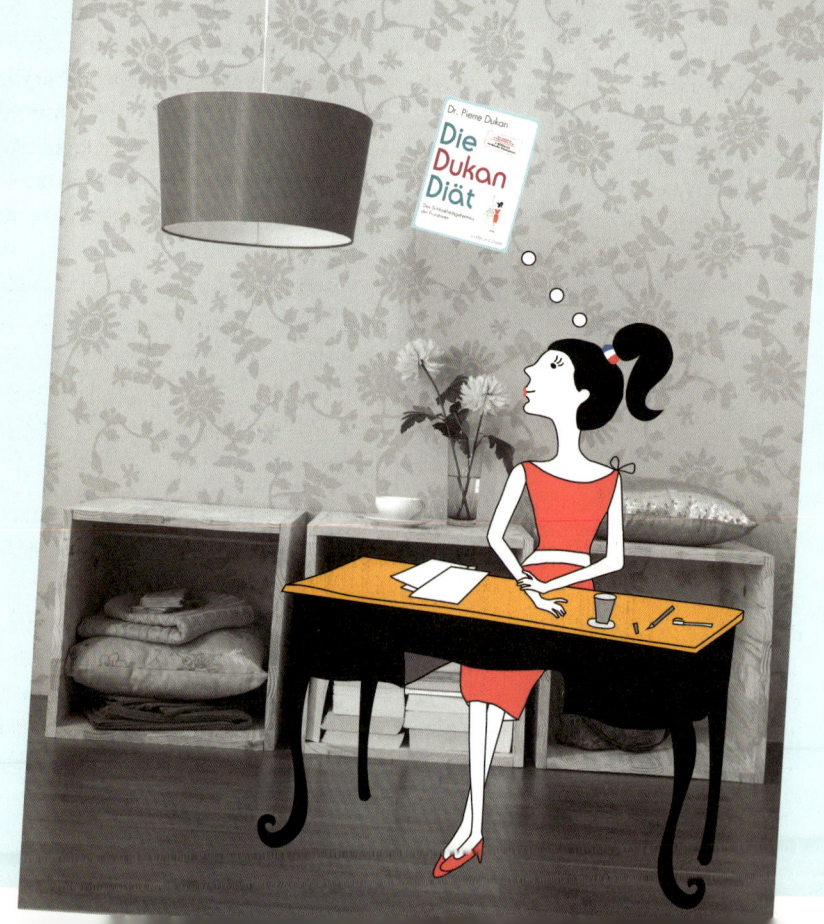

Seit der entscheidenden Begegnung mit meinem ersten übergewichtigen Patienten sind nun 35 Jahre vergangen, in denen ich mich mit Ernährung beschäftigt und mehr oder weniger dicken Menschen dabei geholfen habe, abzunehmen und ihr Gewicht dauerhaft zu halten.

Meine Ausbildung war, wie in Frankreich üblich, durch die stark von Descartes beeinflusste französische Medizintradition geprägt, die großen Wert auf maßvolles Essen und Ausgewogenheit der Ernährung legt. Ihr zufolge darf man auch während einer Diät alles essen, nur in geringerer Menge. Das Wichtigste ist, die Kalorien genau zu zählen und weniger Kalorien als bisher zu sich zu nehmen.

Die Geburt meiner Vierphasendiät

Ich merkte sehr rasch, dass diese schöne Theorie nicht funktioniert, denn ihr liegt die irrige Hoffnung zugrunde, dass sich dicke, genussfreudige Menschen allein durch Willenskraft in gewissenhafte Beamte verwandeln könnten, die täglich emsig ihre Kalorien zählen. Alles, was ich heute weiß und praktiziere, habe ich im täglichen Kontakt mit meinen Patienten gelernt und weiterentwickelt – mit Männern, aber viel öfter mit Frauen, für die genussvolles Essen zum Schönsten im Leben gehört. Schon bald habe ich auch begriffen, dass niemand zufällig dick ist. Wer sich hemmungslos seiner Liebe zu gutem und reichlichem Essen hingibt, will nicht nur gut essen, sondern sich immer auch für etwas belohnen. Dieses Bedürfnis nach Belohnung regt sich umso mächtiger, als es sich an den menschlichen Überlebenstrieb angekoppelt hat.

Ebenso rasch bemerkte ich, dass man dicke Menschen nicht allein durch vernünftige Ratschläge dauerhaft dazu bringen kann abzunehmen, selbst wenn deren Richtigkeit wissenschaftlich erwiesen sein sollte. Wenn sie auch keine Argumente gegen sie vorbringen können, so werden sie sich doch irgendwann einfach taub stellen.

Dicke Menschen schämen sich keineswegs ihrer Schwäche und Unreife im Umgang mit ihrem Körpergewicht. Warum sollten sie auch? Im Laufe meines Berufslebens habe ich unzählige Patienten aus den unterschiedlichsten sozialen Schichten behandelt. In einem unterschieden sie sich aber nicht voneinander: in ihrem Essverhalten. Alle gestanden mir, kaum dass sie mir gegenüber auf einem Stuhl Platz genommen hatten, sie seien, was das Essen anbelangt, erstaunlich willenlos und äßen wie gierige Kinder.

Die meisten Dicken haben schon in früher, längst vergessener Kindheit einen einfachen „Fluchtweg" aus schwierigen Situationen entdeckt. Irgendwann haben sie bemerkt, dass Essen ihnen dabei half, zu starke innere Spannungen abzubauen und in stressigen Situationen ihr Gleichgewicht wiederzufinden. Keine noch so logisch klingenden Ratschläge können auf Dauer etwas ausrichten gegen diesen schon früh aufgebauten Verteidigungswall gegen Stress und Schwierigkeiten.

Die zahlreichen Diäten, die während der 35 Jahre meiner praktischen Arbeit als Arzt auf den Markt kamen, haben mich in dieser Überzeugung bestärkt. Wenn ich richtig gezählt habe, waren es seit Anfang der Fünfzigerjahre 210, von denen einige – zum Beispiel die von Atkins, Scarsdale, Montignac und den Weight Watchers – es zu Weltruhm brachten. Sie zeigten mir immer wieder, wie groß das Bedürfnis übergewichtiger Menschen nach Unterstützung und Anleitung beim Abnehmen ist. Selbst eine so absurde und sogar gefährliche Diät wie die angeblich von der berühmten amerikanischen Mayo-Klinik empfohlene, bei der man zwanzig Eier pro Woche essen soll, findet immer wieder Anhänger, obwohl sie von allen Ernährungswissenschaftlern einhellig abgelehnt wird und völlig ungesund ist.

Ich habe mich mit jeder neuen erfolgreichen Diät intensiv beschäftigt und versucht, die Gründe für ihren Erfolg herauszufinden. Der tägliche Umgang mit meinen übergewichtigen Patienten zeigte mir, wie fest entschlossen sie in gewissen Zeiten ihres Lebens waren abzunehmen, aber auch, wie leicht sie sich entmutigen ließen, wenn rasche und in angemessenem Verhältnis zu ihren Anstrengungen stehende Erfolge ausblieben. Das bestärkte mich immer mehr in meiner Überzeugung:

Wer abnehmen will, braucht eine Diät, die ihn mit raschen Anfangserfolgen belohnt, damit seine Motivation verstärkt wird und er in seinen Anstrengungen nicht nachlässt. Außerdem braucht er jemanden, der ihm klare, erreichbare Ziele steckt, jemanden, der seinen Weg in Etappen einteilt und Rastpunkte festlegt, an denen er das bisher Erreichte mit den gesteckten Zielen vergleichen kann.

Die meisten der in den letzten Jahren erfolgreichen Diäten belohnen die Abnehmwilligen durchaus mit raschen Anfangserfolgen und halten, was sie versprechen. Aber nach dem Ende der Diät lassen sie sie allein mit der großen Aufgabe, ihr mühsam erkämpftes Gewicht dauerhaft zu halten. Deshalb fühlen sich die Abnehmenden schon bald hilflos den früheren Versuchungen ausgesetzt und fangen irgendwann wieder an zu sündigen, sodass alles von vorne anfängt. Sie brauchen auch nach dem Ende ihrer Diät Unterstützung und Halt durch einfache, wirksame und präzise Ratschläge, denen sie ihr ganzes weiteres Leben folgen können.

So begann ich irgendwann, meine eigene Diät zu entwickeln: die alternative Proteindiät. Ich wage zu behaupten, dass sie nicht nur die wirksamste, sondern auch die am besten verträgliche aller zur Zeit angebotenen Diäten ist.

In ihren beiden ersten Phasen, den eigentlichen Abnahmephasen, besteht sie genau genommen aus zwei verschiedenen Diäten: auf eine Angriffs- und Eroberungsphase, in der man sich ausschließlich von Proteinen ernähren soll, folgt eine Phase, in der man neben Proteinen auch Gemüse essen soll. In dieser Phase kann der Körper sich von seinem Gewichtsverlust erholen.

Im Laufe der Zeit habe ich meine Diät nach und nach zu einem umfassenden Abmagerungsprogramm ausgebaut, auch weil ich bemerkte, wie schnell meine Patienten in ihren Anstrengungen nachließen, sobald das angestrebte Ziel erreicht war, und wie rasch sie in alte Gewohnheiten zurückfielen, sobald niemand mehr ihren Speiseplan festlegte. Meine Diät berücksichtigt die besondere psychologische Verfassung übergewichtiger Menschen, ihre Regeln sind einfach und klar verständlich und führen in verschiedenen Etappen zu einem vorher festgelegten Ziel.

Der garantierte rasche Gewichtsverlust stärkt die Motivation und verhindert ein vorzeitiges Abbrechen. Außerdem muss man keine Lebensmittel wiegen und keine Kalorien zählen, und, was ganz wichtig ist, einige gängige Lebensmittel sind in unbegrenzter Menge erlaubt.

Sie ist auch mehr als eine normale Diät, sondern ein umfassendes, in vier Phasen unterteiltes Schlankheitsprogramm, das man nur als unteilbares Ganzes akzeptieren oder ablehnen kann.

Grundsätzliches zu meiner Diät

Bevor ich meine Diät ausführlich erläutere, möchte ich Ihnen zunächst kurz das dahinter stehende Gesamtkonzept vorstellen und ihren Aufbau in vier Phasen erklären.

Sie ist weit mehr als nur die sicherste und effizienteste aller zurzeit angebotenen Schlankheitskuren. Ganz nebenbei lernen Sie die verschiedenen Nahrungsmittelgruppen und ihre Bedeutung für den Körper kennen. Wir beginnen mit den Grundnahrungsmitteln und führen dann nach und nach unverzichtbare, wichtige und schließlich auch überflüssige Nahrungsmittel ein.

Die Diät besteht aus vier direkt aufeinanderfolgenden Phasen. In den beiden ersten geht es direkt darum abzunehmen, in der dritten um die Gewichtsstabilisierung und in der vierten schließlich um den dauerhaften Erhalt Ihres Idealgewichts.

➡ Die Angriffsphase: Die ausschließliche Proteindiät

In der ersten Phase einer Diät ist jeder Abmagerungswillige extrem motiviert. Er will rasch abnehmen und sucht schnelle

ÜBERBLICK ÜBER DIE VIER PHASEN

➡ In der Angriffsphase sind ausschließlich Proteine erlaubt. Dadurch werden ebenso rasch sichtbare Erfolge erzielt wie bei Diäten mit Proteinen in Pulverform, ohne deren Nachteile.

➡ In der Aufbauphase sind abwechselnd einige Tage ausschließlich Proteine und einige Tage Proteine + Gemüse erlaubt. Sie macht es möglich, das erwünschte Endgewicht ohne Diätpause zu erreichen.

➡ Die Stabilisierungsphase ermöglicht die Vermeidung des sogenannten Jo-Jo-Effekts. Bekanntermaßen tendiert jeder Körper dazu, einen raschen Gewichtsverlust besonders schnell wieder auszugleichen. Damit meine Patienten ihr so hart erkämpftes Idealgewicht auch halten, müssen sie diese spezielle Diät exakt zehn Tage pro verlorenes Kilo Gewicht einhalten.

➡ Ganz besonders wichtig ist schließlich die Erhaltungsphase, die den lebenslangen dauerhaften Erhalt des erreichten Gewichts garantiert, was meiner Erfahrung

nach mit drei einfachen und nicht sehr strengen Maßnahmen zu erreichen ist:
Erstens müssen Sie Ihr ganzes weiteres Leben jeden Donnerstag die für die Angriffsphase empfohlene Diät einhalten, zweitens müssen Sie jeden Tag 3 Esslöffel Haferkleie essen, und drittens dürfen Sie überhaupt nie einen Aufzug nehmen.
Das ist in Wirklichkeit ganz einfach, denn Sie kennen den wöchentlichen Disziplintag im Vorhinein, und außerdem werden Sie schon bald feststellen, wie positiv sich so ein einziger Diättag pro Woche auf Ihr Gewicht auswirkt.

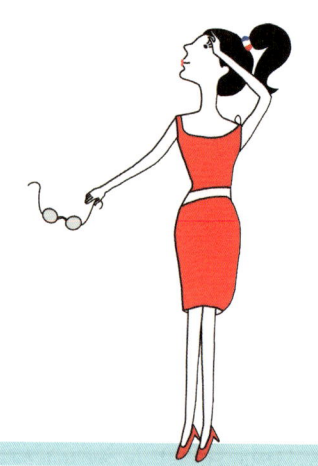

Erfolge. Deshalb ist ihm jede Diät willkommen, auch wenn sie strenge Einschränkungen verlangt, solange sie ihm dafür eine rasche Abnahme verspricht, wenn er sich konsequent an die Vorschriften hält.

Meine ausschließliche Proteindiät ist ideal für diese Angriffsphase, da sie besonders für den schnellen Abbau von Übergewicht entwickelt wurde. In dieser Phase sollte die Ernährung, zumindest theoretisch, auf eine der drei Grundnahrungsmittelgruppen beschränkt werden: die Proteine.

Da abgesehen vom Eiweiß kein Nahrungsmittel ausschließlich aus Proteinen besteht, habe ich für meine Diät solche Nahrungsmittel ausgewählt, die fast ausschließlich aus Proteinen bestehen: einige Fleischsorten, verschiedene Fischarten, Geflügel, Meeresfrüchte, Eier und Milchprodukte mit null Prozent Fett.

Verglichen mit allen Diäten, die auf Kalorienreduzierung setzen, gleicht meine Diät, solange man sie genau befolgt, einer wahren Kriegsmaschine, die alle Widerstände erfolgreich bekämpft. Von allen gesundheitlich unbedenklichen, mit Lebensmitteln arbeitenden Diäten dürfte sie mit Abstand die wirksamste sein. Besonders zu empfehlen ist sie in schwierigen Fällen, so zum Beispiel für Frauen, die kurz vor der Menopause stehen und unter Wassereinlagerung im Gewebe oder Blähungen leiden, sowie für Frauen mitten in der Menopause. Sehr bewährt hat

sie sich auch bei Übergewichtigen, die bereits mehrere Diäten abgebrochen haben und als diätresistent gelten.

➡ Die Aufbauphase: Proteine plus Gemüse

In der Aufbauphase, die eigentlich aus zwei Phasen besteht, folgt abwechselnd auf eine Phase der ausschließlichen Proteindiät eine Phase, in der Proteine mit rohem oder gekochtem Gemüse kombiniert werden.

Bei beiden Diäten der Aufbauphase dürfen Sie von den erlaubten Lebensmitteln so viel essen, wie Sie wollen und wann immer Sie Hunger haben. Sie können sich Ihre Mahlzeiten aus diesen Lebensmitteln nach Belieben zusammenstellen. Das verschafft Ihnen einen Ausgleich für alles, was Sie nicht essen dürfen.

Die Dauer der beiden Diätphasen hängt davon ab, wie stark Sie Ihr Gewicht reduzieren wollen, welche Diäten Sie bereits früher gemacht haben, wie alt und wie motiviert Sie sind. Die dafür gültigen Vorschriften werden später (siehe Seite 61 und 73) näher erläutert.

Beide Diäten müssen bis zum Erhalt des gewünschten Gewichts ohne Unterbrechung eingehalten werden. Auch wenn Sie bereits mehrere gescheiterte Diätversuche hinter sich haben, haben Sie mit ihnen eine viel bessere Chance als früher, so viel abzunehmen, wie Sie wollen. Lassen Sie sich also nicht durch frühere Misserfolge entmutigen.

➡ Die Stabilisierungsphase: Zehn Tage pro verlorenes Kilogramm Gewicht

Die Stabilisierungsphase folgt unmittelbar auf die Angriffs- und Aufbauphase. In ihr werden allmählich wieder einige notwendige Lebensmittel in die Ernährung eingeführt. Außerdem dient sie dem Ziel, den klassischen Jo-Jo-Effekt zu vermeiden.

Jeder Körper leistet Widerstand gegen eine Schlankheitskur, und zwar umso stärker, je länger sie dauert. Er reagiert auf die Plünderung seiner Reserven, indem er sich weigert, sie herzugeben, und immer besser lernt, die Nahrung, die man ihm anbietet, maximal auszunutzen. Er programmiert sich sozusagen auf Sparen und speichert alle Extrakalorien sofort.

Wenn Sie die Angriffs- und die Aufbauphase erfolgreich überstanden haben, haben sie zwar eine Schlacht gegen Ihren Körper gewonnen, sitzen aber auf einem Vulkan, denn er lauert nur auf jeden Moment, in dem er seine verlorenen Reserven wieder auffüllen kann. Eine einzige üppige Mahlzeit, die sich zu Beginn Ihrer Diät gewichtsmäßig kaum bemerkbar gemacht hätte, lässt Ihr Gewicht nun sofort merklich ansteigen.

Deshalb sind zu Beginn dieser Phase mehr kalorienreiche und hohen Genuss versprechende Lebensmittel erlaubt als gegen Ende zu, allerdings in begrenzterer Auswahl und Menge, sodass der Organismus genug Zeit hat, seinen nach dem starken Gewichtsverlust erschöpften Stoffwechsel wieder zu normalisieren.

Außerdem soll Ihnen die Stabilisierungsphase dabei helfen, den Jo-Jo-Effekt zu vermeiden, also das explosive Wiederansteigen des Gewichts nach dem Ende einer Diät. Er stellt sich meist sehr rasch ein und ist die häufigste Ursache für das Scheitern von Diäten. Deshalb werden jetzt so wichtige Nahrungsmittel wie Brot, Obst, Käse und manche Hülsenfrüchte wieder auf den Speisezettel gesetzt und einige eigentlich überflüssige, aber hohen Genuss versprechende Gerichte und Lebensmittel wieder erlaubt. Aber übertreiben Sie bitte nicht und halten Sie sich auch in dieser Phase genau an die von mir empfohlene Reihenfolge der Wiedereinführung. So werden Sie nach Beendigung dieser Phase einen ersten Schutzwall im Kampf gegen Ihren Körper aufgebaut haben, der ihm keine Chance bietet, sein verlorenes Gewicht zurückzuerobern.

Die Länge der Stabilisierungsphase hängt von der Anzahl der Kilos ab, die Sie abgenommen haben, und lässt sich ganz einfach errechnen: Sie beträgt zehn Tage pro verlorenes Kilogramm Körpergewicht.

➡ Die Erhaltungsphase: Lebenslanger, dauerhafter Gewichtserhalt

Obwohl Sie nun eine harte Schlacht im Kampf gegen Ihr Übergewicht gewonnen und auch den Jo-Jo-Effekt erfolgreich vermieden haben, wissen Sie vermutlich instinktiv, dass Sie ohne weiteres Diätprogramm früher oder später – meist früher – den Kampf erneut aufnehmen müssen. Damit es Ihnen gelingt, Ihr Gewicht dauerhaft zu halten, habe ich die vierte, lebenslange Phase meiner Diät entwickelt. Von nun an müssen Sie nur drei ganz einfachen Regeln folgen. Regel Nummer eins: Halten Sie jeden Donnerstag die Diät ein, die Sie schon aus der Angriffsphase kennen, nämlich die ausschließliche Proteindiät! Zweitens: Essen Sie jeden Donnerstag drei Esslöffel Haferkleie! Drittens: Fahren Sie nie Aufzug!

Ich habe nicht den geringsten Zweifel, dass Sie das schaffen. Wer die Kraft aufgebracht hat, sich über einen so langen Zeitraum sein Idealgewicht zu erkämpfen, ist auch fähig, diesen einfachen Empfehlungen für den dauerhaften Gewichtserhalt zu folgen. Sie werden bald feststellen, wie wirksam sie sind, und als Entschädigung dürfen Sie ja die restlichen sechs Tage der Woche essen, was Sie wollen!

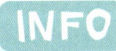

DIE DUKAN-DIÄT – DAS WICHTIGSTE IN KÜRZE

Diät in der Angriffsphase:
ausschließlich Proteine
Durchschnittliche Dauer: fünf Tage

Diät in der Aufbauphase:
Proteine abwechselnd mit Proteinen plus Gemüse
Durchschnittliche Dauer: eine Woche pro Kilo

Diät in der Stabilisierungsphase:
allmähliche Einführung weiterer Lebensmittel
Durchschnittliche Dauer: zehn Tage pro verlorenes Kilo Gewicht

Diät in der Erhaltungsphase:
ein Proteintag pro Woche, sonst alle Nahrungsmittel erlaubt
plus jeden Tag drei Esslöffel Haferkleie, nie den Aufzug nehmen

Was man über Ernährung wissen sollte

Die Vielzahl der Nahrungsmittel, die der menschlichen und tierischen Ernährung dienen, setzen sich aus nur drei Hauptnährstoffen zusammen: Kohlenhydraten, Fetten und Proteinen. Geschmack, Konsistenz und Nährwert aller Nahrungsmittel hängen von der jeweiligen Mischung dieser drei Nährstoffe in ihnen ab.

Kohlenhydrate – Fette – Proteine

Früher waren Ernährungswissenschaftler der Meinung, dass allein der Brennwert eines Nahrungsmittels, also sein Kaloriengehalt, das Körpergewicht beeinflusst, weshalb Kalorienzählen das Wichtigste bei den Schlankheitskuren war. Warum viele trotz eifrigen Kalorienzählens dennoch nicht abnahmen, blieb lange Zeit ein Rätsel. Heute interessiert sich die Ernährungslehre mehr für die Herkunft der Kalorien und die Art der Lebensmittel, die sie liefern, sowie für eine ausgewogene Ernährung.

Mittlerweile ist auch wissenschaftlich bewiesen, dass der Organismus eine bestimmte Kalorienmenge je nach Tageszeit und Art des Lebensmittels, das sie enthält, unterschiedlich verwertet, es also darauf ankommt, ob man etwas morgens, mittags oder abends isst. Inzwischen gehört das fast zum Allgemeinwissen, das war aber nicht immer so.

Mein Diätprogramm verdankt seine hohe Wirksamkeit unter anderem dem besonders hohen Wert, den ich den Proteinen in der täglichen Ernährung beimesse. Sie spielen nicht nur in der Angriffsphase, sondern auch beim lebenslangen Gewichtserhalt eine wichtige Rolle.

Wenn Sie mehr über die drei Hauptnährstoffe wissen, verstehen Sie auch besser, warum ich wann welche Lebensmittel in meiner Diät einsetze.

Kohlenhydrate

In allen Kulturen und zu allen Zeiten deckten die Menschen mehr als 50 Prozent ihres Energiebedarfs mit diesem hoch geschätzten Nährstoff. Abgesehen von Früchten und Honig aß der Mensch jahrtausendelang Kohlenhydrate nur in Form komplexer Zucker, wie sie unter anderem in Getreide, Hülsenfrüchten und stärkehaltigen Lebensmitteln enthalten sind. Sie werden vom Organismus erst nach und nach aufgenommen und lassen den Blutzuckerspiegel nur langsam steigen. Deshalb reagiert er auf sie nicht mit einer Insulinabgabe ins Blut, deren schädliche Folgen für die Gesundheit und vor allem das Zunehmen heute gut bekannt sind.

Seit es gelungen ist, weißen Zucker aus Zuckerrohr und in noch viel größerem Maße aus Zuckerrüben zu gewinnen, haben sich die Ernährungsgewohnheiten der Menschheit zutiefst verändert. Seitdem ist der Anteil an süßen Lebensmitteln in unserer Ernährung enorm angestiegen. Sie enthalten die sogenannten

„schnellen" Zucker, die dem Organismus einen raschen Energieschub geben. Für Sportler, körperlich arbeitende Menschen und Jugendliche sind Kohlenhydrate als Energielieferanten ideal, aber nicht für die große Mehrheit der Menschen in den Industrieländern, die bei der Arbeit und in ihrer Freizeit viel sitzen.

Zwar hat ein Gramm Kohlenhydrate nur vier Kalorien, aber die Menge macht es eben. Erhöht wird der Kalorienwert kohlenhydratreicher Lebensmittel noch dadurch, dass der Körper sie rasch und vollkommen verwerten kann.

Stärkehaltige Lebensmittel und Mehlprodukte kann der Organismus nur sehr langsam verdauen, weswegen sie schon im Darm anfangen zu gären und Gase zu bilden, was einen unangenehmen und unschönen Blähbauch zur Folge hat.

Viele Menschen schätzen kohlenhydratreiche Lebensmittel wie Nudeln, Brot und Kuchen wegen ihres ausgezeichneten Geschmacks und haben überhaupt eine Vorliebe für alles Süße. Das ist zum Teil angeboren, aber nur zum Teil. Oft wird Kindern die Liebe zum Süßen auch regelrecht anerzogen, indem man ihnen immer wieder ein Bonbon oder eine andere Süßigkeit als Belohnung verspricht, wenn sie brav sind. Psychologen halten es mittlerweile für erwiesen, dass das einer Konditionierung für Süßes gleichkommt. Schließlich sind die meisten kohlenhydratreichen Lebensmittel billig und somit für jeden erschwinglich.

KOHLENHYDRATE – DAS WICHTIGSTE IN KÜRZE

Viele Kohlenhydrate sind enthalten in:

• **stärkehaltigen Lebensmitteln,** obwohl sie nicht süß schmecken. Zu ihnen gehören Mehlprodukte (Brot, vor allem Weißbrot, und Getreideprodukte), Nudeln, Kartoffeln, Erbsen, Hülsenfrüchte, Linsen und dicke Bohnen

• **kohlenhydratreichen Obstsorten:** Bananen, Kirschen und Trauben

• Wein und allen anderen **alkoholhaltigen Getränken**

• **süßem Gebäck:** Kuchen, Torten, Teilchen, Kekse

Im Stoffwechsel verursachen sie eine schnelle Insulinausschüttung ins Blut, die die Fetteinlagerung im Gewebe begünstigt.

Heute werden zu Recht Fette als Dickmacher mehr gefürchtet als Kohlenhydrate. Das ist aber kein Grund, weniger auf sie aufzupassen. In der Angriffsphase meiner Diät sind sie deswegen vollkommen verboten. In der Aufbauphase sind dann bis zum Erreichen des gewünschten Gewichts zusätzlich zu proteinreichen Nahrungsmitteln nur Gemüse erlaubt, die sehr wenig Zucker enthalten. Kohlenhydratreiche Lebensmittel stehen erst wieder in der Stabilisierungsphase auf dem Speisezettel, und ganz nach Belieben dürfen Sie sic erst wieder essen, wenn Sie Ihr Idealgewicht erreicht haben und es lebenslang halten wollen.

Fette

Es gibt zwei wichtige Fettlieferanten: Tiere und Pflanzen. Fette sind der Hauptfeind aller Menschen, die schlank werden oder bleiben wollen. Überschüssige, nicht sofort verbrauchte Energie wird bei allen Lebewesen in konzentrierter Form als Fett gespeichert. Wer also schlank werden will, sollte das, was er loswerden will, nicht essen.

Seit dem Erscheinen der Atkins-Diät, die Kohlenhydrate als Dickmacher verteufelte und Fette auch während der Diät erlaubte, haben viele Diäten diesen Ansatz übernommen, der seinem Erfinder zu so großem Erfolg verholfen hat. Aus zwei Gründen dürfte aber unzweifelhaft sein, dass es sich dabei um einen großen Irrtum handelt: Fettes Essen lässt den Cholesterin- und Triglyzeridwert im Blut gefährlich ansteigen, was schon so mancher mit seinem Leben bezahlen musste; außerdem darf stark bezweifelt werden, ob jemand, der meint, er könne so viel Fett essen, wie er will, sein Gewicht dauerhaft halten kann.

Fette sind die bei Weitem kalorienreichsten Nährstoffe: Mit neun Kalorien pro Gramm enthalten sie mehr als doppelt so viele Kalorien wie Kohlenhydrate und Proteine, die es nur auf vier Kalorien pro Gramm bringen.

Fette werden vom Organismus nicht ganz so schnell aufgenommen wie Weißzucker, aber viel schneller als Proteine. Verglichen mit diesen haben sie einen erheblich höheren Energiewert.

Fette Lebensmittel vermindern den Appetit nicht sehr stark. Wer vor dem Essen ölige Erdnüsse knabbert, hat deswegen bei der anschließenden Mahlzeit kaum weniger Hunger.

Proteine

Proteine sind der dritte Hauptnährstoff. Sie gehören zur großen Gruppe der stickstoffhaltigen Produkte und spielen auch im Zellaufbau von Menschen, Tieren und Pflanzen eine wichtige Rolle. Tiere liefern die proteinreichsten Lebensmittel. Die wichtigste Proteinquelle ist Fleisch.

Auch in Pflanzen sind Proteine enthalten. Pflanzliche Proteine haben aber nie alle acht Aminosäuren, die der Organismus braucht, um sie nutzen zu können. Den in Getreideprodukten enthaltenen Proteinen fehlt die Aminosäure Lysin, während Hülsenfrüchte sie enthalten, dafür aber fehlt ihnen die Aminosäure Methionin, die wiederum in Getreideprodukten reichlich vorkommt. Deshalb müssen Vegetarier besonders auf eine

FETTE – DAS WICHTIGSTE IN KÜRZE

• **Tierische Fette,** wie man sie praktisch in Reinform in Schweinespeck und Schweineschmalz findet, sind in vielen Wurstwaren und Würsten enthalten. Aber nicht nur Schweine, auch viele andere Tiere sind Fettlieferanten. Schaf- und Lammfleisch sowie das Fleisch von Gans und Ente sind sehr fettreich. Rindfleisch ist dagegen fettärmer, vor allem die Teile, die sich zum Grillen eignen. Nur Entrecotes und Rinderkoteletts haben einen beträchtlichen Fettanteil.

• **Butter,** die aus dem Sahneanteil der Milch hergestellt wird, ist praktisch Fett in Reinform. Auch der Fettanteil von Crème fraîche ist sehr hoch (30–40 Prozent).

• Unter den **Fischen** gibt es fünf große Fettlieferanten, die man an ihrem öligen Geschmack und ihrer blauen Haut erkennen kann: Sardine, Thunfisch, Lachs, Makrele und Hering. Viel fetter als ein normales Rindersteak sind sie aber auch nicht. Außerdem enthält das Fett von Meeresfischen viele Omega-3-Fettsäuren, die Herz-Kreislauf-Erkrankungen vorbeugen.

• **Pflanzliche Fette** sind vor allem in Öl sowie in ölhaltigen Produkten vertreten. Alle Öle sind noch fetter als Butter. Ihr Kalorienwert ist immer gleich hoch. Allerdings schützen manche (Oliven-, Raps- und Sonnenblumenöl) vor Herz-Kreislauf-Erkrankungen und haben einen hohen Nährwert. Wegen der vielen Kalorien sollten sie bei Schlankheitskuren trotzdem verboten sein und in der Stabilisierungsphase vermieden werden. Auch nachdem das Idealgewicht erreicht wurde, sollte man sie nur in Maßen verwenden. Ölhaltige Produkte wie Erdnüsse, Wal- und Haselnüsse, Pistazien etc. werden von vielen Menschen gern am Abend geknabbert, sind aber sehr fettreich. Für jeden, der versucht, schlank zu werden oder zu bleiben, sind diese Fette die Hauptfeinde.

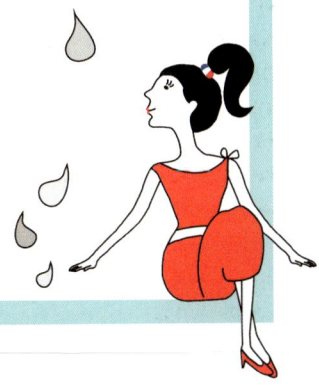

ausgewogene Ernährung achten, wenn sie abnehmen wollen. Nicht-Vegetarier haben es da leichter. Sie nehmen ab, wenn sie sich nur von magerem Fleisch ernähren, und haben trotzdem alle Proteine, die sie brauchen.

Ein Vegetarier, der nur rotes Fleisch ablehnt, kann seinen Proteinbedarf durch Fische, Meeresfrüchte, Eier und Milchprodukte decken. Schwieriger wird es schon für Vegetarier, die gar kein Tierfleisch essen, denn sie können ihren Proteinbedarf nur durch Milchprodukte und Eier decken. Solange man nicht abnehmen möchte, ist das aber ausreichend. Veganern, die nur pflanzliche Produkte essen, kann ich meine Diät nur empfehlen, wenn sie ihren Speisezettel so geschickt aus Getreideprodukten und Hülsenfrüchten zusammenstellen, dass ihnen keine notwendigen Aminosäuren fehlen.

Der Mensch ist ein fleischfressender Jäger

Erst als die Menschen begannen, gemeinsam zu jagen, und zu Fleischfressern wurden, erhoben sie sich über die Tiere und entwickelten nach und nach die nur ihrer Gattung eigenen Fähigkeiten. Ihre Vorfahren, die Affen, waren, wie die heutigen Menschenaffen, im Wesentlichen Pflanzenfresser. Andere Tiere jagten sie nur gelegentlich. Nachdem sie Fleischfresser geworden waren, entwickelten sie allmählich einen Verdauungsapparat, der große Mengen Fleisch und Fisch verdauen und

umwandeln kann, und auch ihre Psyche änderte sich entsprechend. Natürlich müssen wir heute nicht mehr jagen, um zu überleben. Aber wenn wir überhaupt kein Fleisch essen, entfremden wir uns von einem Teil unserer Natur. Wenn wir unserem Körper aber geben, was er von uns erwartet, lässt er uns seine Zufriedenheit auch spüren. Das mag Ihnen unwichtig erscheinen, ist es aber ganz und gar nicht, denn jedes lebende Wesen, ob Mensch oder Tier, strebt nach Übereinstimmung zwischen dem, was es tut, und dem, wozu es geschaffen wurde.

Verdauung, Kalorienabbau und Sättigung

Von allen Hauptnährstoffen sind Proteine die am schwersten verdaulichen. Mehr als drei Stunden braucht unser Organismus, um die langen, untereinander fest verbundenen Ketten ihrer Moleküle aufzubrechen und sie vollständig umzuwandeln. Sorgfältiges Kauen ist bei proteinreicher Nahrung besonders wichtig. Anschließend wird sie im Magen in mühseliger Kleinarbeit mithilfe verschiedener Magensäfte zerkleinert und schließlich im Darm durch Gallen- und Bauchspeicheldrüsensekrete endgültig zersetzt.

Die harte Arbeit, den Proteinen ihre Kalorien zu entziehen, kostet den Organismus selbst Energie. Um einem proteinreichen Lebensmittel 100 Kalorien zu entziehen, verbraucht er selbst fast 30 Kalorien.

PROTEINE – DAS WICHTIGSTE IN KÜRZE

• Mageres Rindfleisch ist von allen roten Fleischsorten am geeignetsten für Abnehmwillige, es ist sehr proteinreich.

• Bei Schaf und Lamm ist selbst das magere Fleisch deutlich mit Fett durchwachsen, was sich auch an seiner hellroten Farbe zeigt und seinen Proteingehalt verringert.

• Am fettesten ist Schweinefleisch, das wegen seines geringen Proteingehalts nicht zur Gruppe der proteinreichen Nahrungsmittel gezählt wird.

• Tierische Innereien sind dagegen sehr proteinreich und enthalten wenig Fett und Kohlenhydrate, mit Ausnahme von Leber, die auch eine geringe Menge Zucker enthält.

• Geflügel – vor allem Truthahn und das weiße Fleisch vom Huhn – ist relativ mager und sehr proteinreich. Das gilt nicht für Hausenten- und Gänsefleisch.

• Auch Fische liefern viel biologisch hochwertiges Protein, besonders solche, deren Fleisch sehr mager ist wie das von Seezunge, Rochen und Kabeljau. Das Fleisch von Lachs, Thunfisch, Sardinen und Makrele ist dagegen fetter und hat deswegen auch einen geringeren Proteingehalt.

Trotzdem sind diese Fische ausgezeichnete Proteinlieferanten und schützen vor Herz-Kreislauf-Erkrankungen.

• Das Fleisch von Schalentieren und Muscheln ist fett- und kohlenhydratarm, dafür reich an Proteinen. Vor ihrem übermäßigen Verzehr wird im Allgemeinen wegen ihres hohen Cholesteringehalts gewarnt, obwohl nur das rote Fleisch von Schalentieren und Jakobsmuscheln viel Cholesterin enthält. Wenn man das nicht mitisst, kann man sie bedenkenlos genießen.

• Eier sind eine interessante Proteinquelle. Eigelb enthält Proteine und Fett. Wegen seines hohen Cholesterin- und Fettgehalts sollte man seinen Eierkonsum aber einschränken, wenn man zum Dickwerden neigt. Eiweiß ist dagegen pures Protein, weshalb es auch als Referenzprotein festgelegt wurde.

• Pflanzen enthalten Proteine in einer Form, die es nötig macht, bestimmte Lebensmittelgruppen, nämlich Hülsenfrüchte und Getreideprodukte, so zu kombinieren, dass sie vom Körper vollständig aufgenommen werden können.

Dieser Sachverhalt wird in der Ernährungslehre als spezifisch-dynamische Wirkung bezeichnet. Bei Proteinen beträgt sie 30 Prozent, bei Fetten 12 Prozent und bei Kohlenhydraten nur 7 Prozent.

Als Laie muss man sich von all dem lediglich merken, dass die Verdauung jedes Nahrungsmittels Arbeit bedeutet und Energie kostet. Wer abnehmen will und deshalb Kalorien zählen muss, darf die durch diese Arbeit verbrauchten Kalorien von den durch das Essen aufgenommenen abziehen. Je mehr proteinreiche Lebensmittel man isst, umso günstiger fällt die Kalorienbilanz aus. Ich werde auf diesen Punkt noch ausführlich zurückkommen, wenn ich auf die spezifische Wirkweise meiner Proteindiät näher eingehe (siehe Seite 29). Dank ihrer schweren Verdaulichkeit bleiben Proteine auch länger im Magen als andere Nährstoffe, weshalb man sich viel länger satt fühlt.

Der einzige lebenswichtige und bei jeder Mahlzeit unerlässliche Nährstoff

Von den drei Nährstoffgruppen sind nur Proteine wirklich essenziell für den menschlichen Organismus. Kohlenhydrate kann er am ehesten entbehren, da er Glukose, also Zucker, selbst aus Fleisch und Fettkörpern bilden kann. Wenn wir nichts zu essen haben oder nichts essen wollen, tut er das automatisch, indem er die Fettdepots des Körpers angreift und Fett in Glukose umwandelt, die wir für die Gehirnaktivitäten und Muskelfunk-

tionen benötigen. Auch Fette kann der Organismus selbst herstellen. Jeder Übergewichtige weiß ein Lied davon zu singen, wie die Naschereien oder Fleischberge, die er in Anfällen von Heißhunger verschlungen hat, sich rasch in beachtliche Fettpolster verwandelt haben.

So nötig der Organismus Proteine für alle lebenswichtigen Vorgänge auch braucht – selbst herstellen kann er sie nicht. Ohne sie könnten wir unsere Muskeln nicht gebrauchen; die roten Blutkörperchen würden nicht ausgetauscht; Wunden könnten nicht heilen; die Haare wüchsen nicht mehr; ja selbst das Gedächtnis funktioniert nicht ohne Proteine. Pro Tag benötigt jeder Mensch mindestens ein Gramm Proteine pro Kilogramm Körpergewicht. Werden ihm von außen nicht genug zugeführt, greift er seine körpereigenen Reserven an, die vor allem in den Muskeln, aber auch in Haut und Knochen sitzen. Deswegen sind Fastenkuren, die empfehlen, nur Wasser zu trinken und ganz aufs Essen zu verzichten, ebenso unvernünftig wie die bei vielen Hollywoodstars beliebte Diät, bei der man nur exotische Früchte essen darf. Ich kann mir nicht vorstellen, dass sie danach noch besonders verführerisch aussehen. Aus demselben Grund ist auch die aus den USA kommende, mittlerweile aber auch in Europa sehr populäre Schlankheitskur nicht empfehlenswert, bei der man einige Tage lang nur Gemüse und Obst essen soll, um den Körper zu entgiften. Wer länger als acht Stunden keine Proteine zu sich nimmt, zwingt seinen Körper, seine Proteinreserven in den Muskeln anzugreifen. Das ist wissenschaftlich erwiesen.

Auch während einer noch so strengen Diät muss man deshalb mindestens ein Gramm Protein pro Kilogramm Körpergewicht zu sich nehmen und diese Menge auf drei Mahlzeiten pro Tag verteilen. Wer schon zum Frühstück nicht ausreichend Proteine isst, mittags nur ein Stück Kuchen und einen Schokoladenriegel in sich reinstopft und abends eine Pizza und ein bisschen Obst, hat damit definitiv seinen täglichen Proteinbedarf nicht gedeckt und darf sich nicht wundern, wenn seine Haut fahl wird und er sich schwach fühlt.

Geringer Kalorienwert von Proteinen

Ein Gramm Proteine hat nur vier Kalorien, halb so viel wie Fett, genauso viel wie Zucker. Aber selbst in sehr proteinreichen Nahrungsmitteln kommen Proteine nie in so konzentrierter Form vor wie Kohlenhydrate in Haushaltszucker oder Fette in Öl und Butter. Außerdem kann der Organismus von den in Fleisch, Fisch und anderen Nahrungsmitteln enthaltenen Proteinen nur 50 Prozent umwandeln; die übrigen 50 Prozent werden als Abfallprodukte wieder ausgeschieden, weshalb ein Truthahnschnitzel oder ein 100 Gramm wiegendes Steak nur einen Brennwert von 200 Kalorien haben. Berücksichtigt man dann noch, dass der Körper 30 Prozent davon, also 60 Kalo-

rien, aufwenden muss, um sie umzuwandeln, so ergibt sich die schöne Bilanz von 140 Kalorien für ein wohlschmeckendes und sättigendes Steak oder Hähnchenschnitzel. Schon ein einziger Esslöffel Öl an einer Salatsauce hat genauso viele Kalorien. Sie sehen, es spricht einiges für meine Proteindiät. Außerdem sollen Sie sich ja nicht Ihr ganzes zukünftiges Leben ausschließlich von Proteinen ernähren.

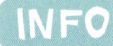

Je mehr proteinreiche Lebensmittel man isst, umso mehr muss man trinken! Das gilt ganz besonders für Proteindiäten.

Nachteile der proteinreichen Lebensmittel

➡ Sie sind teuer: Leider kann es sich nicht jeder leisten, sich eine Weile ausschließlich von Fleisch, Fisch und Meeresfrüchten zu ernähren, die doch relativ teuer sind. Eier, Geflügel und Innereien sind zwar günstiger, aber auch nicht gerade billig. Zum Glück gibt es sehr preiswerte Milchprodukte mit null Prozent Fettgehalt, die Proteine von ausgezeichneter Qualität liefern und damit für einen gewissen Ausgleich im Haushaltsbudget sorgen können.

25

➡ Sie enthalten viele vom Körper nicht verwertbare Stoffe: Proteinreiche Lebensmittel können vom Organismus nicht vollkommen abgebaut und ungewandelt werden, weshalb er die bei ihrer Verdauung anfallenden Stoffwechselendprodukte, zum Beispiel Harnsäure, einlagern oder ausscheiden muss. Ein erhöhter Konsum proteinreicher Lebensmittel müsste deshalb theoretisch zur Folge haben, dass sich die nicht abgebauten Stoffe im Körper einlagern, was eine gesundheitliche Belastung darstellen könnte für Menschen, die darauf empfindlich reagieren. Praktisch kann aber jeder Körper sie über die Nieren wieder ausscheiden, wenn man in dieser Zeit mehr Wasser als gewöhnlich trinkt.

In den vielen Jahren, in denen ich als Arzt praktiziert habe, hatte ich ungefähr sechzig Patienten, die meine Proteindiät machen wollten, obwohl sie zu Gicht neigten oder bereits Harnsäuresteine gehabt hatten. Sie befolgten meinen Rat, täglich drei Liter Wasser zu trinken, mit der Folge, dass kein einziger während der Diät einen erhöhten Harnsäurespiegel aufwies, ein Drittel sogar einen niedrigeren als vorher.

Dies erweist sich als eine gute Gelegenheit, endlich mit dem Gerücht aufzuräumen, proteinreiche Nahrung würde den Nieren schaden, und wer mehr als anderthalb Liter Wasser pro Tag trinke, belaste seine Nieren übermäßig und vergifte sich damit geradezu.

Dazu kann ich nur sagen: Obwohl ich all meinen Patienten immer riet, mindestens zwei Liter Wasser pro Tag zu trinken, habe ich in den 35 Jahren, in denen ich praktische Erfahrung mit meiner Proteindiät sammeln konnte, keinen einzigen Patienten erlebt, der wegen meiner Diät Probleme mit den Nieren gehabt hätte.

Es haben sogar dreißig meiner Patienten meine Proteindiät durchgeführt, obwohl sie nur noch eine Niere hatten. Auch von ihnen hat keiner jemals über irgendwelche Beschwerden geklagt, und ihre Nierenmarker zeigten ebenfalls keinerlei Verschlechterung der Nierenfunktion an.

Damit dürfte wohl hinreichend bewiesen sein, dass gesunde Nieren eine proteinreiche Diät gut vertragen, wenn man genügend trinkt.

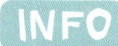

Für Menschen mit einem chronischen Nierenleiden ist eine Proteindiät nicht zu empfehlen. Wer sich nicht sicher ist, ob seine Nieren tatsächlich gut funktionieren, sollte sich deshalb vor einer Proteindiät bei seinem Hausarzt rückversichern und durch eine einfache Blutuntersuchung Klarheit darüber verschaffen.

DIE DREI HAUPTNÄHRSTOFFE BEIM ABNEHMEN – DAS WICHTIGSTE IM ÜBERBLICK

• Tierische und pflanzliche Fette sind zweifellos der Hauptfeind aller Abnehmwilligen. Zwar enthalten auch Fleisch und Fisch Fett, aber sehr viel weniger als mit Öl, Butter und Sahne zubereitete Speisen, fetter Käse und fette Wurst. Das erste Gebot für jeden Abnahmewilligen lautet: Reduziere deinen Fettkonsum!

• Nur tierische Fette enthalten Cholesterin und Triglyzeride. Wer einen hohen Cholesterinspiegel hat, sollte seinen Konsum tierischer Fette in jedem Fall stark reduzieren.

• Der zweite Feind aller Abnehmwilligen sind einfache, „schnelle" Kohlenhydrate. Damit meine ich nicht die in vollwertigen Getreideprodukten und Hülsenfrüchten enthaltenen komplexen und „langsamen" Kohlenhydrate, für deren Umwandlung der Organismus lange braucht, sondern die in Haushaltszucker enthaltenen, die er fast sofort abbaut.

• Der Kalorienwert von Proteinen ist mit nur vier Kalorien pro Gramm gering.

• Fleisch und Fisch, die sehr proteinreich sind, können vom Organismus nur unvollständig abgebaut und umgewandelt werden, was für Übergewichtige, die offenbar gute Nahrungsverwerter sind, von Vorteil ist.

• Unter der spezifisch-dynamischen Wirkung von Nährstoffen versteht man die Kalorien, die der Körper verbraucht, um sie umzuwandeln. Sie beträgt bei Proteinen 30 Prozent. Sie können die dabei aufgewandten Kalorien von denen der aufgenommenen Nahrung abziehen. Die spezifisch-dynamische Wirkung von Proteinen ist wesentlich höher als die von Kohlenhydraten und Fetten.

• Jeder Mensch sollte täglich 60 bis 80 Gramm Proteine zu sich nehmen, um seine Muskelfunktionen aufrechterhalten zu können und eine straffe, blühende Haut zu behalten.

• Harnsäure wird vollkommen ausgeschieden, wenn Sie täglich zwei Liter Wasser trinken.

• Essen Sie vor allem Kohlenhydrate, die der Organismus nur langsam abbauen und umwandeln kann. Sie bekommen dann nicht so rasch wieder Hunger. Süßes wird besonders schnell abgebaut und umgewandelt, Fettes etwas weniger schnell und Proteine besonders langsam.

Reines Protein – der Motor der Dukan-Diät

Die Dukan-Diät besteht aus vier Phasen. Wer diese erfolgreich durchgestanden hat, wird sein Wunschgewicht erreicht haben und, wenn er den Rest seines Lebens diszipliniert bleibt, auch nie mehr Gewichtsprobleme haben.

So funktioniert die Dukan-Diät:

● Sie beginnt mit einer strengen Blitzdiät, bei der Sie rasch abnehmen, was sie bestimmt ermutigt, nicht aufzugeben.

● In der zweiten Phase nehmen Sie langsamer ab als in der ersten, haben aber an deren Ende Ihr Wunschgewicht erreicht.

● Die dritte Phase dient der Stabilisierung des hart erkämpften Wunschgewichts; sie dauert zehn Tage pro Kilo verlorenes Gewicht.

● Die vierte Phase dauert Ihr ganzes Leben lang und garantiert Ihnen den Erhalt Ihres Wunschgewichts, wenn Sie die drei von mir empfohlenen, einfachen und äußerst wirksamen Regeln streng einhalten: Jeden Donnerstag ist Proteintag; an diesem Tag dürfen Sie also nur Proteine zu sich nehmen und müssen außerdem drei Esslöffel Haferkleie essen. Zudem benützen Sie nie einen Aufzug.

Sie sehen, dass die Ziele in jeder Phase andere sind. Proteine spielen in allen vier eine wichtige Rolle, weil ich überzeugt davon bin, dass sie die ideale Ernährung für jemanden sind, der abnehmen will. In der Angriffsphase ernähren Sie sich ausschließlich von ihnen, für die darauffolgende Aufbauphase empfehle ich abwechselnd ausschließliche Proteinmahlzeiten und Mahlzeiten, die aus proteinreichen Lebensmitteln und Gemüse zusammengesetzt sind. In der dritten, der Stabilisierungsphase, kommen dann zunehmend auch andere Lebensmittel auf Ihren Speiseplan. Danach ist nur noch donnerstags Proteintag, das aber Ihr ganzes Leben lang.

Die Angriffsphase dauert – je nachdem, wie viel Sie abnehmen möchten – zwischen zwei und sieben Tagen, an denen Sie sich ausschließlich von Proteinen ernähren. Der Erfolg wird Sie überraschen! In der Aufbauphase kommt dann viel Gemüse zu den Proteinen. Danach haben Sie endlich Ihr Idealgewicht erreicht!

Auch in der anschließenden Stabilisierungsphase spielen Proteine noch eine wichtige Rolle in Ihrer Ernährung.

Erst danach dürfen Sie endlich essen, was Sie wollen, abgesehen von einem einzigen Tag in der Woche, der Ihnen ein Leben lang den Erhalt Ihres Idealgewichts garantiert, wenn Sie meine drei einfachen Empfehlungen konsequent beachten.

Im Zentrum meiner Vier-Phasen-Diät stehen 72 proteinreiche Lebensmittel mit geringem Fettgehalt.

Welche Proteine darf ich essen?

Proteine sind die Bausteine allen Lebens, von Menschen, Tieren und Pflanzen, weswegen sie auch in fast allen gängigen

Lebensmitteln enthalten sind. Für eine wirklich effiziente Proteindiät genügt es aber nicht, sich nur von proteinreichen Lebensmitteln zu ernähren. Sie kann nur Erfolg haben, wenn der Abnahmewillige sich eine Zeit lang ausschließlich von fast reinen Proteinen ernährt. Abgesehen von Eiweiß besteht aber kein Nahrungsmittel ausschließlich aus Proteinen.

Pflanzen enthalten zwar viele Proteine, die aber in der Natur nur in Verbindung mit Kohlenhydraten vorkommen. Das gilt für alle Getreide- und Mehlprodukte, verschiedene stärkehaltige Lebensmittel und auch für Hülsenfrüchte, einschließlich unbehandelter Sojabohnenkerne, deren Proteine zwar qualitativ sehr hochwertig sind, die aber zu viele Fette und Kohlenhydrate enthalten. Bei manchen Soja- und Getreideprodukten, zum Beispiel bei Tofu und Seitan, wurden die enthaltenen Proteine isoliert und anschließend wieder in konzentrierter Form zugefügt, weshalb ich sie in die Liste der empfohlenen Lebensmittel aufgenommen habe. Andere proteinreiche Getreideprodukte und Hülsenfrüchte habe ich wegen ihres hohen Kohlenhydratgehalts nur in die Liste der für abnahmewillige Vegetarier empfohlenen Lebensmittel aufgenommen, die außer Eiern und Milchprodukten keine tierische Nahrung essen.

Ähnlich verhält es sich bei einigen tierischen Lebensmitteln, die zwar mehr Proteine enthalten als pflanzliche, aber zu fett sind, um empfohlen werden zu können.

Dazu gehören Schweine- und Schaffleisch, fettes Geflügel wie Ente und Gans und manche Stücke von Rind und Kalb.

Die wichtigsten Proteine in der Dukan-Diät

Die Hauptrolle in meinem Diätprogramm spielen folgende tierische Lebensmittel, die fast ausschließlich aus Proteinen bestehen:

• Rindfleisch, ausgenommen Entrecote, Kotelett und alle zum Braten geeigneten Stücke sowie Suppenfleisch
• zum Grillen geeignete Stücke vom Kalb
• Geflügel, ausgenommen Ente und Gans
• alle Fische, einschließlich solcher mit rotem Fleisch, deren Fett sehr gesund für Herz und Gefäße ist, weshalb ich sie trotz ihres hohen Fettgehalts empfehle
• Schalentiere und Muscheln
• Eier, deren Eiweiß reines Protein ist, während der Fettgehalt des Eigelbs ihren Wert etwas beeinträchtigt
• magere Milchprodukte, denen ihr Fett fast vollständig entzogen wurde. Sie sind sehr proteinreich. Obwohl sie in geringer Menge Milchzucker und damit Kohlenhydrate enthalten, habe ich sie in meine Liste empfohlener proteinreicher Lebensmittel aufgenommen, auch weil sie ausgezeichnet schmecken

Wie wirken Proteine?

Alle Tiere ernähren sich von Nahrungsmitteln, in denen die drei bekannten Hauptnährstoffe – Proteine, Fette und

Kohlenhydrate – in unterschiedlicher Mischung enthalten sind. Die ideale Zusammensetzung der Ernährung ist aber für jede Gattung verschieden. Die menschliche Ernährung sollte idealerweise aus fünf Teilen Kohlenhydrate, drei Teilen Fett und zwei Teilen Proteinen bestehen, was annähernd der Zusammensetzung der Muttermilch entspricht. Wer diese Regel bei der Zusammenstellung seines Speiseplans beachtet, muss allerdings damit rechnen, dass er leicht zunimmt. Denn Verdauung und Kalorienverwertung funktionieren dann optimal. Umgekehrt gilt: Will man die Kalorienverwertung verschlechtern, muss man die optimale Ernährungszusammensetzung verändern. Maximal verschlechtert wäre sie, wenn man sich nur von einem einzigen Nährstoff ernähren würde.

Eine Diät, bei der man sich ausschließlich von Kohlenhydraten oder Fetten ernährt, wäre praktisch nur schwer durchführbar und hätte auch gravierende Folgen für die Gesundheit. In den USA kamen aber auch schon solche Diäten auf den Markt. Ein Beispiele dafür sind die Beverly-Hills-Diät, bei der man sich ausschließlich von exotischen Früchten ernähren soll, und die auf Fette reduzierte Eskimodiät. Wer zu viele Kohlenhydrate isst, riskiert, an Diabetes zu erkranken. Zu viel Fett führt zu Gefäßverengung. Derartig einseitige Diäten zwingen den Organismus, die Proteindepots in seinen Muskeln anzugreifen. Aus diesen Gründen ist eine nur auf einen einzigen Nährstoff reduzierte Diät nur mit Proteinen vorstellbar, die nicht nur gut schmecken, sondern auch keine Gefäßverengung verursachen. Ebenso besteht dann keine Gefahr von Proteinmangelerscheinungen.

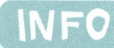

Je höher der Proteingehalt eines Lebensmittels, umso geringer sein Kalorienwert.

Ein Organismus, dem ausschließlich Proteine zugeführt werden, muss hart kämpfen, um sie zu verarbeiten. Er kann ihren Kaloriengehalt nicht in vollem Umfang verwerten, weil er dafür nicht geschaffen ist. Es geht ihm wie dem Zweitaktmotor eines Rollers oder Bootes, der für eine Mischung aus Benzin und Öl konstruiert wurde und dem plötzlich nur Benzin gegeben wird. Erst fängt er an zu stottern, und schon bald funktioniert er überhaupt nicht mehr. Auch der menschliche Organismus, dem ausschließlich Proteine zugeführt werden, nimmt nach kurzer Zeit nur noch die zum Überleben und Funktionieren seiner Organe nötigen Proteine aus der Nahrung und verwertet die übrigen ihm zugeführten Kalorien nur schlecht oder gar nicht.

Beim Abbau von Proteinen verbraucht der Organismus viele Kalorien

Diese Tatsache macht meine Diät so effizient. Um sie besser zu verstehen, muss man die spezifisch-dynamische Wirkung (SDW) von Nahrungsmitteln betrachten. Sie ist der Energiebetrag, den der Organismus zur Verarbeitung der ihm zugeführten Nahrungsmittel verbraucht. Er muss sie in ihre Bausteine zerlegen und in körpereigenes Material umbauen, damit es vom Blut aufgenommen werden kann. Dabei hat er je nach Konsistenz und Molekülaufbau des gegessenen Nahrungsmittels mehr oder weniger Arbeit zu leisten.

Wenn Sie 100 Kalorien Haushaltszucker zu sich nehmen, erfolgt der Umbau sehr rasch, denn Haushaltszucker ist der "schnelle" Kohlenstoff schlechthin, weil er aus einfachen, untereinander nur schwach verbundenen Molekülen besteht. Ihn zu verarbeiten kostet den Organismus nur 7 Kalorien, sodass dem Körper 93 verwertbare Kalorien verbleiben. Deshalb beträgt die spezifisch-dynamische Wirkung von Kohlenhydraten sieben Prozent.

Wenn Sie 100 Kalorien Butter oder Öl zu sich nehmen, hat der Organismus etwas mehr Arbeit zu leisten. Um sie zu verarbeiten, verbraucht er 12 Kalorien, weshalb von den 100 dem Körper zugeführten Kalorien nur 88 für ihn verwertbare verbleiben. Die spezifisch-dynamische Wirkung von Fetten beträgt demnach zwölf Prozent.

Um 100 Kalorien reines Protein (Eiweiß, magerer Fisch oder magerer Frischkäse) abzubauen, muss der Organismus sehr viel mehr arbeiten, denn Proteine bestehen aus sehr langen Molekülketten, deren einzelne Kettenglieder, die Aminosäuren, wie durch sehr festen Beton miteinander verbunden sind. Um sie umzubauen, verbraucht er 30 Kalorien, weshalb am Ende des Stoffwechselvorgangs nur 70 für ihn verwertbare Kalorien bleiben. Die spezifisch-dynamische Wirkung von Proteinen beträgt demnach 30 Prozent.

Die harte Arbeit des Umbaues von Proteinen führt zur Freisetzung von Wärme und einer Erhöhung der Körpertemperatur. Dies ist auch der Grund, warum immer wieder davon abgeraten wird, sofort nach einer proteinreichen Mahlzeit in kaltem Wasser zu baden, denn das kann zu einem Ohnmachtsanfall führen.

So lästig das für Menschen sein mag, die sich nach dem Essen am liebsten sofort ins Wasser stürzen würden, so segensreich ist diese Eigenschaft von Proteinen für Übergewichtige, die ja besonders gute Kalorienverwerter sind. Sie bietet ihnen ein willkommenes Sparpotential, dank dem sie sich gelegentlich etwas gönnen können, ohne sofort dafür bestraft zu werden.

Von 1500 Kalorien an gegessenen Proteinen bleiben nach der Stoffwechselarbeit nur 1000 im Körper! 1500 Kalorien sind schon eine ganz beachtliche Menge. Hierin liegt einer der Schlüssel für den großen Erfolg meines Diätprogramms. Es ist aber nicht der einzige.

Reines Protein ist ein Appetitzügler

Süße oder fettige Nahrungsmittel sättigen zwar schnell, weil der Organismus sie rasch verarbeiten kann. Das hält aber nicht lange vor. Schon bald darauf meldet der Hunger sich erneut. Neuere Studien haben gezeigt, dass stark kohlenhydrathaltige Süßigkeiten oder fetthaltige Knabberwaren den Hunger ebenso rasch wiederkommen lassen, wie sie ihn stillen, und man bei der nächsten Mahlzeit nicht weniger isst, nur weil man kurz zuvor etwas Süßes oder Fetthaltiges gegessen hat. Proteinreiche Gerichte zügeln dagegen den Appetit nachhaltig, sodass man erst später wieder hungrig wird und dann auch weniger isst.

Außerdem produziert ein Organismus, dem ausschließlich proteinreiche Lebensmittel zugeführt werden, Ketonkörper. Sie sind natürliche Appetitzügler und sorgen für ein lang anhaltendes Sättigungsgefühl. Nachdem Sie sich zwei oder drei Tage ausschließlich von Proteinen ernährt haben, werden Sie keinen Hunger mehr verspüren.

Reines Protein verhindert Ödeme und Wassereinlagerung

Bei vielen Diäten lagert sich nach kurzer Zeit Wasser im Gewebe ein, sodass man sich aufgeschwemmt wie ein mit Wasser vollgesogener Schwamm fühlt. Das gilt ganz besonders für solche, bei denen man nur pflanzliche Lebensmittel, also viel Obst und Gemüse, sowie Mineralsalze essen soll.

INFO

Eine proteinreiche Ernährung begünstigt die Wasserausscheidung über den Urin und entzieht dem Gewebe Wasser. Das empfinden vor allem Frauen als angenehm, weil sie ja vor der Periode und während der Menopause oft stark unter Wassereinlagerungen im Gewebe leiden.

Von allen mir bekannten Diäten stimuliert meine für die Angriffsphase empfohlene ausschließliche Proteindiät die Wasserausscheidung am stärksten.

Das ist besonders für Frauen von Vorteil. Männer werden dick, weil sie zu viel essen, und tragen dann bald ein nicht zu übersehendes Fettbäuchlein vor sich her. Warum Frauen dick werden, ist dagegen nicht so leicht zu beantworten. Unter anderem hat es mit Wassereinlagerung im Gewebe zu tun, die den Erfolg einer Diät stark vermindern kann.

Viele Frauen, besonders übergewichtige, wissen ein Lied davon zu singen. Morgens ist das Gesicht stark verquollen; die Ringe wollen sich einfach nicht von den Fingern lösen; die Beine fühlen sich schwer und wie mit Wasser vollgesogen an; die Knöchel sind geschwollen, der Bauch aufgebläht. Oft beginnt es vier oder fünf Tage vor der Periode. Aber auch in Stressphasen, während der Pubertät, zu Beginn der Menopause und während der sogenannten besten Jahre kann dieses auch mit hormonellen Veränderungen zusammenhängende Phänomen Frauen quälen, zumal es oft mit einem Gewichtsanstieg verbunden ist. Meist tritt es zum Glück nur vorübergehend auf. Es kann aber auch chronisch werden. Viele versuchen es dann mit einer Diät und müssen erstaunt feststellen, dass sie weniger abnehmen als bei früheren Diäten.

Gerade in diesen gar nicht so seltenen Fällen wirkt die für die Angriffsphase empfohlene ausschließliche Proteindiät fast sofort Wunder. Schon nach wenigen Tagen, ja manchmal wenigen Stunden, fühlen sich die betroffenen Frauen wohler und leichter, weil sich ihr zuvor stark aufgeschwemmtes Gewebe entwässert hat, was auch die Waage sofort anzeigt. Das verstärkt wiederum die Motivation, die Diät fortzusetzen.

Proteinreiche Nahrung erhöht die Widerstandskraft des Organismus

Das wissen nicht nur Ernährungswissenschaftler. Irgendwann macht wohl jeder in seinem Leben diese Erfahrung. Bevor es gelang, die Tuberkulose mit Antibiotika erfolgreich zu bekämpfen, verschrieb man Tuberkulosekranken oft eine sehr proteinreiche Mastkur – man ließ sie sogar Tierblut trinken. Proteinreiche Ernährung wird nicht nur heutigen Leistungssportlern empfohlen, sondern auch in der modernen Medizin eingesetzt, um die Widerstandskraft gegen Infektionen zu erhöhen, die Vernarbung von Wunden zu verbessern und bei Anämie.

Auch bei Schlankheitskuren sollten wir uns die Vorteile einer proteinreichen Ernährung zunutze machen, denn Abnehmen schwächt den Körper. Das steht außer Frage. Persönlich habe ich die Erfahrung gemacht, dass meine Patienten in der Angriffsphase, in der sie sich ausschließlich von Proteinen ernähren, besonders energiegeladen und manchmal geradezu euphorisch sind. Viele empfinden sich schon nach dem zweiten Tag der Diät physisch und geistig positiv verändert.

Bei einer Proteindiät nimmt man ab, ohne dass Muskeln und Haut schlaff werden

Das ist nicht überraschend, wenn man weiß, dass das elastische Gewebe der Haut und alle Muskeln im Wesentlichen aus Proteinen bestehen. Wenn dem Organismus zu wenig Proteine durch die Ernährung zugeführt werden, ist er gezwungen, sie sich aus den Depots in seinen Muskeln und seiner Haut zu holen. Dadurch verliert die Haut natürlich ihre Elastizität,

33

und die Knochen werden brüchig – ein Problem, mit dem viele Frauen während der Menopause zu kämpfen haben. Eine proteinarme Ernährung führt dazu, dass die äußere Erscheinung schlaff und verwelkt wirkt. Hier liegt einer der Gründe, warum so viele Schlankheitskuren vorzeitig abgebrochen werden. Ich verspreche Ihnen: Mit meiner Proteindiät können Sie abnehmen, ohne allzu sehr zu altern!

Das mag jungen, strahlenden Frauen mit glatter Haut unwichtig erscheinen. Für Frauen um die fünfzig kurz vor oder in der Menopause, aber auch für zarte, schwache Frauen ist es dagegen sehr wichtig. Meiner Meinung nach sind heute viel zu viele Frauen allein auf ihre schlanke Linie fokussiert. Strahlende, glänzende Haut, straffes Gewebe und ein elastischer Körper sind für das gute Aussehen einer Frau aber genauso wichtig wie ein schlanker Körper!

Während der Proteindiät viel Wasser trinken!

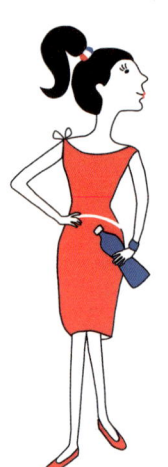

Über die Frage, wie viel Wasser man trinken soll, sind sich die Fachleute nicht einig. Ständig kursieren neue Theorien, leider auch zahlreiche pseudowissenschaftliche. Was gestern noch als richtig galt, wird morgen schon wieder verworfen. Wegen des großen Wirbels, der in den Medien, von Ärzten und nicht zu letzt von dem riesigen Industriezweig, der mit Wasser sein Geld verdient, um dieses Thema gemacht wird, sind viele Menschen mittlerweile so verwirrt, dass sie das Trinken nicht mehr wichtig genug nehmen. Gerade während einer Diät muss man aber unbedingt genügend trinken!

Oft hört man, es käme beim Abnehmen vor allem darauf an, Kalorien zu verbrennen. Das stimmt zwar, aber nur durch das Verbrennen von Kalorien nimmt man nicht ab. Genauso wichtig ist es, Wasser auszuscheiden. Eine Diät, bei der man nicht genug Wasser trinkt, ist eine schlechte Diät. Sie wird den gewünschten Erfolg nicht bringen und führt zur Ansammlung von schädlichen Stoffwechselprodukten im Körper.

Wasser reinigt und erhöht den Diäterfolg

Je mehr Sie trinken und auf die Toilette gehen müssen, umso besser können Ihre Nieren die beim Verbrennen der Nahrung anfallenden Abfallprodukte ausscheiden. Wasser ist deshalb das beste natürliche entwässernde Mittel. Daran gibt es keinen Zweifel. Umso erstaunlicher ist es, dass nur sehr wenige Menschen ausreichend trinken. Im Alltag vergisst man häufig, dass man Durst hat, und irgendwann hat man dann tatsächlich keinen mehr. Dabei ist Durst ein wichtiges Alarmsignal für eine drohende Dehydrierung.

Da Frauen eine kleinere und empfindlichere Blase haben als Männer, trinken sie oft weniger, um nicht ständig auf die Toilette zu müssen, was besonders im Beruf und auf Reisen störend ist. Viele scheuen auch den Gang zur öffentlichen Toilette.

Unter normalen Umständen mag das noch hingehen, während einer Diät kann es aber keinesfalls toleriert werden. Zwar ist der hygienische Standard öffentlicher Toiletten heute sehr hoch. Doch ich habe wenig Hoffnung, Menschen davon zu überzeugen, die das einfach nicht glauben wollen. Gegen das folgende Argument wird aber niemand etwas einwenden können:

Abnehmen zu wollen, ohne ausreichend zu trinken, ist nicht nur Gift für den Organismus, es führt auch dazu, dass man trotz strenger Einhaltung der Diätgebote nach einer gewissen Zeit nur noch wenig oder gar nicht mehr abnimmt. Nicht ausreichend zu trinken, kann also alle Ihre Bemühungen zunichtemachen! Bei der Verbrennung von Fetten bleiben Abfallprodukte im menschlichen Organismus übrig, die sich im Körper ansammeln, wenn sie nicht regelmäßig über die Nieren ausgeschieden werden. Früher oder später hört der Organismus dann auf, Fette zu verbrennen. Ergebnis: Trotz strenger Diät werden Sie nicht weiter abnehmen.

Der Motor eines Autos, dessen Auspuff verstopft ist, macht es auch nicht anders. Und wenn man vor dem Anzünden eines Ofens die Asche nicht aus dem Brennraum entfernt, wird man vergeblich auf ein loderndes Kaminfeuer warten. Beim Auto wie beim Kamin geht das Feuer aus, weil zu viel Abfall den Brennvorgang stoppt.

Wer sich trotz Übergewicht schlecht ernährt und zu wenig trinkt oder falsche Diäten macht, muss sich nicht wundern, wenn seine Nieren irgendwann träge werden und schlecht arbeiten. Um ihre Ausscheidungsorgane wieder in Schwung zu bringen, sollten Übergewichtige deshalb mehr als gesunde, schlanke Menschen trinken. Zu Beginn mag das unangenehm sein, besonders im Winter, aber mit der Zeit wird es wieder zur Gewohnheit, ja fast zum Bedürfnis, und irgendwann möchte man das angenehme Gefühl nicht mehr missen, das sich nach dem Trinken einstellt: Man fühlt sich innerlich gereinigt und schlanker.

Wasser und eine proteinreiche Ernährung gegen Zellulitis

Zellulitis ist eine nur bei Frauen aufgrund hormoneller Einflüsse auftretende Veränderung des subkutanen Fettgewebes, die besonders häufig an den Oberschenkeln und im Gesäßbereich zu beobachten ist. Ich habe persönlich die Erfahrung gemacht, dass selbst sonst so störrisch Widerstand leistende Körperstellen wie die Innenseite der Knie, der Po und die Oberschenkel, die auf andere Diäten überhaupt nicht ansprechen, durch meine ausschließliche Proteindiät in Verbindung mit einer salzarmen Ernährung und dem Trinken von viel mineralarmem Wasser zum Abnehmen gebracht werden können. Das wurde mir von vielen meiner Patientinnen bestätigt, die bereits andere Diäten gemacht hatten. Der Grund dafür liegt in der proteinreichen Ernähung, die in Verbindung mit hohem Wasserkonsum die Nierenfunktion anregt.

Wann soll man Wasser trinken?

Früher glaubte man, Wasser müsse außerhalb der Mahlzeiten getrunken werden, damit es nicht an die Nahrungsmittel gebunden wird. Diese inzwischen widerlegte Behauptung spukt leider nach wie vor in den Köpfen herum. Zu den Mahlzeiten nichts zu trinken, ist nicht nur falsch, sondern geradezu schädlich. Wer bei einer Gelegenheit, bei der es angenehm und leicht ist zu trinken, nichts trinkt, riskiert, dass sich der Durst später während des Tages überhaupt nicht mehr meldet und er das Trinken einfach vergisst.

Während der Dukan-Diät, besonders in der Angriffsphase, in der Sie sich ausschließlich von proteinreichen Lebensmitteln ernähren, müssen Sie unbedingt zwei Liter möglichst mineralarmes Wasser, Tee, Kaffee oder Kräutertee trinken. Eigentlich sollten das alle Menschen tun. Nur wer wegen hormoneller Störungen oder Niereninsuffizienz an vermehrter Wassereinlagerung im Gewebe leidet, sollte nicht so viel trinken.

Eine Kanne Tee zum Frühstück, ein großes Glas Wasser im Laufe des Vormittags, zwei zum Mittagessen, eine Tasse Kaffee danach, ein weiteres Glas Wasser nachmittags und zwei zum Abendessen – schon haben Sie problemlos die vorgeschriebenen zwei Liter getrunken. Oft höre ich von meinen Patientinnen, dass sie sich angewöhnt haben, direkt aus der Flasche zu trinken, weil es ihnen so leichter fällt, auf die nötige Menge zu kommen. Das ist zwar nicht gerade stilvoll, aber wenn es hilft, ist jedes Mittel recht.

Welches Wasser soll man trinken?

• Während der ausschließlichen Proteindiät in der Angriffsphase sollten Sie ein besonders mineralarmes Mineralwasser trinken, das eine leicht entwässernde und abführende Wirkung hat.

• Wenn Sie gerne Leitungswasser trinken, können Sie das auch weiterhin tun. Viel wichtiger als die genaue Zusammensetzung des Wassers ist es, dass Sie ausreichend trinken, um die Nierenfunktion anzuregen.

• Das Gleiche gilt für Kräutertee, Schwarztee und Grüntee. Wenn Sie gerne ab und zu etwas Warmes trinken und nicht auf das lieb gewonnene Ritual eines gelegentlichen Tässchens Tee verzichten möchten, können Sie das auch während der Diät genießen.

• Alle „leichten" kohlensäure- und koffeinhaltigen Erfrischungsgetränke, auch Softdrinks genannt, sind meine Verbündeten im Kampf gegen Übergewicht. Marktführer ist Coca-Cola light. Es ist gut geeignet, das Bedürfnis nach Süßem zu stillen, und trägt gleichzeitig zur konsumierten Flüssigkeitsmenge bei. Zucker- und Kaloriengehalt der Light-Getränke sind praktisch gleich null. Immer wieder höre ich von meinen Patientinnen, dass ihnen diese leichten Softdrinks während der Diät ein großer Trost waren und ihnen geholfen haben, der Lust auf Süßes nicht nachzugeben.

Nur Kinder und Jugendliche sollten möglichst gar keine leichten Softdrinks zu sich nehmen. Die Erfahrung zeigt, dass sich bei ihnen durch Ersatzsüßstoffe die Lust auf Süßes nur unwesentlich verringern lässt. Wenn man sie diese leichten Erfrischungsgetränke uneingeschränkt konsumieren lässt, können sie leicht die schlechte Angewohnheit annehmen, sie ständig aus reiner Lust zu trinken, ohne wirklich Durst zu verspüren. Damit legt man möglicherweise den Grundstein für spätere, viel besorgniserregendere Abhängigkeiten.

Wasser ist ein natürliches Sättigungsmittel

In der Umgangssprache wird Appetit oft als Synonym für Hunger gebraucht, was nicht ganz falsch ist. Das zu einer Mahlzeit getrunkene Wasser vermischt sich mit den verzehrten Lebensmitteln und vergrößert das Gesamtvolumen des Mageninhalts, was zu einer Magenerweiterung und einem Gefühl von Fülle führt, dem

ersten Anzeichen von Sättigung. Dies ist ein weiterer Grund, warum man beim Essen trinken sollte. Erfahrungsgemäß stellt sich dasselbe Gefühl aber auch ein, wenn man außerhalb der Mahlzeiten ein großes Glas Wasser trinkt, was besonders in der gefährlichen Zeit zwischen 17 und 20 Uhr zu empfehlen ist. Allein dadurch, dass man sich irgendetwas zum Mund führt, und sei es nur ein Glas Wasser, lässt sich ein leichtes Hungergefühl oft schon wirkungsvoll bekämpfen.

In den reichen westlichen Ländern gibt es heute eine neue Art von Hunger: den selbst kreierten Hunger, verursacht durch die unüberschaubare Fülle an ständig verfügbaren Lebensmitteln. Überall locken kulinarische Versuchungen, die aber krank und alt machen.

Es ist schon merkwürdig. Wir leben in einer Zeit, in der unzählige Forschungsinstitute und große Pharmalabors daran arbeiten, den besten und wirksamsten Appetitzügler auf den Markt zu bringen. Aber die meisten von denen, die ihn bitter nötig hätten, wissen entweder nicht, dass Wasser der einfachste und bewährteste Appetitzügler ist, oder, was noch schlimmer ist, weigern sich, zu diesem Mittel zu greifen.

Eine salzarme Ernährung sollte die Regel sein

Salz ist lebensnotwendig. Es ist in unterschiedlicher Menge in allen Lebensmitteln enthalten, weshalb es immer überflüssig ist, zusätzlich zu salzen. Salz verbessert lediglich den Geschmack eines Gerichts und regt den Appetit an. Häufig werden Gerichte sogar nur aus reiner Gewohnheit zusätzlich gesalzen.

Man sollte eigentlich sein ganzes Leben lang salzarm essen. Menschen, die herzkrank sind, an Niereninsuffizienz oder Bluthochdruck leiden, essen immer salzarm, ohne deshalb jemals Mangelerscheinungen zu haben.

Nur Menschen mit niedrigem Blutdruck sollten ihr Essen vorsichtig salzen. Eine zu salzige Ernährung, verbunden mit hohem Wasserkonsum, kann bei ihnen zur Erhöhung der Blutfiltrierung und zu Blutwäsche führen. Dadurch verringert sich das Blutvolumen. In der Folge kann es dann wiederum zu einem weiteren Absinken des Blutdrucks kommen und damit zu Müdigkeit sowie zu Schwindelgefühlen beim Aufstehen.

Sie sollten deshalb lediglich darauf verzichten, ihr Essen nachzusalzen, und nicht mehr als anderthalb Liter Wasser pro Tag trinken.

INFO

Durch zu salzige Ernährung wird Wasser im Körper gespeichert. Es kommt in der Folge zu einer Wassereinlagerung im Gewebe.

In warmen Ländern gibt man Arbeitern regelmäßig Salztütchen, damit sie in der Hitze nicht austrocknen. Viele Frauen, vor allem solche, deren Hormonhaushalt kurz vor der Periode, in der Schwangerschaft und zu Beginn der Menopause verrückt spielt, leiden darunter, dass sie sich in dieser Zeit an zahlreichen Körperstellen stark aufgeschwemmt und aufgedunsen fühlen. Gerade bei diesen Frauen ist meine entwässernde Diät besonders wirksam, wenn sie mit einer sehr salzarmen Ernährung kombiniert wird. Dann kann das getrunkene Wasser schneller durch den Organismus fließen. Auch bei Kortisonbehandlungen wird übrigens aus demselben Grund empfohlen, besonders salzarm zu essen.

Salz bindet Wasser im Körper

Häufig hört man, dass jemand erzählt, er habe ein oder sogar zwei Kilo zugenommen, nachdem er einen einzigen Abend „gesündigt", also eher unmäßig gegessen und getrunken habe. Untersucht man dann genauer, wie viel der- oder diejenige tatsächlich zu sich genommen hat, stellt sich meist heraus, dass das Essen alleine nicht an dieser sprunghaften Gewichtszunahme schuld sein kann. Wer zwei Kilo zunimmt, müsste vorher 18 000 Kalorien zu sich genommen haben. So viele Kalorien kann sich aber kein Mensch an einem einzigen Abend durch Essen und Trinken zuführen. Es stellt sich dann immer heraus, dass der Betreffende lediglich zu salzig gegessen und zu viel Alkohol getrunken hat.

Zusammen bewirken Salz und Alkohol, dass die getrunkene Wassermenge länger im Körper bleibt. Man darf dabei auch nicht vergessen, dass ein Liter Wasser ein Kilogramm wiegt und neun Gramm Salz einen Liter Wasser einen oder zwei Tage im Körper halten.

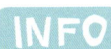

Salz wirkt appetitanregend. Salzreduktion verringert den Appetit.

Wenn Sie also während Ihrer Diät an einem Familienfest oder einem beruflichen Essen teilnehmen müssen und deshalb einmal nicht alle Diätvorschriften einhalten, versuchen Sie zumindest, Ihr Essen nicht übermäßig zu salzen und nicht zu viel Wasser zu trinken! Und steigen Sie vor allem am nächsten Morgen nicht auf die Waage, denn was Sie da zu sehen bekommen werden, wird Sie nur entmutigen und Ihre Entschlusskraft, Ihre Diät fortzusetzen, schwächen. Wiegen Sie sich erst zwei Tage später wieder! Halten Sie sich weiter streng an Ihre Diätregeln! Trinken Sie viel mineralarmes Wasser und salzen Sie Ihr Essen nur wenig! Ich versichere Ihnen, die Waage

wird schon bald wieder das Gewicht anzeigen, das Sie vor diesem Ausrutscher hatten.

Salz heizt den Appetit an

Gesalzene Speisen steigern die Speichelproduktion und vermehren die Säureproduktion im Magen, was den Appetit anregt. Umgekehrt gilt: Schwach gesalzene Speisen stimulieren die Ausschüttung von Verdauungssäften im Magen nur wenig und wirken sich nicht auf den Appetit aus. Leider macht salzarme Kost auch nicht durstig, weshalb Sie sich in den ersten Tagen meiner Diät dazu zwingen sollten, sehr viel zu trinken, um das natürliche Durstgefühl wieder zu wecken.

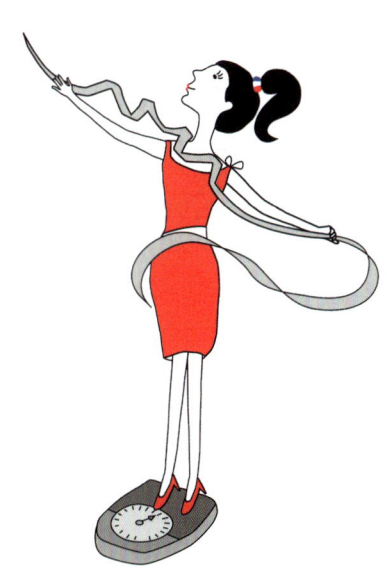

ZUSAMMENFASSUNG:

Meine Vierphasendiät – Das Wichtigste in Kürze

➡ Die ausschließliche Proteindiät, mit der mein Diätprogramm beginnt und die der eigentliche Antriebsmotor meiner Vierphasendiät ist, unterscheidet sich grundsätzlich von anderen Diäten, **weil sie als einzige Reduktionsdiät nur maximal proteinhaltige Lebensmittel empfiehlt.**

➡ Bei meinem Diätprogramm müssen Sie niemals Kalorien zählen. Es macht kaum einen Unterschied, ob Sie von den erlaubten Lebensmitteln viel oder wenig essen. Wichtig ist nur, dass Sie sich ausschließlich von empfohlenen Nahrungsmitteln aus der Liste (siehe Seite 45 bis 56) ernähren.

➡ Das Erfolgsgeheimnis der ersten zwei Phasen meiner Diät, in denen Sie stark abnehmen, liegt gerade darin, dass Sie viel essen sollen. **Sie sollen essen, bevor Sie Hunger bekommen.** Denn wenn Sie erst etwas essen, wenn Sie Hunger haben, könnte es leicht sein, dass Sie unkontrolliert zu essen beginnen und es nicht mehr schaffen, sich nur an die erlaubten, proteinreichen Lebensmittel zu halten.

➡ Nur wenn Sie sich bei Ihrer Ernährung streng an die erlaubte Lebensmittelauswahl halten, kann ich Ihnen versprechen, dass Sie so viel abnehmen, wie Sie möchten. Schon die geringste Übertretung dieser Vorschrift werden Sie sofort an der Waage merken. Dann müssen Sie leider wieder anfangen, Kalorien zu zählen.

➡ Man kann meine Diät nur ganz oder gar nicht machen. **Einen halben Erfolg gibt es bei ihr nicht.** Das ist auch eines ihrer Erfolgsgeheimnisse. Damit entspricht sie kongenial der Persönlichkeitsstruktur Übergewichtiger, die ebenfalls nach dem Gesetz „Alles oder nichts" leben und zu Extremen neigen.

➡️ Wie Asketen können sie all ihre Kräfte mit großer Willensstärke auf ein Ziel konzentrieren, das sie unbedingt erreichen wollen. Sie können sich aber auch ganz plötzlich wieder hemmungslos gehen lassen, wenn sie aus irgendeinem Grund keine Lust mehr haben, sich ständig zu disziplinieren. Meine Diät ist ideal für sie, weil sie die Motivation, weiterzumachen, langfristig aufrechterhält.

➡️ Die Übereinstimmung zwischen der Persönlichkeitsstruktur Übergewichtiger und der Struktur meines Diätprogramms mag Außenstehenden schwer verständlich erscheinen, ist aber für seinen praktischen Erfolg entscheidend, weil sie sie aus diesem Grund besonders gut annehmen und durchhalten. Das kommt vor allem in ihrer letzten, lebenslangen Phase zum Tragen und ist ein nicht zu unterschätzender Erfolgsgarant. Wer schon immer zum Dickwerden neigte und sein Leben lang dagegen ankämpfen musste, akzeptiert leichter als andere Menschen eine lebenslange Reglementierung – vor allem, wenn sie in einem einzigen, wenn auch strengen Diättag pro Woche besteht, auf den er sich im Vorhinein einstellen kann.

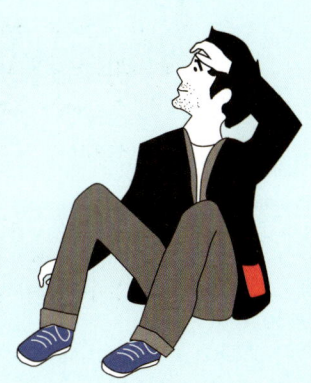

Die Dukan-Diät in der Praxis

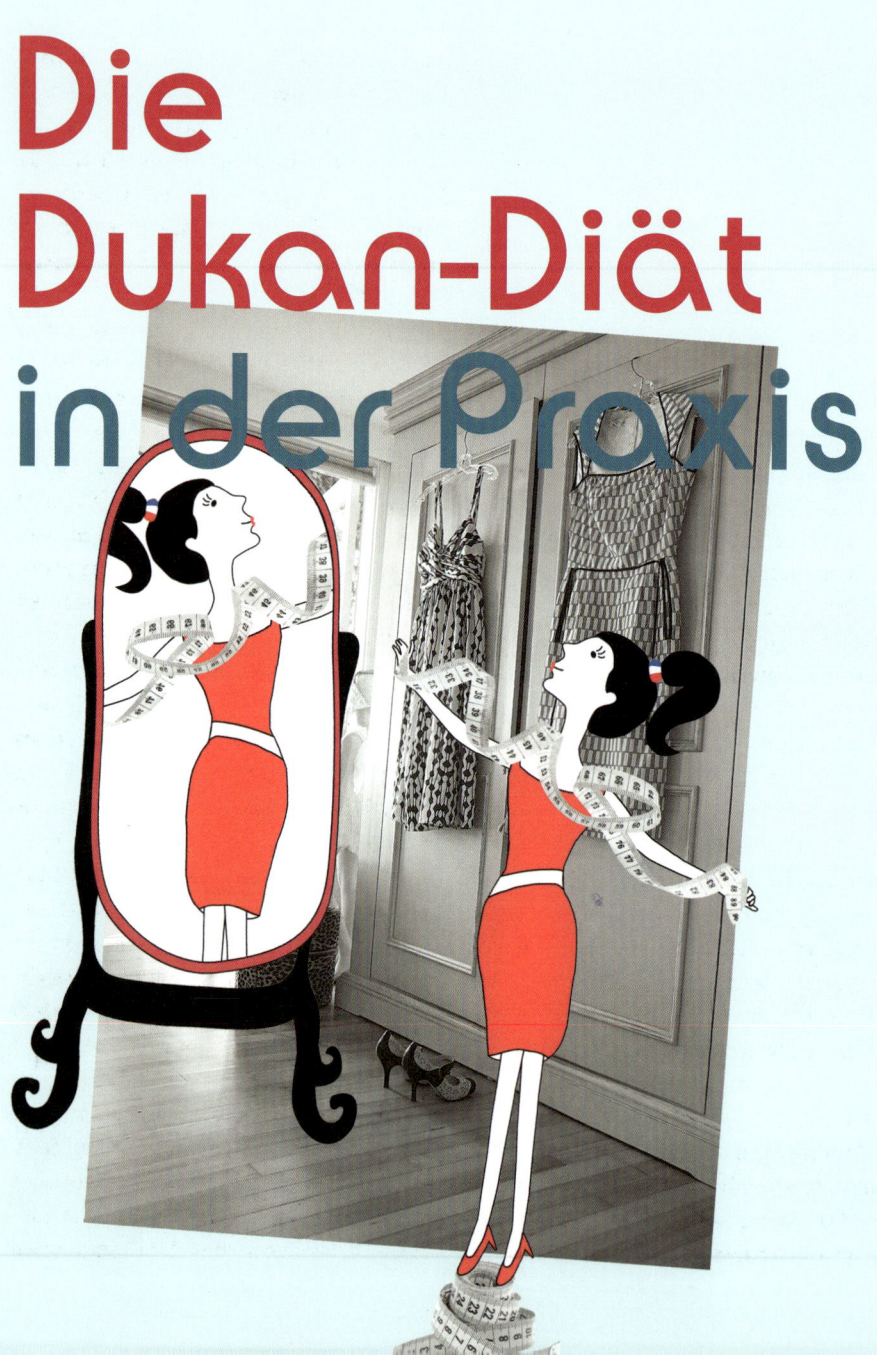

Nachdem Sie jetzt wissen, wie meine Vierphasendiät wirkt und warum sie so effizient ist, können wir zum praktischen Teil übergehen.

In meinen theoretischen Ausführungen habe ich auch versucht, Ihnen verständlich zu machen, dass niemand zufällig dick ist. Auch Ihr Übergewicht ist ein Teil Ihrer selbst, den Sie ablehnen. Ob es Ihnen gefällt oder nicht: Ihr Übergewicht ist der Spiegel Ihrer Persönlichkeit und Identität – weitere Faktoren dafür sind Ihre Gene, eine ererbte Tendenz zum Dickwerden, Ihre Lebensgeschichte, Ihre Stoffwechselveranlagung, Ihr Charakter, Ihre emotionale Verfassung und Ihr persönliches Essverhalten sowie nicht zuletzt Ihre Neigung, sich durch Essen für die kleinen oder großen Probleme Ihres Lebens zu entschädigen.

Mit anderen Worten: Die Sache ist nicht so einfach. Das erklärt auch, warum so viele Diätversuche immer wieder scheitern und warum vielleicht auch Sie bereits mehrmals vergeblich versucht haben abzunehmen.

Im Kampf gegen einen so mächtigen und archaischen Trieb wie den Hunger, gegen diese fast animalische Gewalt, die in den unkontrollierbaren Tiefen unserer Seele verwurzelt ist, können rationale Argumente allein wenig ausrichten. In einem so schwierigen Kampf kann man nur siegen, wenn man mehr zu bieten hat als kluge, wissenschaftlich untermauerte Erkenntnisse der Ernährungslehre und die Hoffnung auf ein diszipliniertes Verhalten des Kämpfers.

Einen so starken Gegner kann man nur mit seinen eigenen Mitteln, seiner eigenen Sprache und seinen eigenen Argumenten bekämpfen. Wer einen Übergewichtigen zum Abnehmen motivieren will, muss deshalb an andere Bedürfnisse appellieren: wieder attraktiv auszusehen, sich wieder wohlzufühlen in seiner Haut, keine Angst mehr haben zu müssen vor Krankheiten, die das Übergewicht verursacht, nicht mehr ausgegrenzt zu werden – mit anderen Worten, endlich wieder so zu sein wie die anderen. Mag dieses Bedürfnis auch noch so stark sein – um wirklich abzunehmen, reicht es nicht. Die feste Entschlossenheit, den Kampf gegen die Pfunde aufzunehmen, ist oft schon dahin, sobald man wieder ein wenig ansehnlicher aussieht, die Kleider etwas lockerer sitzen und man endlich nicht mehr auf jedem Treppenabsatz stehen bleiben muss, um zu verschnaufen.

Aus diesem Grund brauchen Übergewichtige jemanden, der sie mit autoritärer Strenge bei ihren Bemühungen begleitet, den sie akzeptieren können, obwohl oder gerade weil er ihnen strenge Gebote auferlegt. Sie wollen an der Hand genommen werden und jemandem gehorchen, dessen Autorität sie anerkennen.

Während ich meine Vierphasendiät entwickelt habe, wurde mir immer klarer, wie wichtig Bewegung ist, um schlank und fit zu werden und zu bleiben. Heutzutage sitzen die meisten Menschen in den westlichen Ländern viel zu viel, bei der Arbeit, aber auch zu Hause und in ihrer Freizeit. Deshalb habe ich irgendwann beschlossen, meine Diät um Anleitungen zu körperlicher Aktivität zu erweitern. Besonders wichtig erscheint mir, mehr zu Fuß zu gehen. Mittlerweile verschreibe ich meinen Patienten Bewegung, wie ich ihnen Medikamente verschreibe. Mehr dazu erfahren Sie in Kapitel 4 ab Seite 206.

Die Angriffsphase – Reine Proteindiät

Mein Diätprogramm beginnt immer mit der Angriffsphase, in der Sie sich ausschließlich von proteinreichen Nahrungsmitteln ernähren sollen, und deren Verlauf und Dauer unterschiedlich sind. Sie müssen unbedingt mit ihr beginnen, weil Sie dank ihr überraschend schnell und viel abnehmen werden. Schon aus Stolz darauf werden Sie dann weitermachen.

Im Folgenden werde ich Ihnen alle Lebensmittel, die Sie in dieser ersten Phase meiner Diät essen dürfen, detailliert beschreiben und zu jedem einzelnen besondere Empfehlungen geben, die

Ihnen die für Sie richtige Auswahl erleichtern sollen.

Die Dauer der Angriffsphase hängt davon ab, wie viel Sie abnehmen wollen, wie alt Sie sind, wie viele Diäten Sie bereits früher gemacht haben, wie stark Sie motiviert sind und ob Sie proteinreiche Nahrungsmittel mögen oder nicht. Ich werde Ihnen genau sagen, mit welchen Ergebnissen Sie in dieser Angriffsphase rechnen können. Aber natürlich stimmen meine Voraussagen nur, wenn Sie sich streng an meine Diätvorschriften halten und die von Ihnen gewählte Länge der Angriffsphase für Sie richtig war. Außerdem erfahren Sie hier, welche unterschiedlichen Reaktionen auf die von mir für die Angriffsphase empfohlene Proteindiät möglich sind.

Erlaubte Lebensmittel in der Angriffsphase

➡ Während der Angriffsphase, die mindestens einen Tag und maximal zehn Tage dauern kann, dürfen Sie nur Lebensmittel aus den elf Lebensmittelgruppen essen, die ich im Folgenden vorstelle.

➡ Von ihnen dürfen Sie allerdings so viel essen, wie Sie wollen und wann immer Sie Lust auf sie haben.

➡ Außerdem können Sie sich Ihre Mahlzeiten aus dieser Auswahl frei nach Ihren Vorlieben zusammenstellen.

Sie dürfen Lebensmittel auswählen, die Sie gern mögen, und solche, die Sie nicht mögen, ganz von Ihrem Speiseplan streichen. Sie können auch zu einer Mahlzeit oder einen ganzen Tag lang nur Lebensmittel aus einer einzigen Gruppe essen. Wichtig ist nur, nichts zu essen, was nicht auf meiner Liste steht. Verlassen Sie sich ganz auf mich und meine langjährige Praxis. Aber schon die geringste Missachtung macht all Ihre Bemühungen zunichte.

Schon beim geringsten Verstoß gegen meine Regeln verlieren Sie leider die kostbare Freiheit, so viele erlaubte Lebensmittel essen zu dürfen, wie Sie wollen. Wenn Sie auch nur einmal einer Versuchung zu sündigen nicht widerstehen konnten, müssen Sie zur Strafe alle Kalorien, die Sie an diesem Tag später noch zu sich nehmen, genau zählen.

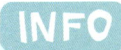

> In der Angriffsphase ist nicht der geringste Regelverstoß erlaubt.

Ich fasse noch einmal zusammen: Die Vorschrift ist so einfach wie streng. Alles, was auf den folgenden Seiten (45 bis 58) steht, dürfen Sie in unbegrenzter Menge essen. Alles, was nicht aufgeführt ist, dürfen Sie nicht essen. Was Sie momentan nicht dürfen, wird Ihnen schon bald wieder erlaubt sein.

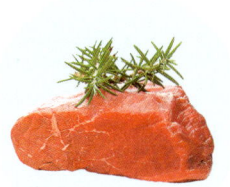

Erste Gruppe: Mageres Fleisch

● Rindfleisch: Vom Rind sind alle Stücke erlaubt, die man braten oder grillen kann, vor allem Steak, Filet, Lende und Roastbeef. Entrecote und Kotelett vom Rind sind dagegen nicht erlaubt, weil beide zu fett und durchwachsen sind.

● Kalbfleisch: Vom Kalb empfehle ich Schnitzel, Kalbsbraten und Kalbsleber, falls Ihr Cholesterinspiegel sie erlaubt. Kalbskotelett ist ebenfalls erlaubt, wenn Sie die Fettschicht abschneiden.

● Schweine- und Lammfleisch empfehle ich für die Angriffsphase nicht.

Zubereiten können Sie das gewählte Fleischstück, wie Sie möchten, allerdings ohne Fett und Butter. Einige Tropfen Öl, auch fettarme Sahne, sind dagegen erlaubt. Pinseln Sie den Pfannenboden mit einigen Tropfen Öl ein, das verfeinert auch den Geschmack!

In der Angriffsphase lege ich Ihnen ans Herz, Fleisch zu grillen. Sie können es aber auch im Ofen braten, am Spieß grillen oder in einer Pergamenthülle garen. Auch Kochen ist erlaubt.

Den Gargrad bestimmen Sie selbst, je nachdem wie Sie es am liebsten mögen. Sie sollten aber nicht vergessen, dass längeres Garen dem Fleisch eventuell vorhandenes Fett entzieht, was dafür spricht, es in der Angriffsphase länger zu garen.

Rohes Hackfleisch ist ebenfalls erlaubt. Für Tatar oder Carpaccio dürfen Sie dann allerdings kein Öl verwenden.

Wer lieber Frikadellen mit Ei und Kräutern mag als in Scheiben geschnittenes Fleisch, sollte sie im Backofen garen.

Auch Tiefkühlsteaks sind erlaubt. Achten Sie aber darauf, dass ihr Fettanteil nicht höher als bei zehn Prozent liegt. Achtung: Fertig gekaufte Hacksteaks sind meist sehr fett, weshalb Sie besser mageres Steakfleisch kaufen und es zu Hause selbst hacken. Wenn Sie doch einmal auf fertig gekaufte Hacksteaks zurückgreifen müssen, braten Sie sie bitte so lange, bis ein Teil des Fettes herausgebraten ist.

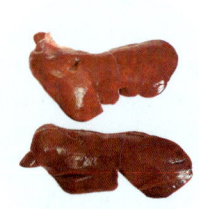

Zweite Gruppe: Innereien

● In dieser Gruppe sind nur Leber und Zunge erlaubt, und zwar Kalbs-, Rinds- oder Geflügelleber.

● Kalbs- und Lammzunge sind auch erlaubt, denn sie haben wenig Fett. Von der Rinderzunge essen Sie bitte nur die vordere Hälfte, am besten nur die Spitze, weil sie magerer als der hintere Teil ist.

● Leber enthält sehr viele, gerade bei einer Schlankheitskur sehr nützliche Vitamine, aber leider auch sehr viel Cholesterin, weshalb für Herz-Kreislauf-Erkrankungen anfällige Menschen sie nicht essen sollten.

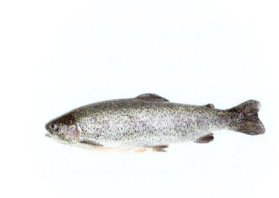

Dritte Gruppe: Fische

● Für diese Lebensmittelgruppe gilt keinerlei Einschränkung und Begrenzung. Sie dürfen alle Fische essen, die Sie mögen: fette und magere, solche mit weißem und solche mit rotem Fleisch, frische und tiefgekühlte.

● Bei Fischkonserven sollten Sie allerdings nicht in Öl eingelegten Fisch wählen.

● Ebenfalls erlaubt sind geräucherte und getrocknete Fische.

Zu den erlaubten fetten Fischen mit rotem Fleisch gehören vor allem Sardinen, Makrelen, Thunfisch und Lachs. Fische mit weißem, magerem Fleisch, die Sie alle essen dürfen, sind zum Beispiel: Seezunge, Seelachs, Kabeljau, Goldbrasse, Rotbarbe, Rochen, Seeteufel, Schwertfisch, Heilbutt, Hering und Steinbutt. Natürlich dürfen Sie auch alle Süßwasserfische essen wie Forelle, Saibling, Hecht, Zander, Barsch, Wels und alle Weißfische. Ebenso gehört der Karpfen zu den erlaubten Fischen, obwohl er mit bis zu sieben Prozent mehr Fett als viele andere Fische enthält.

Auch Räucherfisch ist erlaubt, vor allem geräucherter Lachs, der zwar fett ist, aber auch nicht fetter als ein Steak mit zehn Prozent Fettgehalt. Dasselbe gilt für geräucherte Forelle, geräucherten Aal und geräucherten Schellfisch.

In Dosen eingelegter Fisch, der sich gut für einen schnell zubereiteten kleinen Imbiss eignet, ist nur erlaubt, wenn er – wie es bei Thunfisch häufig der Fall ist – im eigenen Saft eingelegt ist. Auch Lachs oder Makrele in Weißwein und Sardinen in Tomatensauce dürfen Sie essen, wenn Sie die Sauce nicht mitessen.

Bleibt noch Surimi. Das ist ein extrem mageres, aus weißem Fischfleisch hergestelltes japanisches Fertigprodukt. Surimi enthält zwar Kohlenhydrate in Form von Stärke. Das ist aber kein Grund zur Besorgnis. Insgesamt ist Surimi ein sehr hochwertiges und für meine Diät geeignetes Lebensmittel. Es hat einen extrem geringen Fettgehalt, lässt sich leicht transportieren, ist geruchlos, und man muss es überhaupt nicht vorbereiten und nicht einmal kochen.

Fisch sollten Sie wie Fleisch ohne Fett zubereiten. Beträufeln Sie ihn mit etwas Zitronensaft und würzen ihn leicht. Garen können Sie ihn mit Kräutern und Zitronen im Ofen, in einer Gemüsebrühe, im Dampf oder in einer Pergamenthülle. Darin bleibt er besonders saftig. Auch gegrillt schmecken die meisten Fische hervorragend – ganz ohne jegliche Fettzugabe.

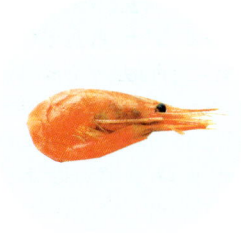

Vierte Gruppe: Meeresfrüchte

Erlaubt sind alle Schalentiere und Muscheln:

- Krabben mit grauem oder rosa Fleisch, Gambas, Fluss- und Taschenkrebse, Meerschnecken, Hummer, Langusten, Scampi, Tintenfisch, Garnelen
- Austern, Venus- und Jakobsmuscheln

All diese Köstlichkeiten sollten Sie möglichst häufig auf Ihren Speiseplan setzen. Sie sorgen für Abwechslung und bringen ein bisschen festliche Stimmung in Ihren Alltag. Außerdem machen sie sehr satt.

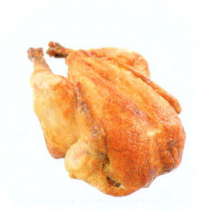

Fünfte Gruppe: Geflügel und Kaninchen

Sie dürfen jedes Geflügel essen, außer Ente und Gans. Vom Kaninchen sind ebenso alle Teile erlaubt.

• Beim Geflügel sollten Sie die Haut nicht mitessen. Garen Sie es mit der Haut und entfernen Sie sie erst auf dem Teller, damit das Fleisch nicht austrocknet.

• Hähnchen steht bei meiner ausschließlichen Proteindiät erfahrungsgemäß am häufigsten auf dem Speisezettel. Vom Hähnchen dürfen Sie alle Teile essen, außer dem äußeren Teil des Flügels, denn er ist zu fett, und die Haut lässt sich auch nicht gut vom Fleisch trennen. Hähnchenbrust ist magerer als Schenkel und Flügel. Wählen Sie ein möglichst junges Hähnchen.

• Von der Pute sind alle Teile erlaubt. Putenschnitzel können Sie in der Pfanne braten, Putenschenkel, mit Knoblauch gespickt, im Ofen garen. Außer Jungpute sind auch Perlhuhn, Taube und Wachtel erlaubt und das besonders magere Fleisch von Fasan, Rebhuhn oder Wildente; ebenso Straußenfleisch.

• Auch Kaninchenfleisch ist mager und deshalb erlaubt. Am besten schmoren Sie es in einer Senfsoße oder bereiten es mit magerem Frischkäse zu.

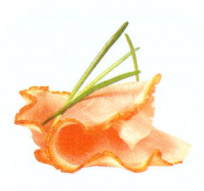

Sechste Gruppe: Fettarmer Schinken

Erlaubt sind alle fettarmen Schinkensorten:

• fettarmer Schweineschinken
• Geflügelschinken
• Bündnerfleisch und Bresaola

Bei fettarmem Schweineschinken und leicht geräuchertem Puten- und Hähnchenschinken beträgt der Fettgehalt zwischen zwei und vier Prozent. Damit liegt er unter dem von sehr magerem Fleisch oder Fisch. Natürlich dürfen Sie auch diese Produkte während meiner Diät essen.

Das gleiche gilt für Bündnerfleisch und dessen italienische Variante Bresaola, die beide aus getrocknetem Rinderfilet hergestellt werden. Sie sind sehr mager und gelten als große Delikatesse. Leider sind sie relativ teuer. Zwar gibt es sie auch abgepackt in großen Supermärkten, trotzdem rate ich Ihnen, sie beim Metzger oder im italienischen Feinkostladen frisch auf-geschnitten zu kaufen. Sie sind dann fei-ner im Geschmack und weniger salzig. Roher und geräucherter normaler Schin-ken ist nicht erlaubt – er ist viel zu fett-reich.

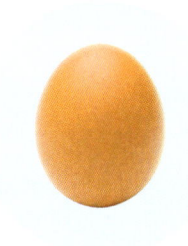

Siebte Gruppe: Eier

• Eier dürfen Sie hart oder weich gekocht, als Spiegelei, Omelette oder Rührei essen.
• Zubereiten müssen Sie sie allerdings ohne Öl oder Butter in einer beschichteten Pfanne.
• Omelettes oder Rührei lassen sich gut mit gewürfeltem Krebs- oder Garnelen-fleisch verfeinern, das ebenfalls erlaubt ist. Sie können sie aber auch nach spani-scher Art mit Zwiebel oder Spargelspitzen zubereiten.

Obwohl man bei meiner Diät so viele Eier essen darf, wie man will, sollte man es angesichts ihres hohen Cholesterin-gehalts nicht übertreiben. Außerdem ver-tragen nicht alle Menschen Eier. Wenn Sie einen hohen Cholesterinspiegel haben, sollten Sie nicht mehr als drei bis vier Ei-gelb pro Woche essen. Für ein Omelette oder Rührei nehmen Sie am besten ein Eigelb auf zwei Eiweiß, denn dafür gilt ja keine Einschränkung. Wenn Sie zu den wenigen Menschen mit einer Eigelb-Allergie gehören, müssen Sie natürlich aufpassen. Viel häufiger als Eigelb-Aller-gien kommen Verdauungsbeschwerden nach dem Genuss von Eiern vor, was oft zu Unrecht einer angeblich schwachen Leber angelastet wird. Abgesehen von schlechten oder nicht frischen Eiern, die die Leber wirklich nicht verträgt, liegt es nicht an den Eiern, sondern an der Butter, in der sie zubereitet werden, wenn Eier Verdauungsschwierigkeiten verursachen. Wenn Sie nicht allergisch gegen Eier sind und kein Fett bei ihrer Zubereitung ver-wenden, können Sie während der kurzen Angriffsphase problemlos ein oder zwei Eier pro Tag essen.

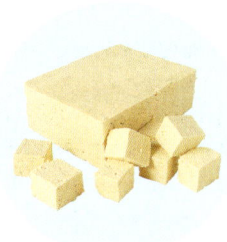

Achte Gruppe: Pflanzliche Proteine

Seit ungefähr zehn Jahren ist, vor allem bei Frauen, der Fleischkonsum rückläu-fig. Deshalb habe ich dieses Kapitel über pflanzliche Proteine in mein Buch aufgenommen. Die meisten der bei uns verwendeten Nahrungsmittel aus pflanzlichen Proteinen stammen aus Asien, vor allem aus Japan. Ihnen verdankt die japanische Küche ihre momentane Beliebtheit in den westlichen Ländern. Pflanzliche Proteine stecken in Soja und Weizen.

INFO

Pflanzliche Proteine

Für diese achte Lebensmittelgruppe habe ich folgende sehr proteinreiche und fettarme Lebensmittel ausgewählt:

- Tofu
- Seitan
- Tempeh
- Pflanzliche Burger
- Milch auf Sojabasis
- Joghurt auf Sojabasis

Allerdings haben nur die beiden ersten in dieser Liste aufgezählten – Tofu und Seitan – einen so hohen Proteingehalt, dass Sie sie wie die in den vorangegangenen sieben Gruppen aufgeführten Lebensmittel in beliebiger Menge essen dürfen. Tofu wird aus Soja, Seitan aus Weizen hergestellt. Die letzten vier in dieser Liste aufgezählten Lebensmittel (Tempeh, pflanzliche Burger, Milch

auf Sojabasis und Joghurt auf Sojabasis) sind vor allem für Vegetarier von Interesse, die weder Fleisch noch Fisch essen. Nichtvegetarier müssen bei ihrem Konsum meine Hinweise für tolerierte Lebensmittel (siehe Seite 56) beachten, in denen ich genau ausführe, wie viel davon man essen darf und wie häufig.

1. Tofu

Tofu können Sie leicht selber herstellen, indem Sie Sojakörner zerstampfen und mit Wasser vermischen. Die so erhaltene Milch auf Sojabasis wird gesalzen und muss so lange stocken, bis man festes Tofu mit der Konsistenz von Frischkäse erhält. Um weichen Tofu herzustellen, muss man der Milch auf Sojabasis das Gerinnungsmittel Nigari zusetzen und sie erwärmen. Genaue Anweisungen dazu finden Sie auf zahlreichen Internetseiten. Wer nicht unbedingt alles täglich selbst zubereiten möchte, kann Tofu auch in Supermärkten oder Bioläden kaufen. Es gibt Seidentofu und festen Tofu.

➡ Seidentofu hat die Konsistenz von festem Joghurt oder Pudding. Bei uns wird er ungekühlt in Kartons angeboten. Einmal geöffnet, sollte man ihn nicht länger als drei bis vier Tage im Kühlschrank aufbewahren. Seidentofu können Sie vor allem für Nachspeisen und Kuchen verwenden oder für Quiches, die Sie mit Haferkleie zubereiten sollten. Bei Saucen kann er Mayonnaise oder Crème fraîche ersetzen, und wenn man ihn lange genug mit dem Schneebesen schlägt, auch Schlagsahne.

➡ Festen Tofu können Sie gerieben, zerbröckelt, gewürfelt oder als Püree für viele Vor- oder Nachspeisen verwenden. Pur schmeckt er fad, kann aber wie ein Schwamm den Geschmack anderer Lebensmittel annehmen, mit denen zusammen er gekocht wird, und ist dann sehr wohlschmeckend. Besonders gut harmoniert er mit Sojasauce, Schnittlauch und süßen Gewürzen. Sie können ihn aber auch gewürfelt über einen Salat geben oder an eine mit Haferkleie zubereitete Gemüsequiche. Am besten entwässern Sie ihn vor der Verwendung, indem Sie ihn zwischen zwei Brettern oder Tellern pressen, auf die Sie etwas Schweres legen. Danach sollte er einige Stunden in einer Würzsauce marinieren. Festen Tofu sollte man wie Mozzarella kühl und in Wasser eingelegt aufbewahren. Wechseln Sie das Wasser alle zwei Tage und bewahren Sie ihn keinesfalls länger als zehn Tage im Kühlschrank auf.

2. Seitan

Seitan, auch als „pflanzliches Fleisch" bezeichnet, wird aus den in Weizen enthaltenen Proteinen hergestellt. In seiner Konsistenz ähnelt es Fleisch, weshalb Sie es gut für Ragout, Frikassee und Bratspieße verwenden können. Erhältlich ist es, gewürzt oder naturbelassen, in Asia- oder Bioläden. Sie können es aber auch selbst herstellen: Man muss dazu nur Weizenmehl in einem Stoffsack waschen, damit die im Mehl enthaltene Stärke ausgeschieden wird und nur noch das Gluten übrigbleibt. In der Ernährung von Vegetariern hat sich Seitan schon seit längerem einen festen Platz erobert. Ich finde aber, dass es viel mehr Anhänger verdient. Auf jeden Fall eignet es sich gut, um die Speisenauswahl in den beiden ersten Phasen meiner Diät, in denen proteinreiche und fettarme Lebensmittel eine wichtige Rolle spielen, zu bereichern.

Sein Proteingehalt beträgt 25 Prozent, und sein Kalorienwert ist mit 110 Kalorien pro 100 Gramm sehr niedrig. Es enthält fast kein Fett, kein Cholesterin und kein Purin und hat einen niedrigen Kohlenhydratgehalt. In Flüssigkeit eingelegt können Sie es drei bis vier Tage im Kühlschrank und monatelang im Tiefkühlfach aufbewahren. Auch als pflanzlicher Ersatz für Hackfleisch kann es in der Küche verwendet werden.

Kochen Sie es zugedeckt auf kleiner Flamme und rühren Sie es nicht um, damit die Masse nicht erstarrt. In der Pfanne gebraten wird es noch zarter. Geschmack und Konsistenz von Seitan bleiben am besten erhalten, wenn man es in nicht zu dicke Scheiben schneidet. Vor der Verwendung sollte es wie Tofu eine Weile in einer Würzmarinade ziehen. An den Tagen, an denen Sie außer Proteinen auch Gemüse essen dürfen, ergibt es zusammen mit einer Gemüsebeilage eine schöne Mahlzeit.

3. Tempeh

Tempeh ist ein Sojaprodukt, das aus Indonesien kommt. Hergestellt wird es durch Fermentierung von Sojabohnen. Es hat eine feste Konsistenz und schmeckt nach Haselnüssen und Champignons. Bei Vegetariern ist es wegen seines hohen Protein- und niedrigen Fettgehalts besonders beliebt, aber auch, weil es überhaupt kein Cholesterin enthält. Achtung! Wegen der enthaltenen Kohlenhydrate taugt Tempeh nur bedingt für meine Diät. Deshalb habe ich es nur in die Liste der tolerierten Lebensmittel aufgenommen, kann aber nicht empfehlen, es in beliebiger Menge zu essen.

4. Sojasteaks und Burger auf Pflanzenbasis

Sie sind als pflanzliche Alternative zu Fleisch besonders bei Vegetariern beliebt. Wer Fleisch mag, kommt aber bei ihnen nicht wirklich auf seine Kosten. Lesen Sie unbedingt vor dem Kauf dieser vegetarischen Steaks und Burger die Etiketten auf der Verpackung, denn es gibt bei ihnen große Unterschiede im Fettgehalt. Ein Fettgehalt von etwa acht Prozent entspricht einem mageren Steak vom Metzger und ist erlaubt.

5. Milch auf Sojabasis

Milch auf Sojabasis ist trotz ihres Namens kein Milchprodukt; sie ist reich an pflanzlichen Proteinen und hat einen niedrigen Kalorien- und Fettgehalt. Sie enthält wenig Kalzium und Vitamin D und gar kein Cholesterin. Vegetarier und Menschen, die allergisch auf Laktose reagieren, sich vor Kuhmilch ekeln oder einen zu hohen Cholesterinspiegel haben, können Milch auf Sojabasis als Milchersatz verwenden. Sie schmeckt pur, lässt sich aber leicht geschmacklich verfeinern. Zu empfehlen ist auch für Saucen, die sonst mit Milch zubereitet werden.

Im Kühlschrank hält sie sich fünf bis sieben Tage. Achtung! In meiner Diät sind nur zwei Gläser Milch auf Sojabasis oder entrahmte Kuhmilch pro Tag erlaubt, die Sie pur trinken sollten!

6. Joghurt auf Sojabasis

Joghurt auf Sojabasis wird aus Milch auf Sojabasis hergestellt und hat deshalb die gleichen Eigenschaften wie diese. Für alle, die allergisch auf Laktose reagieren oder denen Milch Verdauungsprobleme bereitet, vor allem aber für Vegetarier, die keine Milch trinken, stellt Joghurt auf Sojabasis eine akzeptable Alternative zu Kuhmilchjoghurt dar.

Zwar ist sein Kalorien- und Nährwert ungefähr der gleiche wie der von Joghurt aus entrahmter Milch, der einen durchschnittlichen Fettgehalt von zwei Prozent hat, er enthält aber kein Cholesterin.

Ebenso wie entrahmte Milch und Milch auf Sojabasis ist auch Joghurt auf Sojabasis bei meiner Diät nicht in beliebiger Menge erlaubt. Das Maximum sind zwei Joghurt auf Sojabasis pro Tag.

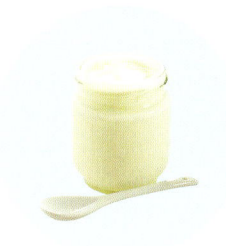

Neunte Gruppe: Magermilch-produkte

Magermilchprodukte wie Joghurt, Frisch-käse und Quark mit 0,1 Prozent Fett unterscheiden sich von den entsprechen-den vollfetten Milchprodukten nur im Fettgehalt. Da die in der Milch enthaltene Laktose, also der Milchzucker, bei der Verarbeitung von Milch in Käse ausge-schieden wird, enthalten Magermilch-produkte praktisch nur noch Proteine. In der Angriffsphase meiner Diät, in der Sie sich ja ausschließlich von Proteinen ernähren sollen, spielen sie deshalb eine besonders wichtige Rolle.

Es gibt auch Magermilchjoghurts, die mit Fruchtmark oder Süßstoff gesüßt und aromatisiert sind. Während Süßstoff keine Kalorien hat, enthält Fruchtmark eine geringe Menge Kohlenhydrate. Ange-boten wird Joghurt mit 0,1 Prozent Fett-gehalt als Naturjoghurt, mit Aromen und mit Fruchtmark oder Fruchtstückchen. Wenn Sie Joghurt ohne Aroma nicht mö-gen, können Sie ihn auch selbst schmack-hafter machen, indem Sie einen Spritzer Zitronensaft und Süßstoff zugeben.

• Naturjoghurt und aromatisierten Jo-ghurt mit 0,1 Prozent Fettgehalt dürfen Sie während meiner Diät ohne mengen-mäßige Einschränkung essen.

• Joghurt mit 0,1 Prozent Fettgehalt, aber mit Fruchtzusätzen sollten Sie allerdings höchstens zweimal pro Tag essen. Wenn Sie besonders schnell abnehmen wollen oder trotz strenger Einhaltung aller Vor-schriften einfach nicht mehr abnehmen, lassen Sie ihn in der Angriffsphase am besten ganz weg.

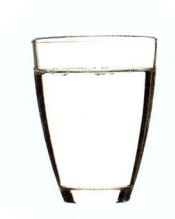

Zehnte Gruppe: Zwei Liter Flüssigkeit pro Tag

An diese Vorschrift müssen Sie sich wirk-lich unbedingt halten! So viel Freiheit ich Ihnen ansonsten bei meiner Diät gewähren kann, in diesem Punkt muss ich streng sein: Sie müssen täglich un-bedingt zwei Liter Flüssigkeit trinken, wenn Sie nicht riskieren wollen, dass Sie irgendwann gar nicht mehr abnehmen, obwohl Sie sich streng an alle meine Vorschriften halten. Bei der Fettverbren-nung fallen Abfallprodukte an, die sich in Ihrem Körper ansammeln, wenn sie nicht über den Urin wieder ausgeschieden werden. Ist die angesammelte Menge groß genug, erlischt das Verbrennungsfeuer irgendwann ganz.

● Erlaubt sind alle Mineralwässer mit einem niedrigen Natriumgehalt (unter 20 Milligramm pro Liter), ob mit oder ohne Kohlensäure. Kohlensäure hat keine Auswirkungen auf meine Diät. Wichtig ist nur, dass Sie salzige Wässer, also solche mit hohem Natriumgehalt, meiden.

● Wenn Sie kein kaltes Wasser mögen, dürfen Sie auch Kaffee, Tee oder Kräutertee trinken und können die entsprechende Flüssigkeitsmenge auf Ihre Tagesflüssigkeitsmenge anrechnen.

● Hartnäckig kursiert die Meinung, Kaffee und Schwarzer Tee seien „Flüssigkeitsräuber" – das ist ein Märchen. Es ist klar belegt, dass diese beiden so beliebten Getränke zur täglichen Flüssigkeitsbilanz dazugezählt werden dürfen.

● Leichte Erfrischungsgetränke wie Coca-Cola light, die pro Glas nur eine Kalorie enthält, dürfen Sie in allen Phasen meiner Diät trinken. Achtung! Über mit Süßstoff gesüßte Softdrinks sind Ernährungswissenschaftler geteilter Meinung. Während einige sie für vollkommen harmlos halten, sind andere überzeugt, dass sie die Lust auf Zucker verstärken.

● Fruchtsäfte sind zwar gesund, enthalten aber viele Kohlenhydrate. Deshalb ist ihr Konsum während der ersten beiden Phasen meiner Diät nicht erlaubt.

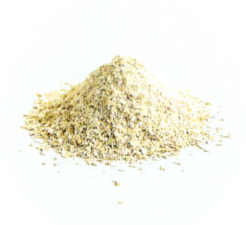

Elfte Gruppe: Haferkleie

Jahrelang habe ich empfohlen, während der ersten beiden Phasen meiner Diät, den eigentlichen Abnahmephasen, keine Produkte zu essen, die Mehl, Getreide oder Stärke enthalten. Zwar nahmen alle, die sich daran hielten, in kurzer Zeit erstaunlich viel ab, aber die Kohlenhydrate fehlten vielen doch sehr.

Bei einem amerikanischen Kardiologenkongress hörte ich zum ersten Mal von der positiven Wirkung von Haferkleie auf die Senkung des Cholesterinspiegels und bei Diabetes. Wieder zu Hause, buk ich probeweise einen Pfannkuchen damit, der meiner Tochter richtig gut schmeckte. Also begann ich, dieses Rezept auch meinen Patienten und Patientinnen zu empfehlen. Dank des positiven Echos eroberte sich Haferkleie einen festen Platz in meiner Diät und wurde zum einzigen kohlenhydrathaltigen Lebensmittel, das ich sogar in der Angriffsphase erlaube. Warum? Weil ich schon bald feststellte, dass meine Patienten die Diät länger durchhielten, wenn sie die rasch sättigende Haferkleie essen durften.

INFO

Während der Angriffsphase „verordne" ich Ihnen anderthalb Esslöffel Haferkleie täglich. Am besten backen Sie einen Pfannkuchen daraus (Rezept siehe Seite 56).

Ich habe mich dann intensiv mit diesem Produkt beschäftigt. Das Haferkorn hat einen hohen Gehalt an „schnellen" Kohlenhydraten. Haferkleie wird aus der ballaststoffreichen Hülle des Haferkorns hergestellt, die sozusagen dessen schützendes Kornhemd ist. Sie enthält kaum „schnelle" Kohlenhydrate. Außerdem ist sie sehr proteinreich und vor allem reich an löslichen Ballaststoffen, die zwei physiologische Eigenschaften besitzen, denen sie ihre Bedeutung in der Medizin verdanken:

• Ihre Absorptionsfähigkeit: Die in der Haferkleie enthaltenen Ballaststoffe können das Zwanzigfache ihres Volumens an Wasser aufnehmen. Sobald sie im Magen angelangt sind, quellen sie stark auf und nehmen dort so viel Platz ein, dass man sich rasch satt fühlt.

• Ihre starke Klebrigkeit: Wenn sie zusammen mit den zu Brei gewordenen Lebensmitteln in den Dünndarm gelangen, bleiben alle Nährstoffe, die sich in ihrer Umgebung befinden, an ihnen haf-ten und kleben an ihnen wie die Fliegen an einer Fliegenfalle. Deshalb kann der Organismus sie nicht abbauen und umsetzen. Vielmehr werden sie mit dem Stuhl ausgeschieden.

Diese beiden Eigenschaften machen sie zu einem wichtigen Verbündeten in meinem Kampf gegen das Übergewicht und verschaffen meiner Diät einen Vorteil gegenüber allen Diäten, die hauptsächlich auf eine starke Kalorienreduktion setzen, denn diese erlauben ja stärke- und sogar zuckerhaltige Lebensmittel, wenn auch nur in sehr geringer Menge.

Am besten backen Sie ihre Haferkleiepfannkuchen auf Vorrat. So haben Sie immer etwas Erlaubtes im Kühlschrank, falls Sie plötzlich von einem Mordshunger überfallen werden, und müssen dann nicht irgendeine ungesunde Kalorienbombe in sich hineinzustopfen, die all Ihre bisherigen Anstrengungen zunichtemachen kann. In solchen Fällen dürfen Sie ausnahmsweise auch mal einen oder zwei Tage lang drei Haferkleiepfannkuchen pro Tag essen.

In Folie eingewickelt halten sich die Haferkleiepfannkuchen im Kühlschrank eine Woche lang. Sie können sie auch ohne Geschmacks- und Nährwertverlust einfrieren. Die meisten meiner Patienten essen ihren täglichen Haferkleiepfannkuchen am liebsten morgens, um dem kleinen Hunger am späten Vormittag vorzubeugen. Zusammen mit einigen Scheiben Bündnerfleisch oder Räucherlachs ergibt er aber auch ein gutes Mittagessen. Auch wenn Sie nachmittags öfter ein regelrechter Heißhunger überfällt, kann ein Haferkleiepfannkuchen Ihnen helfen, größere Sünden zu vermeiden. Hafer-

kleiepfannkuchen sind übrigens auch bei Bulimie sehr hilfreich. Dies nur als kleiner Hinweis für Leserinnen, die an dieser Krankheit leiden. Weitere Rezepte mit Haferkleie finden Sie im Rezeptteil ab Seite 106.

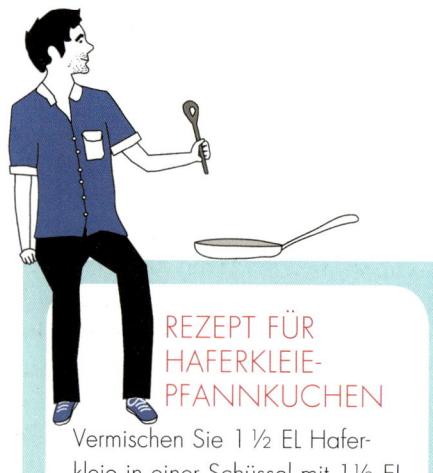

REZEPT FÜR HAFERKLEIE-PFANNKUCHEN

Vermischen Sie 1 ½ EL Haferkleie in einer Schüssel mit 1 ½ EL Quark oder Joghurt (0,1% Fett), 1 Eiweiß oder 1 ganzen Ei (wenn Sie kein Problem mit dem Cholesterinspiegel haben). Süßen Sie den Teig mit Süßstoff oder fügen Sie etwas Salz hinzu, wenn Sie ihn lieber leicht salzig mögen. Eine beschichtete Pfanne mit einigen Tropfen Öl auspinseln und den Pfannkuchen darin von beiden Seiten backen.

Für den besseren Geschmack – ebenfalls erlaubte Zutaten

- Entrahmte Milch ist sowohl frisch als auch als H-Milch oder Milchpulver erlaubt. Sie dürfen also Ihren Tee oder Kaffee weiterhin mit Milch trinken, wenn Sie ihn so am liebsten mögen. Auch auf Saucen und verschiedene andere Rezepte, die normalerweise Sahne vorsehen, brauchen Sie nicht zu verzichten, wenn Sie sie mit entrahmter Milch zubereiten.
- Zucker ist verboten. Geben Sie stattdessen so viel Süßstoff (am besten einen, der Aspartam enthält) in Ihren Tee oder Kaffee, wie Sie wollen. Aspartam ist der weltweit am meisten verwendete synthetische Süßstoff. Selbst Schwangeren ist er erlaubt, was seine absolute Ungefährlichkeit hinlänglich beweisen dürfte.
- Essig, Knoblauch, alle Gewürze und Kräuter wie Thymian, Petersilie und Schnittlauch, Zwiebeln und Schalotten sind nicht nur erlaubt, sondern sogar empfohlen, denn sie verfeinern den Geschmack jedes Gerichts und erhöhen den sinnlichen Genuss beim Essen. Dadurch werden Sie auch schneller satt. Ich gehe sogar so weit zu behaupten, dass Gewürze und andere geschmacksverfeinernde Zu-

taten das Abnehmen leichter machen. Das warme und sättigende Aroma von Vanille und Zimt lässt den Geschmack von Zucker ganz vergessen. Koriander, Curry und Nelken verringern die Lust auf Salziges, wovon besonders Frauen mit Tendenz zu Wassereinlagerung im Gewebe profitieren können.

• Gewürzgurken und Zwiebeln sind ebenfalls erlaubt, nur nicht in größerer Menge als Gemüsebeilage.

• Zum Säuern von Fischen und Meeresfrüchten dürfen Sie Zitronen verwenden. Während der Angriffs- und Aufbauphase sollten Sie aber keinen frischen Zitronensaft trinken, selbst wenn Sie ihn nicht mit Zucker süßen, denn auch Zitronen enthalten, wie im Übrigen jedes Obst, Fruchtzucker, weshalb ich sie für meine Diät nicht empfehlen kann.

• Salz und Senf sind im Prinzip erlaubt. Jugendliche, die ja in der Pubertät mit großen Hormonumstellungen zu kämpfen haben, und Frauen zu Beginn der Menopause sollten sie aber nur mäßig verwenden, um die in diesen Phasen vorhandene Tendenz zur Wassereinlagerung im Gewebe nicht zusätzlich zu verstärken. Übrigens gibt es auch salzlose Senfsorten und Diätsalze, die wenig Natrium enthalten.

• Normales Tomatenketchup ist nicht erlaubt, denn es enthält viel Zucker und Salz. Erlaubt sind dagegen nicht gezuckerte Tomatenpürees, die, leicht nachgewürzt, sehr gut zu Fleisch schmecken.

• Kaugummi verdient eigentlich mehr als diese kurze Behandlung in der Gruppe der geschmacksverbessernden Zutaten. Für mich ist es ein wichtiger Joker im Kampf gegen Übergewicht, insbesondere während der Angriffs- und Aufbauphase. Ich selbst kaue zwar normalerweise nicht Kaugummi, weil ich es nicht sehr stilvoll finde, aber in Stresssituationen greife auch ich gelegentlich zu einem. Kaugummi kann helfen, das für den Zahnschmelz schädliche nächtliche Zähneknirschen und plötzliche Anfälle von Heißhunger zu vermeiden, worunter viele gestresste Menschen leiden, Übergewichtige ganz besonders. Statt sich dann rasch irgendetwas in den Mund zu stopfen, was dick macht und darüber hinaus noch ungesund ist, beschäftigen Sie ihn lieber auf so gut wie unschädliche Weise: mit einem Kaugummi. Durch zahlreiche wissenschaftliche Studien ist mittlerweile belegt, wie hilfreich Kaugummi im Kampf gegen Übergewicht, Diabetes und selbst gegen Karies ist. Natürlich sollten Sie zuckerfreie Kaugummis wählen. Die Bezeichnung „zuckerfrei" besagt dabei, dass sie weder Haushalts- noch Rohrzucker enthalten. Allerdings sind auch die in zuckerfreien Kaugummis enthaltenen Süßstoffe Zucker. Sie haben fast so viele Kalorien wie Haushaltszucker. Glücklicherweise haben sie eine viel höhere Süßkraft. Außerdem werden sie im Darm nur sehr langsam abgebaut und umgesetzt und regen die Insulinbildung nur wenig an. Für welche Geschmacksrichtung Sie sich entscheiden, ist egal. Ein Kaugummi, dessen Geschmack sich lange im Mund hält, verhindert, dass Sie allzu schnell zum nächsten greifen, was natürlich ein Vorteil ist, wenn Sie abnehmen wollen.

● Alle Öle sind verboten. Olivenöl ist zwar, wie mittlerweile wissenschaftlich erwiesen, gesund für Herz und Blutgefäße, aber es ist es genauso ein Fett wie alle anderen Öle, und Fette haben in meiner ausschließlichen Proteindiät nichts zu suchen, mit Ausnahme von kleinsten Mengen Pflanzenöl zum Braten von Fleisch oder Fisch in beschichteter Pfanne.

Essen Sie, sooft Sie Hunger verspüren!

Vergessen Sie nie: Eines der Erfolgsgeheimnisse meiner Diät besteht darin, viel zu essen und zu essen, sobald Sie Hunger verspüren, um „Sünden" aus Heißhunger zu vermeiden.

Überspringen Sie niemals eine Mahlzeit!

Wenn Sie eine Mahlzeit überspringen, kann das Ihre Diät ernsthaft gefährden, selbst wenn Sie es in bester Absicht tun. Sie sparen dadurch keine Kalorien. Bei der nächsten Mahlzeit werden Sie doppelt so viel essen. Außerdem wird Ihr Organismus dann die Kalorien, die

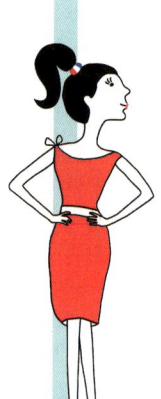

ESSEN IN DER ANGRIFFSPHASE

Während der relativ kurzen Angriffsphase essen Sie bitte nur, was ich in den elf oben beschriebenen großen Lebensmittelgruppen und im Kapitel über die geschmacksverbessernden Zutaten aufgeführt habe.

➡ Alles, was dort nicht ausdrücklich erwähnt wurde, ist während dieser Phase verboten.

➡ Halten Sie sich an alles, was erlaubt ist, und vergessen Sie alles, was nicht erlaubt ist!

➡ Ernähren Sie sich so abwechslungsreich wie möglich!

➡ Suchen Sie sich zu jeder Mahlzeit etwas aus diesem großen Angebot heraus, auf das Sie Appetit haben.

➡ Vergessen Sie nie, dass Sie von den erlaubten und in dieser Liste aufgeführten Lebensmitteln so viel essen dürfen, wie Sie wollen.

ihm bei der letzten Mahlzeit vorenthalten wurden, viel intensiver verwerten. Die große Willenskraft, die es Sie kostet, Ihr Hungergefühl zu unterdrücken, wird sich irgendwann rächen und Ihre Motivation schwächen.

Trinken Sie bei jeder Mahlzeit!

In den Siebzigerjahren kam die Theorie auf, man solle während der Mahlzeiten nichts trinken. Sie ist zwar falsch, hält sich aber hartnäckig. Bei Menschen mit normalem Gewicht macht es wenig Unterschied, ob sie zum Essen trinken oder nicht. Bei Übergewichtigen, die gerade eine Diät machen, dagegen schon. Während der Mahlzeiten nichts zu trinken ist für sie schädlich, und bei meiner ausschließlichen Proteindiät ist es sogar sehr schädlich. Mit der Zeit vergisst man dann nämlich das Trinken. Außerdem vergrößert die beim Essen getrunkene Flüssigkeitsmenge den Mageninhalt, wodurch sich ein Gefühl der Fülle und Sättigung einstellt. Das Verdünnen des Speisebreis durch Wasser verlangsamt auch seine Aufnahme im Blut und führt dazu, dass das Sättigungsgefühl länger anhält.

Halten Sie immer alle für Ihre Diät notwendigen Lebensmitteln vorrätig!

Sorgen Sie dafür, dass Sie zu Hause stets eine große Auswahl von den in den elf Lebensmittelgruppen aufgezählten Lebensmitteln vorrätig haben und auch unterwegs immer genügend davon bei sich haben, denn es gibt sie nicht überall so leicht zu kaufen wie Schokolade oder Kekse. Kaufen Sie öfter ein, denn proteinreiche Lebensmittel halten sich nicht so lange wie kohlenhydrat- und fettreiche. Schon bald werden sie Ihnen zu guten, unverzichtbaren Freunden werden.

Tragen Sie immer die Lebensmittelliste bei sich!

Kontrollieren Sie immer, ob das, was Sie gerade essen wollen, auch auf meiner Liste steht! In der ersten Woche sollten Sie die Liste deshalb am besten immer dabei haben. Sie ist ja nur kurz. Erlaubt sind: mageres Fleisch und Innereien, Fische und Meeresfrüchte, Geflügel, fettarmer Schinken und Eier, pflanzliche Proteine, fettarme Milchprodukte und Wasser.

Das Frühstück

Wenn Sie es so mögen und gewohnt sind, dürfen Sie Ihren lieb gewonnenen, mit Süßstoff gesüßten oder ungesüßten Kaffee oder Tee auch weiterhin mit entrahmter Milch trinken. Dazu gibt es einen Magermilchjoghurt, außerdem ein weiches oder hartes Ei und, eine Scheibe Putenfleisch oder fettarmen Schinken. Ein Frühstück dieser Art sättigt mehr als ein Brötchen mit Butter und Konfitüre oder Cornflakes mit Schokolade und gibt viel mehr Kraft für den Tag. Ganz nebenbei ist es dazu noch gesünder.

Ideal zum Frühstück ist auch der bereits beschriebene Haferkleiepfannkuchen

(Rezept siehe Seite 56). Wenn Sie keine Zeit zum Pfannkuchenbacken haben, genügt auch ein Esslöffel Haferkleie, in warmer, eventuell mit Süßstoff gesüßter Milch aufgelöst oder in einen Magermilchjoghurt eingerührt.

Während der Angriffsphase dürfen Sie aber nicht mehr als anderthalb Esslöffel Haferkleie pro Tag essen, um die spezifische Wirkung der Proteine nicht zu beeinträchtigen.

Im Restaurant

Im Restaurant sollte es nicht schwerfallen, meine Proteindiät einzuhalten. Als Vorspeise bestellen Sie sich eine Scheibe Räucherlachs, mageren Schinken, Carpaccio ohne Öl oder einen Teller Meeresfrüchte.

Bei den Hauptspeisen haben Sie eine große Auswahl: ein kurz gebratene oder gegrillte Scheibe Rindfleisch, etwa ein Filetsteak, Fisch oder Geflügel.

Zum Nachtisch wird es nur dann schwierig, wenn Sie gern etwas Süßes oder Käse zum Abschluss einer Mahlzeit mögen, vor allem wenn Ihre Tischgenossen sich vor Ihren Augen ihr Dessert schmecken lassen. Falls sich die Mahlzeit in die Länge ziehen sollte, bestellen Sie sich am besten eine oder zwei Tassen Kaffee. Oder fragen Sie nach einem Frucht- oder Naturjoghurt. Ein Becher Magermilchjoghurt kann Ihnen übrigens auch im Büro oder unterwegs immer rasch aus der Klemme helfen.

Die Dauer der Angriffsphase

Die richtige Länge der Angriffsphase bestimmen Sie selbst. Diese Entscheidung ist äußerst wichtig, ja ausschlaggebend für den Erfolg meiner Diät und hat auch großen Einfluss auf die drei weiterer Diätphasen.

Haben Sie keine Angst vor ihr! Proteine machen sehr satt, weil sie lange im Verdauungsapparat bleiben und weil der Organismus, während er sie abbaut, die als Sattmacher bekannten Ketonkörper produziert.

INFO

Die durchschnittliche Länge der Angriffsphase beträgt fünf Tage. Dies ist der ideale Zeitraum, um rasch abzunehmen, bevor Ihr Organismus beginnt, Widerstand zu leisten, und Ihre Willenskraft nachzulassen droht. Mit dieser Länge der Angriffsphase lassen sich auch die am häufigsten angestrebten Gewichtsverluste von zehn bis zwanzig Kilogramm langfristig erzielen.

Am Ende dieses Kapitels (siehe Seite 64) erfahren Sie genau, mit welchem Gewichtsverlust Sie in welchem Zeitraum rechnen können, wenn Sie meine Protein-Diät streng befolgen.

Diese beiden für das Abnehmen idealen Eigenschaften proteinreicher Lebensmittel werden Ihnen helfen, Ihr bisher möglicherweise etwas chaotisches Essverhalten zu normalisieren. Außerdem werden Sie so rasch abnehmen, dass Sie unbedingt weitermachen wollen. Das verspreche ich Ihnen. Nun verstehen Sie besser, warum die richtige Länge der Angriffsphase so wichtig ist und sorgfältig geplant werden muss.

Richtige Länge der Angriffsphase

Wenn Sie mehr oder weniger als die durchschnittlichen zehn bis zwanzig Kilo abnehmen wollen, dauert die Angriffsphase länger bzw. kürzer:

• Dauer der Angriffsphase bei weniger als zehn Kilogramm angestrebtem Gewichtsverlust

Wenn Sie weniger als zehn Kilogramm abnehmen wollen, reicht eine Angriffsphase von drei Tagen, nach der Sie zur Aufbauphase übergehen können, in der sich reine Proteinmahlzeiten und Proteinmahlzeiten mit Gemüse abwechseln.

• Dauer der Angriffsphase bei weniger als fünf Kilogramm angestrebtem Gewichtsverlust

Wenn rasches Abnehmen Ihnen nicht so wichtig ist, können Sie Ihren Organismus schon mit einem einzigen „Proteintag" überrumpeln und Ihr Gewicht auf erstaunliche Weise reduzieren. Er wird Sie ermutigen weiterzumachen.

• Dauer der Angriffsphase bei Fettleibigkeit

Wer mehr als zwanzig Kilogramm abnehmen möchte und eventuell bereits mehrere abgebrochene Diäten hinter sich hat, kann sich, je nach Rat des Arztes, bis zu sieben, ja sogar bis zu zehn Tagen nur von Proteinen ernähren, vorausgesetzt er trinkt sehr viel.

Reaktionen des Organismus auf die ausschließliche Proteindiät

Am ersten Tag der Angriffsphase müssen Sie hart kämpfen, um Ihre bisherigen Ernährungsgewohnheiten umzustellen. Obwohl Sie weiterhin zahlreiche Lebensmittel essen dürfen, an die Sie sich gewöhnt haben und die Ihnen gut schmecken, sind ab jetzt auch viele verboten. Von nun an ist es vorbei mit der Freiheit, ohne viel nachzudenken einfach zu essen, worauf Sie Lust haben, wenn Sie Hunger bekommen.

Überrumplungseffekt und Ernährungsumstellung

Wenn Sie die Möglichkeiten, die meine Diät Ihnen bietet, voll ausnützen, wird Ihnen die neue Einschränkung leichter fallen. Immerhin haben Sie ja noch reichlich Freiheiten und dürfen weiterhin viele sättigende und wohlschmeckende Lebensmittel wie Rind- oder Kalbfleisch, alle Arten von Fisch einschließlich Räucherlachs, Thunfisch aus der Dose, Surimi, Austern, Scampi, Rühreier, fett-

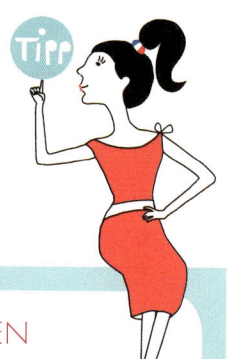

armen Schinken und eine Vielzahl von fettarmen Milchprodukten in beliebiger Menge essen. Am ersten Tag sollten Sie von all dem besonders viel essen! Ersetzen Sie das, was Sie nicht dürfen, durch eine umso größere Menge von dem, was Sie dürfen! Sorgen Sic vor allem dafür, dass Ihr Vorrats- und Kühlschrank reichlich gefüllt ist mit allem, was Ihnen zu essen erlaubt ist.

Dadurch, dass Sie von nun an mehr trinken müssen als gewöhnlich, werden Sie rascher satt, denn Ihr Magen wird immer hinreichend zu tun haben. Da Ihre Nieren sich noch nicht daran gewöhnt haben, eine so große Flüssigkeitsmenge filtern und ausscheiden zu müssen, werden Sie häufiger als sonst auf die Toilette gehen müssen. Dadurch entwässern Sie nach und nach auch Ihr Gewebe, in dem sich, besonders bei Frauen, oft viel Wasser in den Oberschenkeln, um die Knöchel, in den Fingern und im Gesicht ansammelt, das Sie nun endlich loswerden.

Stellen Sie sich gleich am nächsten Morgen auf die Waage! Die ersten Ergebnisse werden Sie überraschen.

Müdigkeit

In der Angriffsphase ist Ihr Körper völlig damit beschäftigt, alles zu verbrennen, was Sie ihm zuführen, und das schwächt ihn natürlich. Verlangen Sie ihm in dieser Zeit keine extremen Leistungen ab! Vermeiden Sie Wettkämpfe und anstrengende Sportarten, vor allem Skifahren!

OFT WIEGEN

Wiegen Sie sich häufig, besonders in den ersten drei Tagen meiner Diät! Manchmal lassen sich schon von Stunde zu Stunde Gewichtsverluste feststellen. Auch später sollten Sie sich mindestens einmal pro Tag wiegen. Die Waage ist der Feind aller, die zunehmen, aber die Freundin aller, die abnehmen. Jeder noch so geringe Gewichtsverlust belohnt Sie für Ihre Anstrengungen und macht Ihnen Mut, die Diät fortzusetzen.

Wenn Sie sich während der ersten beiden Diättage ein bisschen müde und schwach fühlen, ist das ganz normal.

Gegen leichte Gymnastik, Joggen oder Schwimmen ist aber auch weiterhin nichts einzuwenden. Auf jeden Fall verordne ich Ihnen täglich 20 Minuten Gehen. Darüber lasse ich nicht mit mir verhandeln. Das gehört zum festen Bestandteil meines Diätprogramms. Mehr darüber in dem Kapitel „Bewegung" (ab Seite 204).

Ab dem dritten Tag wird Ihre Müdigkeit nachlassen, und an ihre Stelle wird ein Gefühl der Euphorie und Tatkraft treten, das durch die ermutigenden Botschaften der Waage zusätzlich verstärkt wird.

Kurzatmigkeit und trockener Mund

Diese Symptome treten nicht nur bei meiner Proteindiät auf, sondern bei allen Abmagerungsdiäten, obwohl sie bei schnellem Abnehmen – wie im Fall der Dukan-Diät – viel ausgeprägter sind als bei Diäten, die das Übergewicht langsamer abbauen. Sie sind ein Zeichen, dass Sie gerade abnehmen, sind also Erfolgsbotschaften, die Sie zufrieden machen sollten. Um die Symptome zu mildern, sollten Sie besonders viel trinken.

Verstopfung nach dem vierten Tag

Wenn Sie von Natur aus zu Verstopfung neigen und nicht genug trinken, werden Sie besonders stark unter diesem Symptom leiden. Aber auch wenn Ihr Stuhlgang sonst normal ist, werden Sie jetzt seltener auf die Toilette müssen. Bei Ihrer Verdauung fallen jetzt einfach nicht mehr so viel Abfallprodukte an wie früher,

denn proteinreiche Lebensmittel enthalten wenig Ballaststoffe und bisher dürfen Sie ballaststoffreiche Lebensmittel wie Obst und Gemüse noch nicht essen. Wenn der seltenere Stuhlgang Sie beunruhigt, backen Sie sich Ihren Haferkleiepfannkuchen ausnahmsweise mit einem zusätzlichen Esslöffel Weizenkleie oder vermischen Weizenkleie mit einem Milchprodukt.

Die beste Waffe im Kampf gegen Verstopfung ist ausreichendes Trinken. Wer viel trinkt, muss öfter auf die Toilette und hat einen weicheren Stuhl, der dem Darm seine Arbeit erleichtert und bewirkt, dass der Darminhalt leichter durch ihn hindurchgeht. Ernsthafte Verstopfungen treten während meiner Diät nur sehr selten auf. Sie sind aber sehr unangenehm und müssen unbedingt behandelt werden. Ihr Apotheker kann Ihnen dann sicher ein natürliches Produkt empfehlen, das viele Ballaststoffe von Früchten wie Pflaumen enthält.

Sollte das immer noch nicht genügen, müssen Sie zum Arzt gehen. Nehmen Sie aber keine Abführmittel. Sie sind auf Dauer zu stark, und wenn Sie sich erst einmal an sie gewöhnt haben, müssen Sie mit der Zeit die Dosis ständig erhöhen.

Nachlassen des Hungers nach dem dritten Tag

Dieses erstaunliche Phänomen hängt damit zusammen, dass bei zuckerfreier Ernährung viel mehr Ketonkörper freigesetzt werden, die die wirksamsten natürlichen Appetitzügler sind. Wer ohnehin schon kein großer Fleisch- oder Fischesser ist, wird bald keine Lust mehr haben, sich ständig davon zu ernähren. Wem aber der Appetit fehlt, dem knurrt auch der Magen nicht mehr so rasch. Nach einigen Tagen, an denen Sie sich ausschließlich von Proteinen ernährt haben, werden Sie von Tag zu Tag weniger Lust auf Fleisch und Fisch haben.

Soll man zusätzlich Vitamine essen?

Ich empfehle Zusatzvitamine, obwohl sie für einen kurzen Zeitraum von drei bis fünf Tagen nicht wirklich notwendig sind. Während der längeren Aufbauphase, in der Sie eventuell viele Pfunde abbauen müssen, sollten Sie dagegen täglich zusätzlich Vitamine essen, aber nicht zu viele und auch nicht alle möglichen durcheinander. Das kann sogar schädlich sein.

Im Allgemeinen ist es immer besser, auf eine vitaminreiche Ernährung zu achten oder sich zweimal pro Woche eine Scheibe Kalbsleber zu gönnen. Auch ein Esslöffel Bierhefe täglich ist sehr gesund.

Sehr vitaminreich sind getrocknete Goji-Beeren. Ich empfehle in der Angriffsphase und an den Proteintagen der Aufbauphase je 1 Esslöffel täglich, an den Protein-plus-Gemüse-Tagen 2 Esslöffel und in der Stabilisierungsphase 3 Esslöffel täglich. Außerhalb der Diät kann man 30 Beeren täglich essen.

Mit welchem Ergebnis können Sie in der Angriffsphase rechnen?

In der Angriffsphase meiner ausschließlichen Proteindiät verlieren Sie genauso viel Gewicht wie bei einer der üblichen Reduktionsdiäten oder einer Diät, bei der Sie sich von angerührtem Diätpulver ernähren oder sogar gar nichts essen dürfen. Allerdings müssen Sie bei meiner Proteindiät nicht mit deren wesentlichen Nachteilen kämpfen.

Wie viel Sie abnehmen werden, hängt davon ab, wie viel Sie zu Beginn der Diät wiegen. Eine Frau, die vor der Diät über 100 Kilogramm gewogen hat, verliert die ersten Pfunde natürlich schneller als eine junge, schlanke Frau, die vor den Ferien nur noch rasch ein paar Pfunde abnehmen möchte.

Wichtig ist auch, wie viele Diäten Sie bereits gemacht haben, denn jede Diät erhöht den Widerstand Ihres Körpers gegen alle weiteren. Außerdem spielt das Alter eine Rolle. Besonders schwer fällt Frauen das Abnehmen in hormonell schwierigen Phasen ihres Lebens, in der Pubertät, nach einer Schwangerschaft, solange sie hormonelle Empfängnisverhütungsmittel einnehmen, vor allem aber zu Beginn der Menopause.

Die fünftägige Angriffsphase

Die fünftägige Angriffsphase ist am wirksamsten und endet gewöhnlich mit einem Gewichtsverlust zwischen zwei und drei Kilogramm. Sehr aktive, große und übergewichtige Männer erreichen in dieser Zeit gelegentlich sogar einen Gewichtsverlust von vier bis fünf Kilogramm. Dagegen nehmen Frauen in der Menopause – denn gerade in dieser Lebensphase leidet man unter starken Wassereinlagerungen und Ödemen –, schlimmstenfalls nur ein einziges Kilogramm ab.

Auch drei oder vier Tage vor Eintritt der Periode neigen Frauen meist zu Wassereinlagerung. In dieser Zeit scheiden sie weniger Abfallprodukte aus als sonst, und die verbrannten Fette lagern sich vermehrt in ihren Fettzellen ein. Kein Wunder, dass die Gewichtsabnahme dann geringer ausfällt. Sie ist aber nicht unterbrochen, sondern verschiebt sich lediglich zeitlich etwas nach hinten. Keine Sorge – ab dem zweiten oder dritten Tag Ihrer Regel werden Sie wieder abnehmen! Wer dieses Phänomen nicht richtig versteht, ist dann enttäuscht und befürchtet oft, dass er sein Diätziel nicht erreicht. Ich kann Ihnen nur raten durchzuhalten, bis die Periode vorbei ist. Auf Flut folgt Ebbe. Schon bald wird Ihr Körper wieder so viel Wasser ausscheiden, dass die Waage vielleicht schon ein oder sogar zwei Kilo weniger anzeigt, wenn Sie sich nachts wiegen, nachdem Sie auf die Toilette waren.

Die dreitägige Angriffsphase

Bei dieser Länge der Angriffsphase können Sie mit einer Abnahme zwischen einem und 2,5 Kilogramm rechnen.

Die eintägige Angriffsphase

Im Durchschnitt nehmen alle Personen, die meine ausschließliche Proteindiät nur einen einzigen Tag machen, ein Kilogramm ab.

Bei der eintägigen Angriffsphase profitiert man maximal von dem Überrumplungseffekt, der sich mit einer längeren Dauer der reinen Proteindiät abschwächt.

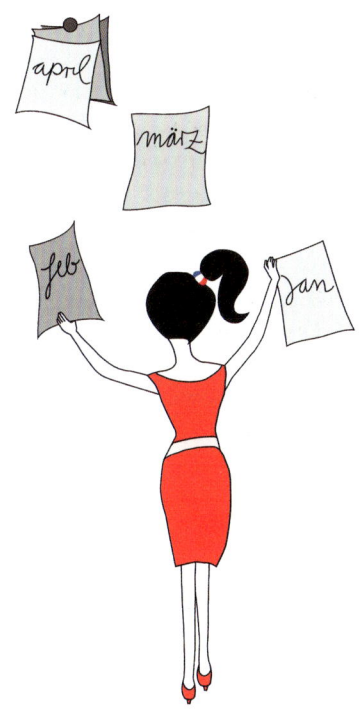

DIE ANGRIFFSPHASE – DAS WICHTIGSTE IN KÜRZE

➡ Die Angriffsphase dauert einen bis zehn Tage.

➡ Während dieser Phase dürfen Sie alles essen, **was in den elf Lebensmittelgruppen von Seite 45 bis 56 aufgeführt ist** und was in der Liste der geschmacksverbessernden Zutaten von Seite 56 bis 58 aufgeführt ist.

➡ Von diesen elf Lebensmittelgruppen dürfen Sie so viel essen, wie Sie wollen und wann immer Sie im Laufe des Tages Appetit darauf verspüren.

➡ Zu einer Mahlzeit können Sie auch Lebensmittel aus den verschiedenen Gruppen miteinander kombinieren.

➡ **Achten Sie immer auf meine Liste der 72 proteinhaltigen Lebensmittel.** Was nicht darauf steht, vergessen Sie am besten.

➡ Ernähren Sie sich abwechslungsreich und stellen Sie Ihre Mahlzeiten nach Belieben aus diesen Lebensmittelgruppen zusammen!

➡ Nehmen Sie täglich **anderthalb Esslöffel Haferkleie** zu sich, am besten in Form von Haferkleiepfannkuchen.

➡ Gehen Sie täglich 20 Minuten zu Fuß!

Die Aufbauphase – Proteindiät plus Gemüse

Mit dem Beginn der Aufbauphase, an deren Ende Sie dann Ihr Wunschgewicht erreicht haben, befinden Sie sich nun mittendrin in Ihrem Abnehmprojekt – wild entschlossen, nicht aufzugeben und alle Schwierigkeiten zu meistern.

In dieser Phase machen Sie eigentlich abwechselnd zwei Diäten: die Proteindiät plus Gemüse und die reine Proteindiät.

Ablauf und Dauer der Aufbauphase sind ebenso unterschiedlich wie Ablauf und Dauer der Angriffsphase. Sie hängen von der jeweiligen Situation und dem Einzelfall ab. Lange Zeit habe ich meinen Patienten und Patientinnen empfohlen, sich in dieser Phase jeweils fünf Tage von Proteinen plus Gemüse und fünf Tage ausschließlich von Proteinen zu ernähren. Irgendwann kam ich dann zu der Überzeugung, dass ein Wechsel von einem Tag Proteine plus Gemüse und einem Tag reine Proteine besser ist, besonders wenn mehr als zehn Kilogramm Gewichtsverlust angestrebt werden. Zwar zeigten meine Statistiken nach einem Monat keinen Unterschied im Gewichtsverlust zwischen der Gruppe, die im Fünf-Tages-Rhythmus zwischen den beiden Diäten abgewechselt hatte, und der, die jeden Tag wechselte, aber das war auch nicht weiter verwunderlich. Schließlich hatten beide Gruppen sich jeweils 15 Tage ausschließlich von Proteinen und 15 Tage von Proteinen plus Gemüse ernährt. In der Gruppe, die im Fünf-Tages-Rhythmus abgewechselt hatte, gab es aber mehr Patienten, die deutlich diätmüder waren als in der, die jeden Tag abgewechselt hatte.

Von meinen Lesern und Leserinnen höre ich immer wieder, dass die allermeisten sich für die radikalste Lösung entscheidet, also für eine sieben bis zehn Tage lange Angriffsphase und den Fünf-Tages-Rhythmus beim Wechsel von Proteinen plus Gemüse und reiner Proteindiät in der Aufbauphase. Das bestätigte meine Beobachtungen in der praktischen Arbeit. Die meisten Übergewichtigen brauchen sehr lange, bis sie sich endlich entschließen, den Kampf gegen ihre Pfunde aufzunehmen, und wissen sehr genau, dass ihre Entschlossenheit ebenso stark wie zerbrechlich ist. Deshalb wollen und brauchen sie genaue Anweisungen und strenge Regeln, an die sie sich halten können. Bitte vertrauen Sie mir und wählen Sie für die Durchhaltephase den Rhythmus von einem reinen Proteintag und einem Tag Proteine plus Gemüse.

Rückkehr von Gemüse

Am Ende der Angriffsphase, in der ja nur Proteine erlaubt waren, wird Ihnen eine Lebensmittelgruppe ganz besonders fehlen: Gemüse und Rohkost. Das gilt umso mehr, wenn Sie sich für die fünftägige Angriffsphase entschieden haben. Nun ist also genau der richtige Zeitpunkt, beides auf den Speiseplan zu setzen.

Vergessen Sie aber nicht, dass alles, was während der Angriffsphase erlaubt war, auch weiterhin erlaubt ist. Auch in Zukunft dürfen Sie so viele proteinreiche Lebensmittel essen, wie und wann immer Sie wollen, und können sie beliebig untereinander kombinieren. Zusätzlich gibt es ab jetzt Gemüse.

Erlaubte und verbotene Gemüse

➡ Erlaubt sind von nun an – außer den proteinreichen Lebensmitteln, die wir schon kennen – alle rohen und gekochten Gemüse, die Sie ebenso wie Proteine von nun an zu jeder Tageszeit in beliebiger Menge und Kombination essen dürfen.

➡ Erlaubt sind: Tomaten, Gurken, Radieschen, Spinat, Spargel, Lauch, grüne Bohnen, Kohl, Pilze, Sellerie, Fenchel, alle Blattsalate, Chicorée, Mangold, Auber-

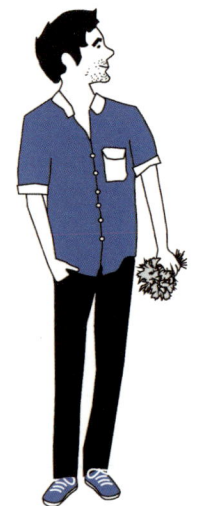

ginen, Zucchini, Paprika, Artischocken, Brokkoli, Palmenherzen, Feldsalat, Zwiebeln, Kürbis, Rhabarber, Karotten und Rote Bete, Letztere beide aber bitte nicht zu jeder Mahlzeit.

➡ Verboten sind stärkehaltige Gemüse: Kartoffeln, Reis, Mais, frische oder getrocknete Erbsen, Kichererbsen, weiße Bohnen, Saubohnen, Linsen, auch Avocados. Letztere sind nämlich kein Gemüse, sondern ein sehr fettreiches Obst, werden aber wegen ihrer grünen Farbe häufig anders eingeordnet und landen deshalb immer wieder fälschlicherweise auf dem Speiseplan Übergewichtiger.

Wie soll ich das Gemüse zubereiten?

Wer rohes Gemüse gut verträgt, sollte es lieber roh essen, denn beim Kochen verliert Gemüse ein Gutteil seiner Vitamine.

Rohkost

Rohkost- und andere Salate richtig anmachen und würzen: Obwohl es eine Binsenweisheit ist, dass man viel Gemüse und Salat essen soll, wenn man abnehmen will, weil sie wenig Kalorien und viele Vitamine enthalten und sehr ballaststoffreich sind, geben viele auch während einer Diät zu viel Öl an ihren Salat. Kalorienreiche Salatsaucen machen aber die Vorteile von Gemüse und Salaten für eine Diät wieder zunichte. Ein einfaches Beispiel: Zwei knackige Kopf- oder Endiviensalate bringen nur 20 Kalorien in die

Salatschüssel. Sobald Sie darüber zwei Esslöffel Öl gießen, hat Ihr Salat aber bereits 280 Kalorien mehr. Diäten, die nicht ausdrücklich darauf hinweisen, dass man Salate in dieser Zeit nie mit Öl anmachen darf, sind von vornherein zum Scheitern verurteilt. Das gilt übrigens auch für Olivenöl! Es hat genauso viele Kalorien wie andere Speiseöle. Während der Angriffs- und Aufbauphase, also in der Zeit, in der Sie abnehmen wollen, sollten Sie deshalb keines der üblicherweise in der Küche verwendeten Öle an Ihren Salat geben, außer in den winzigen Mengen, die die Rezepte erlauben!

Gut würzen

Essig spielt bei Abmagerungskuren eine wichtige Rolle. Er beschert uns den seltenen und kostbaren Geschmack von Saurem. Wissenschaftlich erwiesen ist mittlerweile, dass unterschiedliche Geschmacksempfindungen im Mund zum Gefühl der Sättigung beitragen.

Man weiß heute auch, dass Gewürze mit einem sehr intensiven Aroma wie zum Beispiel Nelken, Ingwer, Sternanis und Kardamom im Gaumen ein so starkes Geschmackserlebnis auslösen, dass der im Zwischenhirn sitzende Hypothalamus, der alle Geschmacksrichtungen registriert, nach ihrem Genuss relativ schnell eine Sättigung signalisiert. Um rascher satt zu werden, würzen Sie also am besten schon Ihre Vorspeise mit möglichst vielen dieser Gewürze.

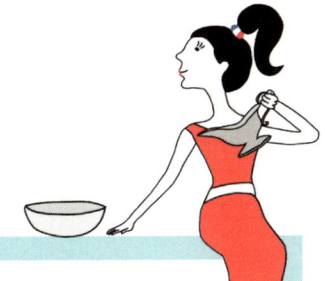

REZEPT FÜR SALAT-SAUCE MIT JOGHURT ODER QUARK

Auch ganz ohne Öl lässt sich mit einem fettarmen Milchprodukt eine schmackhafte Salatsauce herstellen. Dafür dürfen Sie sogar einen Naturjoghurt mit 3,5 % Fett verwenden, denn er ist cremiger als Magerjoghurt und hat kaum mehr Kalorien.

• 1 Becher Joghurt (150 g) oder Quark
• 1 EL Dijon-Senf
• Essig
• Salz, Pfeffer
• Frisch gehackte Kräuter

Joghurt oder Quark mit dem Senf verrühren und cremig schlagen. Mit Essig, Salz, Pfeffer und Kräutern würzen.

Gekochtes Gemüse als Beilage

Neben Salaten dürfen Sie jetzt auch Gemüse essen: grüne Bohnen, Spinat, Lauch, alle Sorten Kohl, Pilze, Chicorée, Fenchel und Sellerie. Sie können sie in Wasser kochen, mit wenig Wasser im eigenen Saft dünsten oder im Dampf garen – bei den letzten beiden Zubereitungsarten bleiben mehr Vitamine erhalten. Im Backofen lässt sich Gemüse zusammen mit Fleisch oder Fisch in deren Saft garen. Auch das Garen in Folie bewahrt ein Maximum von Geschmack und Nährwert des Gemüses. Auf einem Lauchbett gegart wird besonders Lachs sehr saftig.

Die Einführung von Salaten und Gemüse auf Ihrem Speisezettel macht Ihre Ernährung nun abwechslungsreicher und frischer und unterbricht den etwas monotonen Speiseplan während der Angriffsphase. Die Hauptmahlzeit beginnen Sie jetzt am besten mit einem farbenfrohen

ACHTUNG: ABNEHMPAUSE!

Nach den spektakulären Abnahmeergebnissen in der Angriffsphase weigert sich die Waage in der Aufbauphase häufig, weiter nach unten zu gehen. Machen Sie sich deshalb keine Sorgen! Wie erklärt sich dieses Phänomen?

➡ Dank der proteinreichen Ernährung in der Angriffsphase konnten Sie nicht nur Ihre Fettpolster abbauen, sondern haben auch sehr viel Wasser ausgeschieden, das sich seit langem in Ihrem Organismus angesammelt hatte. Hier liegt die Ursache für die starke Abnahme in dieser Phase.

➡ Das mit diesem Trick aus Ihrem Körper entfernte Wasser kehrt jetzt, wenn Sie wieder Gemüse essen, in die Zellen zurück.

➡ Die abgebauten Fettpolster bilden sich deswegen aber nicht neu. Durch die erneute Wassereinlagerung wird der fortschreitende Fettabbau zunächst verdeckt. Haben Sie Geduld!

➡ An den Tagen, an denen Sie sich auch in dieser Phase ausschließlich von Proteinen ernähren, verlieren Sie erneut viel Wasser. Nur an diesen Tagen geht die Gewichtskurve nach unten. An den Tagen, an denen Sie zusätzlich Gemüse essen dürfen, stagniert Ihr Gewicht.

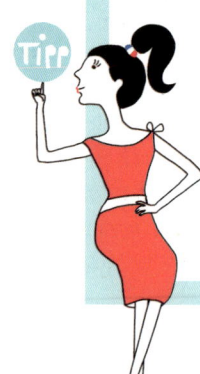

gemischten Salat, angemacht mit einer der oben beschriebenen Salatsaucen. Zum Hauptgang gibt es dann Fleisch oder Fisch, zusammen mit gut gewürztem Gemüse. Im Winter eignet sich eine leichte Gemüsesuppe als Vorspeise.

Wie viel Gemüse darf ich essen?

Grundsätzlich dürfen Sie so viel Gemüse essen, wie Sie wollen. Sie sollten es aber nicht übertreiben. Ich habe Menschen erlebt, die sich appetit- und lustlos durch riesige Salatberge kämpften. Davon kann ich Ihnen nur abraten. Zu viel Gemüse ist auch nicht gesund. Wenn Sie keinen Hunger mehr verspüren, sollten sie aufhören zu essen. Natürlich dürfen Sie aber von allem Erlaubten auch weiterhin so viel essen, wie Sie wollen. Das ist und bleibt ein für meine Diät wesentlicher Grundsatz. Sie werden auf jeden Fall abnehmen, unabhängig davon, wie viel Sie essen. Nur werden Sie nicht immer gleich viel abnehmen, und Frustrationen werden Ihnen auch nicht erspart bleiben.

Der Wechselrhythmus

Am Ende der Aufbauphase werden Sie Ihr Wunschgewicht erreicht haben. Das dauert zwar noch eine Weile, aber dank der überzeugenden Ergebnisse aus der Angriffsphase haben Sie sicher genügend Schwung zum Durchhalten.

Hier noch einmal ein Überblick über den Wechselrhythmus zwischen den beiden Diätphasen für Sie:

➡ Über einen kurzen Zeitraum ist der Wechsel von fünf Tagen reiner Proteindiät und fünf Tagen Proteine plus Gemüse am erfolgreichsten und zweifellos am wirksamsten. Die Frage ist aber, ob Sie ihn über einen längeren Zeitraum durchhalten.

➡ Bei einem Wechsel von einem Tag reiner Proteindiät und einem Tag Proteine plus Gemüse nehmen Sie zwar nicht so rasch ab, kommen aber, sofern Sie diese Diät 20 Tage durchhalten, ohne größere Frustrationen und allzu harte Kämpfe auf das gleiche Ergebnis.

➡ Ist der gewünschte Gewichtsverlust nur gering, genügt es, sich an zwei Tagen der Woche (zum Beispiel montags und donnerstags) ausschließlich von Proteinen zu ernähren und an den restlichen fünf Tagen zusätzlich Gemüse zu essen.

➡ Für Frauen, die an Zellulitis leiden und die häufig oben herum sehr schmal und unten herum sehr ausladend gebaut sind, ist möglicherweise ein rhythmischer Wechsel von zwei Tagen pro Woche reiner Proteindiät (z. B. montags und donnerstags) mit fünf Tagen normaler Ernährung, ohne dabei maßlos zu essen, am besten. In Kombination mit einer lokalen Therapie (z. B. Mesotherapie) oder mit einer Behandlung mit Centella Asiatica (Indisches Tigergras) in ausreichender Dosierung lässt sich oft eine gute Abnahme an den gewünschten Stellen erreichen, ohne dass sie oben herum allzu viel abnehmen.

Haferkleie

Während der Aufbauphase sollten Sie täglich zwei Esslöffel Haferkleie essen und diese so in Ihren Speiseplan integrieren, wie ich es bereits für die Angriffsphase beschrieben habe.

Körperliche Betätigung

Gehen Sie täglich 30 Minuten zu Fuß, und – wenn der Abnahmeprozess ins Stocken geraten sollte – vier Tage lang jeweils 60 Minuten, um ihn wieder in Schwung zu bringen.

Mit welchen Abnahmeresultaten können Sie rechnen?

Bei stark Übergewichtigen, die 20 Kilo und mehr zu viel wiegen, lässt sich der Gewichtsverlust pro Woche nur schwer genau vorhersagen. Erfahrungsgemäß nehmen sie in dieser Diätphase im Durchschnitt ungefähr ein Kilogramm pro Woche ab. Bei allen anderen beträgt der durchschnittliche Gewichtsverlust während der ersten Hälfte dieser Phase etwas mehr als ein Kilogramm pro Woche und zu Beginn ungefähr anderthalb. In nicht ganz zwei Monaten erreichen die meisten eine Abnahme von zehn Kilogramm.

Nach den beiden ersten Monaten der Aufbauphase flacht die Abnahmekurve ein wenig ab, was am zunehmenden Widerstand des Stoffwechsels liegt. Auf dieses Phänomen werde ich später bei der Behandlung der dritten Diätphase, der Stabilisierungsphase, ausführlich eingehen. Eine Weile werden Sie dann nur ungefähr ein Kilogramm pro Woche abnehmen, manchmal auch etwas weniger. Bei Frauen kann das am Zyklus liegen. Ansonsten sollten Sie sich fragen, ob Ihr Essverhalten nach wie vor so diszipliniert ist wie zu Beginn der Diät.

Den Verlust der ersten Kilos nimmt der Organismus noch ziemlich widerstandslos hin. Erst wenn seine Reserven bedrohlich angegriffen werden, setzt er sich zur Wehr. Theoretisch müssten Sie gerade dann Ihre Anstrengungen vermehren. Praktisch passiert aber oft das genaue Gegenteil. Gerade bei vielen Frauen, die ihre Diät am Anfang besonders entschlossen in Angriff nehmen, lässt die Willensstärke nach, wenn der Körper beginnt, sich gegen sie zur Wehr zu setzen. Zu lange haben sie den ständigen Versuchungen widerstanden, zu oft auf Einladungen verzichtet. Nun sind sie einfach ein wenig kampfmüde. Darin liegt aber nicht die Hauptgefahr. Viel bedrohlicher ist die deutliche Verbesserung des Gesamtzustands, nachdem eine Abnahme von zehn Kilogramm erreicht wurde. Man fühlt sich dann endlich wieder in Form, leidet nicht mehr so stark unter Kurzatmigkeit wie am Anfang der Diät, bekommt wieder Komplimente und freut sich, endlich wieder in die früheren Kleider zu passen.

Gerade dann werden viele schwach. Es beginnt mit dem berühmten „Einmal ist keinmal". Nach ein paar lässlichen Sünden versucht man verzweifelt, alles wieder in den Griff zu bekommen. Früher oder später ist die anfängliche Entschlusskraft ganz dahin und es droht die endgültige Niederlage. Jeder zweite Übergewichtige scheitert deshalb auf halber Strecke, weil seine Kraft nachlässt oder er meint, sich schon auf seinen Lorbeeren ausruhen zu können. An diesem Punkt haben Sie drei Möglichkeiten:

➡ Sie geben die Diät auf. Das wird Sie mit Sicherheit unglücklich machen. Sie werden in ein dunkles Loch fallen und darüber nachdenken, wie Sie sich für Ihre Niederlage rächen können, wodurch es aber nicht besser wird. Schon bald werden Sie wieder zunehmen und am Ende vermutlich mehr wiegen als zu Anfang Ihrer Diät.

➡ Sie gewinnen die Kontrolle zurück und machen Ihre Diät entschlossen weiter, sobald Sie wieder Kraft genug dazu in sich spüren.

➡ Sie fühlen sich zu schwach, um weiter zu kämpfen, sind aber entschlossen, wenigstens alles zu tun, um die Früchte Ihrer bisherigen Anstrengungen zu bewahren. Dann können Sie direkt in die Stabilisierungsphase überwechseln, in der Sie viel mehr essen dürfen als in der Aufbauphase und deren Länge auch leicht festzulegen ist (10 Tage pro verlorenes Kilo Gewicht). Danach wechseln Sie dann in die Phase des endgültigen Gewichtserhalts, in der Sie an sechs Tagen der Woche essen dürfen, was Sie wollen, und

nur einen einzigen Proteintag pro Woche einhalten müssen.

Wie lange dauert die Aufbauphase?

Von allen Phasen meiner Diät ist die Aufbauphase diejenige, in der Sie ganz besonders strategisch vorgehen müssen. Schließlich sollen Sie an deren Ende endgültig Ihr Wunschgewicht erreicht haben. Nach den raschen Erfolgen der Angriffsphase müssen Sie sich nun auf einen längeren Abnutzungskrieg einstellen. Dafür werden Sie danach aber auch dauerhaft Frieden haben.

Ein starkes Übergewicht von ungefähr 20 Kilogramm lässt sich in dieser Phase in 20 Wochen abbauen, also in etwas weniger als fünf Monaten – vorausgesetzt, es liegen keine besonderen Schwierigkeiten vor. Das können sein:

• Mangel an Willenskraft und geringe Motivation

• ererbte Neigung zu Fettleibigkeit und entsprechende körperliche Veranlagung,

• zahlreiche vorhergegangene, falsch gewählte, falsch gemachte oder abgebrochene Diäten

• bei Frauen: die Pubertät, in der die Periode wegen hormoneller Umstellungen starken Schwankungen unterworfen ist; die Zeit nach der Schwangerschaft und, vor allem, die Zeit zu Beginn und während der Menopause

Wenn einer dieser Punkte auf Sie zutrifft, kann es sein, dass Sie eine Zeit lang nicht mehr abnehmen. Um den Abnahmeprozess dann wieder in Schwung zu bringen, müssen Sie zu besonderen Maßnahmen greifen. Selbst dann kommt es aber nur selten vor, dass der Schwung der Angriffsphase in der Aufbauphase vollkommen verloren geht. In den ersten zwei bis drei Wochen dieser Phase wird aber auch dann meist eine Abnahme von vier bis fünf Kilogramm erreicht, wenn es gelingt, den ständig lauernden kleinen Versuchungen zu widerstehen. Danach kann es allerdings schwer werden, weiter abzunehmen.

Frauen mit ererbter Veranlagung zu Übergewicht nehmen dann ein paar Wochen lang eventuell gar nicht ab. Wenn sie die Diät trotzdem streng weitermachen, beträgt ihre durchschnittliche Abnahme in den nächsten zwei oder drei Monaten aber schon bald wieder ein knappes Kilogramm pro Woche. Zusammengerechnet mit den Gewichtsverlusten in der ersten Zeit der Aufbauphase ergibt das eine Gesamtabnahme von ungefähr 15 Kilogramm in dieser Zeit. Danach wird der monatliche Gewichtsverlust allerdings noch weiter zurückgehen bis auf ungefähr 1,5 bis 2 Kilogramm pro Monat. Da stellt sich dann schon die Frage: Lohnt es sich überhaupt weiterzumachen? Um das bisher Erreichte nicht zu gefährden, rate ich allen, die mit solchen besonderen Schwierigkeiten zu kämpfen haben, zur endgültigen Aufgabe der Diät. Fortgesetzt werden sollte sie dann nur bei Diabetes, oder

starker, nicht operabler Arthrose oder wenn ein anderer zwingender persönlicher Grund zum Weitermachen vorliegt. Ansonsten ist es besser, sich über das bisher Erreichte zu freuen und es dauerhaft zu erhalten. Schließlich können Sie das Ziel, das sie sich ursprünglich gesteckt haben, auch später erneut in Angriff nehmen, wenn die Situation für Sie günstiger ist und Ihr Organismus sich wieder beruhigt hat. Ihre Bilanz kann sich trotzdem sehen lassen: 15 Kilogramm in vier Monaten Aufbauphase!

Sollten Sie zu den Menschen mit schwacher Motivation und fehlender Willensstärke gehören, werden Sie es in dieser Phase schwer haben. Auch Sie werden zunächst vier bis fünf Kilogramm abnehmen. Wenn es Ihnen gelingt, den zahllosen Versuchungen zu widerstehen, Ihr Arzt Ihnen eine echte Hilfe ist und Ihre Umgebung sie kräftig bei Ihren Anstrengungen unterstützt, können Sie in fünf Wochen mit einer Abnahme von fünf Kilogramm rechnen. Danach sollten Sie unbedingt noch die Stabilisierungsphase durchstehen, Ihr restliches Leben lang einen Proteintag pro Woche einhalten und natürlich die zusätzlichen Regeln beachten, die ich für die vierte Phase meiner Diät aufgestellt habe. Nach einer Aufbauphase von zweieinhalb Monaten können Sie sich dann immerhin über eine Abnahme von zehn Kilogramm freuen.

Mit der höchsten Abnahme können alle rechnen, die bereits mehrere gescheiterte oder falsch gemachte Diäten hinter sich haben. Sie nehmen schon in der Angriffsphase stark ab. Dazu kommen in den ersten drei Wochen der Aufbauphase weitere drei Kilogramm. Nach sechs Monaten Aufbauphase haben Sie schließlich insgesamt 20 Kilogramm abgenommen, sofern Sie sich immer streng an die Regeln meines Diätprogramms gehalten haben.

Wer schon mehrere gescheiterte Diäten hinter sich hat, kann also fast dieselben Ergebnisse erzielen wie ganz normale Übergewichtige, denn er ist nur an den Tagen, an denen Proteine plus Gemüse erlaubt sind, immun gegen weiteres Abnehmen.

Grundsätzlich gilt, dass Sie die Dukan-Diät auch nach einer Unterbrechung erneut aufnehmen können, ohne deshalb befürchten zu müssen, danach gar nicht mehr abzunehmen. Dies liegt an dem für meine Diät charakteristischen Wechsel von ausschließlichen Proteintagen und Tagen, an denen zusätzlich zu proteinreichen Lebensmitteln Gemüse erlaubt ist.

Zu Beginn und während der Menopause sind Frauen ganz besonders von Übergewicht bedroht – umso mehr, wenn sie bereits vorher leicht übergewichtig waren. Bei manchen Frauen dauert diese Lebensphase fast zehn Jahre. Meistens beginnt sie mit ungefähr 42 und endet mit 52. Entweder schüttet der Körper dann zu viele Hormone aus oder zu unregelmäßig. Oft endet sie mit heftigen Hitzewallun-

gen. So paradox es scheinen mag: Gerade Frauen, die stark unter diesen Symptomen leiden, kämpfen oft besonders entschlossen gegen ihr Übergewicht. Ich zolle dem großen Respekt, denn der Organismus von Frauen in der Menopause leistet viel mehr Widerstand gegen das Abnehmen, als das bei Frauen in anderen Lebensphasen der Fall ist. Deshalb sollten sie, bevor sie meine Diät beginnen, erst ihren Gynäkologen und Hausarzt fragen, ob er ihnen dazu rät, und sich zunächst einen Hormonspiegel machen lassen.

Auf jeden Fall kann man aber auch während der Menopause abnehmen! Manchmal ist es allerdings besser, zunächst eine Hormontherapie zu machen, die zwischen einem halben und einem Jahr dauern kann. Sie beginnt mit leichten Hormongaben, die gesteigert werden, bis die richtige Menge erreicht ist. Wenn sich der Hormonhaushalt wieder eingependelt hat, wird das Abnehmen auch wieder möglich.

Ohne Hormontherapie kann es in solchen Fällen aber bis zu einem Jahr dauern, bis trotz Diät endlich zwanzig Kilogramm Abnahme erreicht werden. Bei guter hormoneller Einstellung und Behandlung mit natürlichen Hormonen sowie, falls nötig, auch Anti-Aldosteron, das die Wasserausscheidung und den Abbau von Wasser im Gewebe anregt, lässt sich dagegen in sechs bis sieben Monaten Aufbauphase ein Gewichtsverlust von 20 Kilogramm erreichen.

DIE AUFBAUPHASE – DAS WICHTIGSTE IN KÜRZE

➡ Die Aufbauphase dauert so lange, bis Sie Ihr Wunschgewicht erreicht haben!

➡ Sie dürfen weiterhin **alle in der Angriffsphase erlaubten Lebensmittel** essen!

➡ Außerdem dürfen Sie in dieser Phase folgende **rohen oder gekochten Gemüse** in beliebiger Menge und Kombination und zu jeder gewünschten Tageszeit essen: Tomaten, Gurken, Radieschen, Spinat, Spargel, Lauch, grüne Bohnen, Kohl, Pilze, Sellerie, Fenchel, alle Salatsorten einschließlich Endivien, Auberginen, Zucchini, Paprika, Artischocken, Brokkoli, Palmenherzen, Feldsalat, Zwiebeln, Kürbis, Rhabarber und sogar Karotten und Rote Bete, sofern Sie sie nicht zu jeder Mahlzeit essen.

➡ Während der Aufbauphase sollen Sie sich so lange **abwechselnd von Proteinen und Gemüse und ausschließlich von Proteinen ernähren**, bis Sie ihr Wunschgewicht erreicht haben.

➡ Sie müssen außerdem zwei Esslöffel Haferkleie zu sich nehmen.

➡ Gehen Sie täglich 30 Minuten!

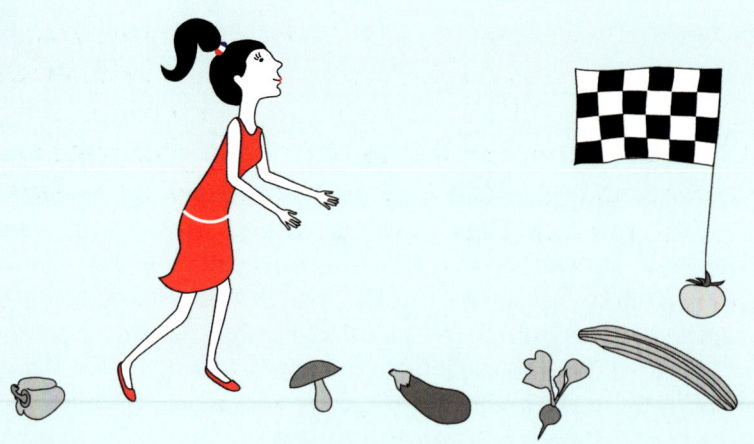

ACHTUNG!

Wenn Sie jetzt Ihr Wunschgewicht erreicht haben, gratuliere ich Ihnen von Herzen. Nun stehen Sie an einer entscheidenden Schwelle. Meine jahrelang geführten Statistiken sagen mir, dass an diesem Punkt folgender Hinweis nötig ist:

→ 50 Prozent meiner Leserinnen und Leser halten sich nun für geheilt und die Diät für beendet. Ihr Wunschgewicht werden Sie aber nur dann dauerhaft erhalten, wenn Sie weitermachen. Alle – ohne Ausnahme –, die an dieser Stelle ungeduldig werden und aufgeben, nehmen später wieder zu oder fallen zurück in ihr altes, undiszipliniertes Essverhalten. Am Ende steht dann regelmäßig die endgültige Niederlage. Ich habe Sie also gewarnt.

→ Die anderen 50 Prozent bleiben an diesem Punkt nicht stehen und folgen mir in die dritte, die Stabilisierungsphase. 85 Prozent von ihnen halten sie bis zum Ende durch. Ihr Gewicht ist dann zwar konsolidiert, aber das reicht leider immer noch nicht.

→ **Nur wenn Sie bis zur vierten und letzten Phase meiner Diät durchhalten, sind Sie wirklich von Ihrem Übergewicht „geheilt".**

Ich hoffe von ganzem Herzen, dass Sie zu denen gehören, die hier nicht aufhören, sondern mit mir gemeinsam unser Abnahmeprojekt bis zum Ende durchstehen. Ich möchte Ihnen doch mehr bieten als die vielen Diäten, die in den letzten Jahrzehnten auf den Markt gekommen sind. Nachdem ich Sie in die Wüste geführt habe, will ich Sie nicht alleine vor den Toren der Oase zurücklassen.

Die Stabilisierungsphase zum Erhalt des Wunschgewichts – unerlässliche Übergangsphase

Jetzt haben Sie entweder Ihr Ideal-gewicht oder zumindest das zu Beginn meiner Diät angestrebte Gewicht. Viel-leicht haben Sie bisher nur einen halben Sieg gegen Ihr Übergewicht errungen, aber gelernt, das Erreichte zu akzeptie-ren, weil der Preis für einen vollen Sieg zu hoch wäre.

Nach einem harten Kampf haben Sie nun endlich den verdienten Lohn für Ihre An-strengungen erhalten. Von nun an werden Sie weniger Feinde zu bekämpfen haben. Vor Ihnen liegen aber immer noch die Mühen der Ebene. Nur wenn Sie von nun ab die wenigen Regeln einhalten, die ich Ihnen mit auf den Weg gebe, werden Sie Ihr frisch erworbenes Gewicht bewahren. Begraben Sie also die Illusion, Sie hät-ten von jetzt an keine Gewichtsprobleme mehr und könnten zu Ihren alten Ess-gewohnheiten zurückkehren. Das wäre katastrophal! Die gleichen Ursachen ha-ben immer wieder die gleichen Wirkun-gen! Wenn Sie meine weiteren Diätregeln nicht konsequent einhalten, werden Sie über kurz oder lang wieder so dick sein wie früher. Aber Sie haben ja bereits eine große Strecke der Reise hinter sich. Ab jetzt wird es leichter – versprochen!

Ihr früheres Übergewicht war kein Zufall, besonders wenn es sehr hoch war. Gleich-gültig, ob Ihre Gene oder falsches Ess-verhalten daran schuld waren, es ist jetzt in Ihrem Gehirn aufgezeichnet wie auf der Festplatte eines Computers und nicht mehr zu löschen. Deshalb müssen Sie von nun an dagegen kämpfen, dass Ihr Gehirn wieder von dieser alten Information ge-steuert wird und Sie wieder zunehmen.

Wic Sic das verhindern können, sage ich Ihnen in dem Kapitel, in dem ich die vierte Phase meiner Diät behandle, in der es um den lebenslangen Erhalt Ihres neu erworbenen Gewichts gehen wird (siehe Seite 97).

Noch sind Sie aber nicht so weit, denn noch leidet Ihr Organismus unter den An-griffen, die er in den vergangenen Diät-monaten hinnehmen musste. Noch sind Sie besonders stark von neuem Über-gewicht bedroht, weil Ihr Körper jetzt mit allen Mitteln versucht, sich gegen die Plünderung seiner Reserven zu wehren.

Deshalb müssen Sie jetzt vor allem mit ihm Frieden schließen. Er lauert nur darauf, seine Reserven wieder auffüllen zu können. Dies zu verhindern, ist das Ziel der Stabilisierungsphase. Erst nach deren erfolgreicher Beendigung werden sich Ihnen die Tore zu dem Reich öffnen, von dem jeder Übergewichtige träumt. Erst dann werden Sie keine Gewichts-probleme mehr haben, vorausgesetzt Sie halten sich an die wenigen Regeln, die ich für den einen wöchentlichen Sicherheits-tag, den Sie für den Rest Ihres Lebens einhalten müssen, aufgestellt habe. Dar-über mehr in dem Kapitel über die vierte und letzte Phase meiner Diät.

Zunächst möchte ich Ihnen aber erklären, warum Ihr Körper momentan so erschöpft und vom Jo-Jo-Effekt bedroht ist. Sie werden dann besser verstehen, warum Sie jetzt noch nicht sofort in die letzte Phase der endgültigen Gewichtsstabilisierung wechseln können.

Nach diesen kurzen, aber wichtigen theoretischen Erläuterungen zähle ich Ihnen dann im Detail alle neuen Lebensmittel, die Sie in der Stabilisierungsphase essen dürfen, auf und erkläre Ihnen auch, wie lange sie dauert.

Der Jo-Jo-Effekt

Unser Organismus hat verschiedene Methoden entwickelt, wie er sich verlorene Pfunde zurückerobern kann. Wenn man seinem Körper über die Ernährung mehr Kalorien zuführt, als er an Energie verbraucht, speichert er die momentan nicht benötigten Kalorien für spätere Zeiten, in denen ihm einmal nicht genug Nahrung zur Verfügung stehen könnte. Diese einfache Energiesparmaßnahme der Natur ist sehr effizient, weil aus neun Kalorien ein Gramm Fett hergestellt wird. Früher waren die heute oft so störenden Fettreserven ein kostbares Gut, das in harten Zeiten das Überleben der Menschen sicherte. Obwohl uns heute praktisch ständig ausreichend Nahrung zur Verfügung steht, lässt sich an diesen in grauer Vorzeit entstandenen biologischen Mechanismen nun nichts mehr ändern. Unser Körper hat drei Möglichkeiten, die

verlorenen Fettreserven so bald wie möglich zurückzuerobern:

➡ Erstens reagiert er mit einem Hungergefühl, das umso stärker ist, je mehr Nahrung ihm verweigert wurde. Lange Diäten, besonders solche, bei denen man nur Nahrung in Pulverform essen soll, können Heißhungerattacken auslösen, sogar bulimische Fressanfälle.

➡ Zweitens versucht er, weniger Energie zu verbrauchen, so wie Menschen, deren Gehalt gekürzt wird, anfangen zu sparen. Während einer Diät hält der Organismus sozusagen Winterschlaf, um sich an die Reduzierung der Energiezufuhr anzupassen. Weil er seine „Heizkosten" senkt, sind viele Menschen in dieser Zeit besonders kälteempfindlich und werden auch schneller müde als gewöhnlich. Sie vermeiden größere Anstrengungen und verrichten alle unumgänglichen Arbeiten besonders langsam, fast wie in Zeitlupe. Auch ihr Bedürfnis nach Ruhe wächst, da der Körper im Schlaf weniger Energie verbraucht. Jede Diät hat auch Auswirkungen auf das Gedächtnis und das Denken, denn das verbraucht viel Energie. Selbst Haare und Fingernägel wachsen dann langsamer.

➡ Die dritte Reaktion des Körpers auf die verminderte Energiezufuhr ist für alle, die abnehmen oder ihr Gewicht halten wollen, am gefährlichsten: Sie besteht in der maximalen Verwertung der zugeführten Kalorien. In normalen Zeiten kann er 100 Kalorien aus einer Scheibe

Brot verwerten; nach einer längeren Diät sind es 120 bis 130 Kalorien – Ähnliches gilt für alle Nahrungsmittel. Gesteigertes Hungergefühl, reduzierter Energieverbrauch und maximale Nahrungsverwertung machen Menschen, die gerade ein starkes Übergewicht abgebaut haben, zu Kalorien aufsaugenden Schwämmen. Leider fällt diese schwierige Phase genau mit der Zeit zusammen, in der viele ihre Diät absetzen, weil sie mit den erreichten Resultaten zufrieden sind und meinen, sie könnten es sich nun leisten, ihre alten Essgewohnheiten wieder aufzunehmen. Aus diesen Gründen dürfen sie sich aber gerade dann nicht wundern, wenn sie rasch wieder zunehmen.

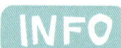

Der Jo-Jo-Effekt

Gerade nach einer langen, diszipliniert eingehaltenen Diät ist Ihr Körper auf maximale Nahrungsverwertung eingestellt. Dann müssen Sie besonders aufpassen, dass Sie Ihr endlich erreichtes Wunschgewicht nicht sofort wieder verlieren. Man nennt dieses Phänomen den Jo-Jo-Effekt, weil das Gewicht dann wie das gleichnamige Kinderspielzeug wieder nach oben schnellt, sobald es am tiefsten Punkt angekommen ist.

Wie lange dauert die gefährliche Phase?

Um eine entsprechende Verteidigungsstrategie entwickeln zu können, sollte man zunächst wissen, wie lange diese Phase dauert. Nach meinen langjährigen Beobachtungen dauert diese gefährliche Zeit ungefähr zehn Tage pro verlorenes Kilogramm Gewicht. Bei drei Kilogramm Gewichtsabnahme sind das dreißig Tage, also ein Monat, bei zehn Kilogramm hundert Tage.

Leider kennen die wenigsten Menschen dieses gefährliche Phänomen. Wenn man aber weiß, wie lange Gefahr droht, kann man diese Übergangsphase beträchtlich besser durchstehen und leidet erheblich weniger unter den Anstrengungen, die zur Verhinderung des Jo-Jo-Effekts nötig sind.

Machen Sie sich keine Sorgen! Nach dieser Phase sind Sie endlich in der lebenslangen Phase der endgültigen Gewichtsstabilisierung, in der Sie an sechs Tagen der Woche essen dürfen, was Sie wollen, und nur einen einzigen Proteintag pro Woche einhalten müssen, abgesehen von zwei ganz einfach zu befolgenden Vorschriften.

Ich habe eine spezielle Diät zur Verhinderung des Jo-Jo-Effekts ausgearbeitet, damit Sie Ihr Gewicht in dieser schwierigen Phase stabil halten können. Abnehmen müssen Sie ab diesem Zeitpunkt nicht länger, aber Sie dürfen trotzdem noch nicht alles essen.

Welches Gewicht kann ich dauerhaft halten?

Diese Frage ist nicht einfach zu beantworten. Viele, die zu Beginn ihrer Diät überzeugt davon waren, dass sie ihr Wunschgewicht später langfristig halten würden, sind schon bald enttäuscht worden. Viele sind in diesem Punkt auch schlicht ratlos. Ich habe leider zahlreiche gescheiterte Diäten miterlebt und weiß heute, dass die Hauptursache hierfür fast immer ein unrealistisches Wunschgewicht ist.

Die zahlreichen abstrakten Formeln, mit denen das Idealgewicht je nach Größe, Alter, Geschlecht und Knochenbau definiert wird, sind zwar alle theoretisch richtig, ich stehe ihnen aber trotzdem eher skeptisch gegenüber, denn ihre Berechnungsgrundlage sind statistische Individuen, keine echten Menschen. Außerdem berücksichtigen sie den Faktor der Veranlagung zum Dickwerden nicht.

Ich ziehe es deshalb vor, dieses theoretisch ermittelte Idealgewicht durch die Vorstellung vom individuell haltbaren Gewicht zu ersetzen, denn nicht jeder Mensch kann jedes Gewicht dauerhaft halten.

Um das für einen bestimmten Menschen wirklich haltbare Gewicht zu ermitteln, sollte man ihn zunächst selbst fragen, welches Gewicht er für sich als erreichbar und dauerhaft haltbar empfindet und bei welchem Gewicht er sich wohlfühlt.

Jeder Übergewichtige hat mindestens einmal in seinem Leben Erfahrungen mit dem Abnehmen gemacht und weiß deshalb, bis zu welchem Gewicht er leicht abnimmt und ab wann es für ihn schwierig wird. Er weiß auch, welches Idealgewicht für ihn illusorisch ist, auch wenn er die Gründe dafür nicht kennt.

Ein Idealgewicht anzustreben, von dem er sowieso weiß, dass er es langfristig trotz aller Anstrengungen nie wird halten können, hat für ihn deshalb gar keinen Sinn. Die dazu nötigen Anstrengungen würde er auf Dauer sowieso nicht durchhalten. Anstatt meinen Patienten zu raten, ein angeblich normales, abstraktes Idealgewicht anzustreben, lege ich viel größeren Wert darauf, dass sie sich nach meiner Diät wohlfühlen. Menschen mit Veranlagung zum Übergewicht sind nicht normal. Das ist nicht abwertend gemeint. Ich sage das nur, um klarzustellen, dass es für sie sinnlos und frustrierend wäre, ein abstraktes Idealgewicht anzustreben, das gegen ihre Natur und ihre Veranlagung wäre. Vielmehr sollten sie ein Gewicht anstreben, mit dem sie sich wohlfühlen und normal leben können.

Jeder Übergewichtige sollte sein bisheriges Höchst- und Niedrigstgewicht kennen. Sein Höchstgewicht hat sich nämlich endgültig in seinen Körper eingeschrieben, gleichgültig wie lange er es hatte, und daran wird sich für den Rest seines Lebens nichts ändern. So wird zum Beispiel eine 1,60 Meter große Frau, die an einem einzigen Tag ihres bisherigen Lebens 100 Kilogramm gewogen hat, ihr ganzes zukünftiges Leben lang niemals ein Gewicht von 52 Kilogramm halten können, von dem manche Gewichtstabellen behaupten, es sei ihr Idealgewicht. Das Höchstgewicht von 100 Kilogramm hat sich in das biologische Gedächtnis ihres Körpers eingeschrieben, das es nie vergessen wird. Wenn sie sich bei einem Gewicht von 70 Kilo wohl in ihrer Haut fühlt, wäre es viel klüger, ihr zu raten, dieses als ihr Idealgewicht anzustreben.

An dieser Stelle möchte ich auch noch mit einer weiteren Irrlehre aufräumen. Die meisten Menschen mit leichtem oder starkem Übergewicht glauben, sie könnten das von ihnen angestrebte Endgewicht besser halten, wenn sie zunächst ein oder zwei Kilo mehr abnehmen als nötig, um sich auf diese Weise ein oder zwei Kilo Spielraum zu verschaffen.

Es ist aber ein großer Fehler, ein Gewicht von 60 Kilogramm anzustreben, wenn das gewünschte Endgewicht 70 Kilogramm beträgt. Die dadurch vergeudete Willenskraft wird Ihnen später, wenn es darum geht, Ihr Wunschgewicht zu halten, schmerzhaft fehlen. Ganz abgesehen davon, dass der Körper umso heftiger versucht, seine Reserven wieder aufzufüllen, wenn ihm zuvor in kurzer Zeit sehr viele geraubt wurden.

Das von Ihnen angestrebte Endgewicht sollte deshalb für Sie sowohl erreichbar als auch haltbar sein. Es sollte so hoch sein, dass Sie es erreichen können, ohne auf halbem Weg zu straucheln. Und so niedrig, dass sein Erreichen Sie stolz macht und Sie entschlossen dafür kämpfen, es zu erhalten, weil Sie sich damit wohlfühlen.

Dieses Gewicht bezeichne ich als das Richtige Gewicht. Es sollte nicht mit dem Body-Mass-Index (BMI; siehe Seite 190) verwechselt werden. Mit ihm kann man das statistische Risikopotential einer Bevölkerung zu Übergewicht ermitteln, aber niemals ein persönliches Idealgewicht.

Wie finde ich mein Richtiges Gewicht heraus?

Das Richtige Gewicht ist schon von der Definition des Begriffs her ein persönliches Gewicht. Um es zu ermitteln, muss man Geschlecht und Alter des jeweiligen Menschen kennen. Frauen sind ja anders gebaut als Männer und haben auch andere Ansprüche an Schlankheit. Auch das Alter wirkt sich bei beiden Geschlechtern unterschiedlich auf das Gewicht aus. Bei Frauen steigt das Normalgewicht bekanntlich alle zehn Jahre um 800 Gramm, bei Männern um 1200 Gramm. Außerdem haben Männer und Frauen mit zwanzig andere Bedürfnisse und Möglichkeiten, ein bestimmtes Gewicht zu erreichen, als mit fünfzig. Auch der Erbfaktor ist dabei nicht unwichtig. Von einer Frau, in deren Familie viele übergewichtig sind, sollte man nicht verlangen, dasselbe Normalgewicht anzustreben wie eine Frau, in deren Familie alle schlank sind. Die individuelle Lebensgeschichte der jeweiligen

Patientin spielt ebenfalls eine große Rolle. Wann begannen ihre Essprobleme? Wie verlief ihre Kindheit? Wie die Jahre ihrer Pubertät? Wann hat sie begonnen, die Pille zu nehmen? Wie viele Schwangerschaften hat sie hinter sich? Ist sie bereits in der Menopause, und seit wann? Steht sie zur Zeit unter großem Stress? Litt sie bereits unter Depressionen? Nimmt sie Medikamente? Jeder Fall ist anders, und alle Antworten müssen bei der Bestimmung des Richtigen Gewichts einbezogen werden. Außerdem muss die „Gewichtsspanne" berücksichtigt werden. Sie entspricht dem Unterschied zwischen dem nach Vollendung des zwanzigsten Lebensjahres jemals erreichten Mindestgewicht und dem, abgesehen von Schwangerschaften, jemals erreichten Höchstgewicht. Diese Gewichtsspannweite hat sich nämlich, wie bereits erwähnt, in das biologische Gedächtnis ihres Körpers eingeschrieben und sich in ihm festgesetzt. Wichtig ist es auch zu wissen, ob sie bereits eine oder mehrere Diäten angefangen und aufgegeben hat, denn von vielen Diäten erholt sich der Körper niemals vollständig, weil sie gegen seine Natur sind und in ihm „körperliche" Ängste ausgelöst haben. Dazu gehören vor allem Diäten mit Nahrungsersatz in Pulverform, die der natürlichen Form menschlicher Ernährung aufs Äußerste widersprechen. Zwar kann der Mensch sich über einen kurzen Zeitraum ausschließlich davon ernähren und

wird dann auch abnehmen, aber er ist nicht darauf programmiert, längere Zeit nur Pulver zu sich zu nehmen. Meist entwickelt er dann eine Aversion gegen solche Diäten, die ihn immun machen gegen spätere mit natürlichen Lebensmitteln arbeitende Diäten. Vollkommenes Fasten, bei dem man ausschließlich Wasser trinken darf, ist zwar für die Muskeln, in denen die überlebenswichtigen Proteine sitzen, eine Katastrophe, dennoch ist es viel natürlicher als eine Ernährung durch Pulver. Auch ein Raubtier muss ja manchmal fasten, weil es tagelang keine Beute findet oder erlegen kann.

Um einen sinnvollen Marschplan für eine Diät zu entwickeln, muss man also zahlreiche Faktoren berücksichtigen. Allein mit Papier und Bleistift können Sie Ihr Richtiges Gewicht nicht bestimmen.

Ich rate Ihnen deshalb, auf die Internetseite www.dukandiaet.com zu gehen. Auf ihr finden Sie einen kostenlosen Fragebogen mit elf Fragen. Wenn Sie diesen ausgefüllt haben, kennen Sie Ihr Richtiges Gewicht und haben Ihre Chancen stark erhöht, Ihr Idealgewicht zu erreichen und langfristig zu halten.

Tägliche Diät in der Stabilisierungsphase

Der letzte Tag der Aufbauphase liegt jetzt hinter Ihnen. Zum ersten Mal konnten Sie Ihr Wunschgewicht ganz konkret auf der Waage ablesen.

Wie viele andere möchten Sie jetzt vermutlich sofort weitermachen, um Ihren momentanen Schwung auszunützen und sich für später ein Sicherheitspolster zu schaffen.

Tun Sie das nicht!

Die Würfel sind gefallen. Sie wollten dieses Gewicht erreichen, und jetzt haben Sie es. Von nun an sollten Sie alle Kräfte darauf konzentrieren, es zu erhalten. Das ist keine Kleinigkeit. Die Hälfte aller Menschen, die eine Diät machen, scheitert in den ersten drei Monaten nach Erreichen des Wunschgewichts bzw. ihres Richtigen Gewichts.

INFO

DAUER DER STABILISIERUNGSPHASE

Die Länge der Stabilisierungsphase hängt vom Gewichtsverlust ab. Pro Kilogramm verlorenes Gewicht rechne ich zehn Tage Diät.

Wenn Sie gerade zwanzig Kilo abgenommen haben, beträgt sie also zwanzig mal zehn Tage, das heißt zweihundert Tage oder sechs Monate und zwanzig Tage.

Bei zehn Kilo sind es hundert Tage. Wie lange sie in Ihrem Fall dauert, können Sie also ganz leicht selbst errechnen.

Damit habe ich Ihnen hoffentlich hinreichend klargemacht, wie wichtig die Stabilisierungsphase ist. Nach der langen Zeit der Entbehrungen und Anstrengungen brauchen Sie jetzt eine Ruhepause, denn Sie sind schwach wie ein Taucher, der gerade aus großer Tiefe aufgetaucht ist.

Während der Stabilisierungsphase, in der es um den Erhalt Ihres jetzt erreichten Gewichts geht, dürfen Sie alle im Folgenden aufgeführten Lebensmittel in beliebiger Menge essen:

Proteine und Gemüse

Diese beiden Lebensmittelgruppen kennen Sie ja bereits gut aus der nun hinter Ihnen liegenden Aufbauphase. Von jetzt an sind beide immer erlaubt – in beliebiger Menge und in der Kombination, in der sie Ihnen am besten schmecken. Eine ausführliche Liste dieser Lebensmittel finden Sie in den Kapiteln über die Angriffsphase und die alternative Proteindiät während der Aufbauphase – hier noch einmal kurz im Überblick:

- Mageres Fleisch, die magersten Stücke vom Rind und vom Kalb
- Fische und Meeresfrüchte
- Geflügel ohne Haut, ausgenommen Ente und Gans
- Eier
- pflanzliche Proteine
- magere Milchprodukte
- zwei Liter Wasser täglich
- grünes Gemüse und Rohkost

Zusätzlich wird Ihr Speiseplan von nun an durch neue Lebensmittel bereichert, die in den angegebenen Mengen erlaubt sind und auf die Sie sicherlich sehnsüchtig gewartet haben:

Eine Portion Obst täglich

Obst gilt ja als das gesunde Lebensmittel schlechthin. Zum Teil stimmt das auch. Obst ist ein echtes Naturprodukt und enthält keine Gifte. Außerdem ist es die beste bekannte Quelle für Vitamin C und Karotin. Diese beiden unleugbaren Vorteile werden aber von Zivilisationsskeptikern zu sehr glorifiziert, die oft unkritisch die geradezu magischen Kräfte von Vitaminen beschwören, weil sie in ihr Konzept der angeblich nötigen Rückkehr zur Natur passen.

Aber nicht alles, was natürlich ist, ist auch gesund. Auch sind Vitamine nicht so unverzichtbar, wie es uns eine aus Amerika kommende Mode weismachen will. Tatsächlich sind Früchte die einzigen natürlichen Lebensmittel, die die vom Körper schnell verwertbaren Zucker schon im Naturzustand enthalten.

Honig ist eigentlich ein den Bienen gestohlenes zuckerhaltiges Ausscheidungsprodukt, eine Art Wachstumsmilch für junge Bienen, die der Mensch den Bienen wegen seines guten Geschmacks raubt.

Weißer Haushaltszucker ist ein künstliches Lebensmittel, das industriell aus Zuckerrohr oder chemisch aus der Zuckerrübe gewonnen wird.

Nur sehr selten wachsen Früchte wild. Lange Zeit waren sie nur eine unbedeutende, aber wohlschmeckende, farbige Zusatzkost für den Menschen. Erst seit bestimmte Obstsorten intensiv angebaut werden, ist Obst überall in Läden und Supermärkten erhältlich. Die meisten süßen Obstsorten wie Orangen, Bananen und Mangos werden aus fernen exotischen Ländern importiert und spielen erst seit kurzer Zeit eine größere Rolle in unserer Ernährung. Möglicherweise ist das auch die Erklärung für die oft schweren, manchmal sogar tödlichen Allergien, die immer wieder nach dem Genuss exotischer Früchte wie Kiwis oder Erdnüsse auftreten.

Obst ist also nicht der Prototyp einer gesunden und natürlichen Ernährung. In großen Mengen genossen kann es sich sogar als gefährlich erweisen, besonders für Diabetiker und Übergewichtige, die oft außerhalb der Mahlzeiten zu viel Obst essen.

Ab jetzt dürfen Sie dennoch jedes Obst essen, außer Bananen, Weintrauben, Kirschen, Nüssen und Trockenfrüchten, aber bitte nur eine Portion täglich.

Wie viel ist eine Portion?

Bei Äpfeln, Birnen, Orangen, Pampelmusen, Pfirsichen und Nektarinen entspricht eine Portion einer mittelgroßen Frucht, bei kleineren Früchten wie Erdbeeren oder Himbeeren einer Tasse und bei größeren wie Honig- oder Wassermelonen einer großen Scheibe. Zwei Kiwis oder zwei Aprikosen, eine kleine oder eine halbe große Mango sind ebenfalls eine Portion.

Von allen genannten Obstsorten ist von jetzt an eine Portion pro Tag erlaubt. Nicht eine Portion pro Mahlzeit! Für besonders empfehlenswert halte ich Äpfel, die durch ihren hohen Pektingehalt sehr gut für die schlanke Linie sind. Erdbeeren und Himbeeren empfehle ich wegen ihres geringen Kaloriengehalts und ihres ästhetischen Äußeren. Wasser- und andere Melonen sind gut, weil sie viel Wasser und wenig Kalorien enthalten. Aber Sie sollten wirklich nur eine Portion davon essen. Gegen Pampelmusen, Kiwis, Pfirsiche, Nektarinen und Mangos ist im Prinzip nichts einzuwenden, aber ganz oben auf meiner Empfehlungsliste stehen sie nicht.

Täglich zwei Scheiben Vollkornbrot

Wer zu Übergewicht neigt, sollte eigentlich gar kein Weißbrot essen. Weil das Weizenkorn vor seiner Verarbeitung von seiner natürlichen Randschicht befreit wird, ist das weiße Mehl ein unnatürliches, ungesundes Lebensmittel. Dieses Mehl wird zu schnell und zu vollständig vom Blut aufgenommen.

Beim ebenfalls sehr gut schmeckenden Vollkornmehl hat man dem Korn dagegen seine Randschicht gelassen. Sein natürlicher Kleieanteil macht es zu einem wichtigen Verbündeten Abnahmewilliger bei einer Diät, weil unser Organismus Kleie wegen ihres Reichtums an Ballaststoffen nicht so leicht zersetzen und verwerten kann wie weißes Mehl, das keine Kleie mehr enthält. Weizenkleie beschleunigt den Durchgang des Speisebrei durch den Darm und bildet im Dünndarm eine Schutzschicht zwischen der Darmwand und den gefährlichen Abfallstoffen, die sich dort in konzentrierter Form befinden. Achtung: Verwechseln Sie Weizenkleie nicht mit Haferkleie! Die in Vollkornbrot enthaltene Weizenkleie ist ein unlöslicher Ballaststoff, während Haferkleie sehr leicht löslich ist und deshalb im Magen aufquillt und dort ein Sättigungsgefühl hervorruft. Außerdem besitzt Haferkleie die positive Eigenschaft, Nährstoffe und Kalorien im Darm zu binden, sodass sie mit dem Stuhl ausgeschieden werden. In der Stabilisierungsphase sind nur zwei Scheiben Vollkornbrot pro Tag erlaubt, denn Sie müssen noch immer aufpassen, nicht wieder zuzunehmen. Erst später in der Phase der dauerhaften Gewichtsstabilisierung dürfen Sie so viel Brot essen, wie Sie wollen, aber auch dann nur Vollkornbrot oder mit Kleie angereichertes Brot.

Wenn Sie gerne Brot zum Frühstück essen, dürfen Sie sich Ihre ab sofort erlaubten zwei Scheiben Vollkornbrot leicht mit fettarmer Butter bestreichen. Aber auch mittags oder abends schmecken sie, mit kaltem Fleisch, Schinken oder Käse belegt, sehr gut.

Täglich eine Portion Käse

Sie dürfen nun alle Hartkäsesorten essen. Erlaubt sind also Sorten wie Bonbel, Gouda und andere holländischen Käse, Appenzeller, Beaufort, Emmentaler, Mimolette, Parmesan, Pecorino, Tomme de Savoie, Comté etc. Auf Schimmelkäse und fermentierten Käse wie Camembert, Roquefort und Ziegenkäse sollten Sie jetzt noch verzichten.

Erlaubt sind ungefähr 40 Gramm pro Tag. Eigentlich mag ich das Wiegen von Lebensmitteln nicht besonders, aber da Sie jetzt noch in einer nicht ganz ungefährlichen Übergangsphase sind, rate ich Ihnen doch dazu. Es dauert ja nicht lange. 40 Gramm Käse sind eine Standardportion, die den meisten Menschen mit normalem Appetit genügt. Ob Sie sie morgens, mittags oder abends essen, macht keinen Unterschied, aber verteilen Sie diese Portion nicht auf mehrere Mahlzeiten.

Es gibt zwar auch fettreduzierten Käse, aber die meisten Sorten schmecken leider nicht und sind deswegen wenig empfehlenswert. Bald jedoch dürfen Sie wieder alle Käsesorten essen. Üben Sie sich in Geduld! In dem Abschnitt über Festessen werde ich auf sie zurückkommen.

Zwei Portionen stärkehaltige Lebensmittel pro Woche

Alle bisher erlaubten Lebensmittel durften Sie täglich essen, aber die stärkehaltigen, die jetzt an der Reihe sind, gibt es nur wöchentlich. Auch das Festessen ist nur im Wochentakt erlaubt.

Bevor ich näher auf diese beiden Neuerungen im Speiseplan eingehe, teilen Sie Ihre persönliche Stabilisierungsphase, deren Gesamtlänge Sie ja bereits auf der Basis von zehn Tagen pro verlorenes Kilo Gewicht errechnet haben, zunächst in zwei Hälften, eine erste und eine zweite.

In der ersten Hälfte dürfen Sie eine Portion stärkehaltige Lebensmittel pro Woche essen, in der zweiten zwei. Es wäre gefährlich, wenn Sie allzu schnell zuckerreiche Lebensmittel in Ihren Speiseplan aufnehmen würden.

Lange Zeit galt nur die Kartoffel als stärkehaltiges Lebensmittel. Heute bezeichnet man alle Knollengewächse, zu denen die Kartoffel gehört, aber auch alle mehlhaltigen Lebensmittel wie Brot und Teigwaren, ebenso Getreidesorten wie Reis oder Mais, als stärkehaltige Lebensmittel. In der Stabilisierungsphase ist mit diesen Lebensmitteln noch Vorsicht geboten. Sie sind aber nicht alle gleich gefährlich:

➡ Teigwaren aus Hartweizen sind in dieser Phase das geeignetste stärkehaltige Lebensmittel, denn dieser leistet wegen seiner pflanzlichen Struktur der Verdauung viel mehr Widerstand als Weichweizen. Zucker aus Hartweizenprodukten geht langsamer ins Blut über als der aus Weichweizen. Außerdem mögen die meisten Menschen Teigwaren und assoziieren sie nur selten mit Diät, was Übergewichtigen, die sich lange einschränken mussten, natürlich entgegenkommt. Vor allem sättigen sie sehr gut. Ungesund sind sie nur, wenn man sie mit Saucen vermischt, die Butter, Öl oder Sahne enthalten, und zum Schluss auch noch Käse darüberstreut. Das verdoppelt ihren Kaloriengehalt. Die Portionsgröße darf durchaus 220 Gramm betragen. Statt einer fetthaltigen Sauce sollten Sie eine frische Tomatensauce mit Zwiebeln und Gewürzen dazu servieren. Wenn Sie es eilig haben, können Sie auch Tomatenpüree oder gewürfelte Tomaten aus der Dose nehmen. Sie dürfen sogar einen Hauch Parmesan darübergeben.

➡ Couscous-Grieß, Polenta, Bulgur und ganze Weizenkörner (Ebly) sind erlaubt, aber nicht mehr als eine Portion von 200 Gramm zweimal pro Woche. Auch sie werden aus dem ganzen Getreidekorn hergestellt und sind deshalb für die Ernährung ebenso wertvoll wie Teigwaren aus Hartweizen.

Die Zubereitung von Couscous gilt als schwierig und langwierig, doch es geht auch anders: Geben Sie den Couscous-Grieß in eine Schüssel, die nicht aus Metall sein sollte. Gießen Sie so viel Rinderbrühe darüber, bis er bedeckt ist und die Flüssigkeit einen Zentimeter über dem Couscous-Grieß steht. Nun lassen Sie ihn fünf Minuten quellen. Anschließend stellen Sie die Schüssel eine Minute in die Mikrowelle. Nach dem Herausnehmen rühren Sie ihn mit einer Gabel

um, damit sich keine Klumpen bilden, und geben ihn anschließend noch einmal für eine Minute in die Mikrowelle. Fügen Sie kein weiteres Fett hinzu. Das in der Rinderbrühe enthaltene Fett ist ausreichend.

Im Restaurant sollten Sie keinen Couscous essen, weil er dort oft mit reichlich Butter zubereitet wird. Polenta, Bulgur und Ebly-Weizen sind in vergleichbaren Portionen und Zubereitungsarten ebenfalls erlaubt.

➡ Linsen, die ebenfalls Stärke enthalten, sind schon während der Stabilisierungsphase erlaubt. Der in ihnen enthaltene Zucker geht ganz besonders langsam ins Blut über. Leider dauert ihre Zubereitung etwas länger.

Viele mögen sie auch nicht besonders, weil man nach dem Genuss von Linsen zu Blähungen neigt. Allen, die Linsen mögen und gut vertragen, kann ich sie in der Stabilisierungsphase aber nur wärmstens empfehlen. Eine Portion von 220 Gramm ist sehr sättigend. Auch Linsen sollten Sie nicht mit fetthaltigen Zutaten, sondern mit Tomaten, Zwiebeln und Gewürzen zubereiten. Für andere Hülsenfrüchte wie getrock-nete Bohnen, Erbsen und Kichererbsen gilt das Gleiche. Leider mögen viele Menschen sie nicht besonders, da sie als noch schwerer verdaulich als Linsen gelten. Sie haben aber alle einen hohen Ernährungswert und enthalten viel pflanzliches Eiweiß.

➡ Reis und Kartoffeln sind ebenfalls erlaubt. Sie stehen aber ganz am Ende meiner Liste, weil ich sie in der Stabilisierungsphase für nicht allzu empfehlenswert halte. Essen Sie sie nur gelegentlich und halten Sie sich mehr an die oben behandelten stärkehaltigen Lebensmittel.

Wenn Sie Reis essen wollen, verwenden Sie keinen polierten Reis, sondern Vollkornreis, außer Sie speisen in einem japanischen oder chinesischen Restaurant, wo Vollkornreis aber sowieso nicht auf der Karte stehen wird. Auch Reis sollten Sie nicht mit fetthaltigen Zutaten zubereiten. Geschmacklich sind Basmatireis, Wildreis oder der wegen seiner Ballaststoffe schwer verdauliche Vollkornreis am besten. Bei poliertem Reis sind 150 Gramm pro Portion erlaubt, bei Vollkornreis 220 Gramm, gekocht gewogen.

Kartoffeln sollten Sie als Pellkartoffeln mit der Schale kochen oder als Folienkartoffel in einer Aluminiumfolie ohne Fett garen. Pommes frites oder noch schlimmer Kartoffelchips gehören zu den wenigen Lebensmitteln, von denen ich Ihnen absolut abraten muss. Sie sind nicht nur Kalorienbomben wegen des Öls, in dem sie frittiert werden, sondern können auch Herz- und Kreislauferkrankungen und Krebs verursachen.

Bisher nicht erlaubtes Fleisch

Bis jetzt durften Sie mageres Fleisch von Rind und Kalb essen. Ab jetzt sind auch Lammkeule, gebratenes Schweine-filet und gekochter Schinken erlaubt, und das sogar ohne Auflagen hinsichtlich der erlaubten Häufigkeit und Menge. Ein- bis zweimal pro Woche dürften aber reichen.

• Lammkeule ist das magerste Stück vom Lamm. Aus zwei Gründen sollten Sie aber nie den Anschnitt essen. Erstens lässt sich das Fett, das die Lammkeule umgibt, nicht leicht lösen, weshalb die erste Scheibe immer sehr viele Kalorien hat. Zweitens wird eine mehrere Kilo schwere Lammkeule nur bei sehr hoher Temperatur wirklich bis ins Innere gar. Bei der dadurch entstehenden hohen Oberflächentemperatur verbrennt aber die Fettschicht und ist krebserregend. Halten Sie sich deshalb lieber an die zweite Scheibe.

• Gebratenes Schweinefilet ist ab jetzt ebenfalls erlaubt, denn es gehört neben Schinken zu den magersten Stücken des Schweins. Schweinenacken hat allerdings doppelt so viele Kalorien wie Schweinefilet, weshalb Sie ihn meiden sollten.

• Gekochter Schinken ist ab jetzt auch wieder erlaubt, auch nicht fettreduzierter, sofern Sie das Fett abschneiden. Roher Landschinken ist dagegen noch nicht erlaubt.

Das sind alle Lebensmittelgruppen, die Sie in der Stabilisierungsphase essen dürfen. Auch auf die Gefahr hin, mich zu wiederholen, sage ich es noch einmal: Sie sollen in dieser begrenzten Phase nicht abnehmen, sondern sich so gesund und ausgeglichen ernähren, dass Ihr Organismus keine Chance bekommt, sich die verlorenen Pfunde zurückzuerobern.

Er braucht ungefähr zehn Tage pro Kilogramm verlorenes Gewicht, um über den erlittenen Verlust hinwegzukommen und Ihr neues Gewicht anzunehmen. Nach der Stabilisierungsphase werden Sie an sechs Tagen der Woche wieder alles essen dürfen, was Sie wollen. Ich hoffe, das macht Ihnen Mut und gibt Ihnen die nötige Stärke, auch diese schwierige Phase noch durchzustehen. Auf jeden Fall wissen Sie jetzt, wohin die Reise geht und wie lange sie dauern wird.

Das ist aber noch nicht alles. Es gibt noch zwei weitere wichtige Neuigkeiten: Eine gute und eine notwendige. Ich fange mit der guten an:

Zwei Schlemmermahlzeiten pro Woche

Schon bei der Behandlung der stärkehaltigen Lebensmittel habe ich Ihnen gesagt, dass Sie sich in der ersten Hälfte der Stabilisierungsphase eine Mahlzeit pro Woche daraus bereiten dürfen und in der zweiten Hälfte zwei. Um Irrtümer zu vermeiden, hier ein Beispiel: Sie haben zehn Kilo abgenommen. Ihre Stabilisierungsphase dauert deshalb 100 Tage. Diese 100 Tage teilen Sie nun in zweimal 50 Tage. An den ersten 50 Tagen dürfen Sie sich einmal pro Woche eine Mahlzeit mit einem stärkehaltigen Lebensmittel gönnen und einmal eine Festmahl-

zeit. An den zweiten 50 Tagen dieser Phase werden es dann zwei Mahlzeiten mit stärkehaltigen Lebensmitteln und zwei Festmahlzeiten pro Woche – Mahlzeiten, nicht Tage.

Was ist bei einer Schlemmermahlzeit erlaubt?

Im Prinzip können Sie jede der drei täglichen Mahlzeiten zu einer Festmahlzeit machen. Ich rate Ihnen dennoch, es abends zu tun, denn während des Tages dürfte der gewöhnliche Berufsstress doch eher verhindern, dass Sie es mit der nötigen Muße genießen.

Bei einer Festmahlzeit dürfen Sie alle Lebensmittel essen und sich vor allem die gönnen, die Ihnen während der langen Zeit der Abmagerungskur am meisten gefehlt haben.

Allerdings müssen Sie dabei zwei wichtige Bedingungen einhalten: Nehmen Sie sich von einem Gericht niemals zweimal hintereinander und bereiten Sie sich niemals zwei Festmahlzeiten hintereinander zu. Sie können essen und trinken, was Sie wollen, aber nehmen Sie von allem nur einmal: eine Vorspeise, eine Hauptspeise, ein Dessert oder einmal Käse, ein Aperitif, ein Glas Wein, alles vom Feinsten, aber bitte immer nur einmal.

Ihr Organismus braucht Zeit, um sich von so einem für ihn ja neuen Festmahl wieder zu erholen. Wenn Sie zum Beispiel Dienstag Mittag für ihr Festmahl ausgewählt haben, bereiten Sie sich deshalb keinesfalls Dienstag Abend schon wieder eines. Zwischen zwei Festmahlzeiten sollte immer eine Mahlzeit Pause eingelegt werden. Besonders günstig für ein solches Festmahl ist natürlich das Wochenende oder ein Abend, an dem Sie Gäste haben oder selbst ausgehen.

Vielleicht träumen Sie schon lange von einem deftigen Braten mit Klößen, einem großen Stück Schokoladenkuchen oder einem Eis. Jetzt geht Ihr Traum in Erfüllung. Auch einem Glas Wein oder Sekt steht nun nichts mehr im Wege. Endlich können Sie auch wieder ein- oder später zweimal pro Woche Einladungen annehmen, ohne sich darüber Gedanken machen zu müssen, was Sie da essen und trinken dürfen. Anfangs betrachten viele, die endlich in dieser Phase angekommen sind, ihre neuen Freiheiten noch mit Skepsis. Sie haben sich so sehr an die Diätkost gewöhnt, dass sie zögern, sich öffentlich diesen nun wieder erlaubten Sinnesfreuden hinzugeben.

Machen Sie sich keine Sorgen! Ich habe diese Festmahlzeiten sehr ausgeglichen und vernünftig für Sie zusammengestellt. Außerdem ist das keine Empfehlung, sondern eine Vorschrift. Und der müssen Sie Folge leisten! Meine Diät ist ein umfassendes Programm, von dem man kein Teil herauslösen kann, wenn man nicht riskieren will, seine Wirksamkeit insgesamt zu beeinträchtigen.

Denen, die diesen neuen Freiheiten noch skeptisch gegenüberstehen, möchte ich noch einiges über die immaterielle Seite des Essens, die Lust am Essen, sagen.

Mit Genuss essen

Ernährung besteht nicht nur darin, sich die überlebensnotwendigen Kalorien zuzuführen. Ganz wichtig ist auch das sinnliche Vergnügen am Essen, das für viele Anstrengungen im Leben entschädigen kann. Gerade das wurde Ihnen aber während der langen Zeit Ihrer Abmagerungskur genommen.

Jetzt ist der Moment gekommen, es Ihnen wieder zuzugestehen, und vor allem dazu habe ich die Festmahlzeiten zum festen Bestandteil meiner Diät gemacht.

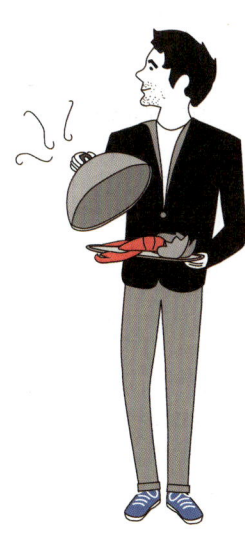

91

INFO

Ohne sinnliches Vergnügen beim Essen kann ich mir keine endgültige Gewichtsstabilisierung vorstellen. Nehmen Sie meinen Rat deshalb nicht auf die leichte Schulter: Essen Sie möglichst langsam und konzentrieren Sie sich dabei ganz auf das, was Sie gerade im Mund haben. Kosten Sie den sinnlichen Genuss des Essens maximal aus!

Viele wissenschaftliche Studien haben sich mit dem großen Einfluss des sinnlichen Genusses beim Essen auf das Sättigungsgefühl beschäftigt. Im Hypothalamus, der für das Hunger- und Sättigungsgefühl zuständigen Gehirnregion, werden alle über die Schleimhaut der Zunge vermittelten Geschmacksempfindungen und jede Kau- und Schluckbewegung registriert und analysiert. Erst wenn ihm genügend intensive Geschmacksempfindungen gemeldet worden sind, sendet er die Sättigungsbotschaft.

Nehmen Sie auch niemals eine kalorienreiche Mahlzeit vor dem Fernseher ein und lesen Sie nie beim Essen! Denn dann meldet Ihr Organismus dem Hypothalamus viel schwächere Geschmacksempfindungen, mit der Folge, dass Sie

mehr essen. In Amerika sitzen viele Kinder den ganzen Tag vor dem Fernseher und knabbern dabei irgendetwas. Viele Ernährungswissenschaftler sehen darin den Grund für die hohe Anzahl übergewichtiger Kinder in den USA. Später, als Erwachsene, können sie von dieser schlechten Angewohnheit nicht mehr lassen und bleiben übergewichtig.

Genießen Sie Ihre neu eingeführten wöchentlichen Festmahlzeiten ohne schlechtes Gewissen! Ich versichere Ihnen, sie werden sich nicht negativ auf Ihr Gewicht auswirken – vorausgesetzt, Sie halten sich an die beiden folgenden Bedingungen.

➡ Erstens: Zunächst gibt es nur eine Festmahlzeit pro Woche, später zwei. Wenn Sie sich nicht an diese Vorschrift halten, können Sie leicht von unserem Weg zum dauerhaften Erfolg abkommen. Unterschätzen Sie diese Gefahr nicht! Schon am Morgen nach Ihrem ersten abendlichen Festmahl wird sich zeigen, ob Sie noch auf dem rechten Weg zur dauerhaften Stabilisierung Ihres Gewichts sind und die Kraft aufbringen, die Türe, die Sie am Vorabend weit aufgemacht haben, am nächsten Morgen wieder zu schließen. Sollten Sie dann schon beim Frühstück der Versuchung erliegen, Ihre Scheibe Vollkornbrot dick mit Marmelade zu bestreichen, sieht es schlecht für Sie aus.

Das wöchentliche Festmahl soll Ihren grauen Ernährungsalltag ein wenig auflockern und Ihnen helfen durchzuhalten, bis Ihr Körper sein neues Gewicht akzeptiert hat. Damit mache ich Ihnen ein maximales Zugeständnis, das ich während der Stabilisierungsphase für unverzichtbar halte. Mehr kann ich Ihnen aber jetzt noch nicht zugestehen. Sonst droht das Gebäude zusammenzubrechen, das wir gemeinsam so geduldig errichtet haben.

➡ Zweitens: Das Festmahl soll Ihnen die Lust am Essen wiedergeben. Nehmen Sie es bitte nicht zum Vorwand, sich dabei sinnlos zu überfressen oder zu betrinken! Das sollte eigentlich selbstverständlich sein. Sie würden damit nicht nur Ihrer Gesundheit sehr schaden, sondern auch Ihre Hoffnung auf dauerhafte Stabilisierung Ihres frisch erworbenen Gewichts endgültig zerstören, selbst wenn Sie sich danach wieder streng an meine Diätvorschriften halten würden.

Donnerstag ist Proteintag

Bis auf eine letzte, für den erfolgreichen Abschluss der Stabilisierungsphase sehr wichtige Regel kennen Sie nun alle Diätvorschriften, die Sie in dieser Phase unbedingt einhalten müssen, damit Ihr Körper lernt, das ihm aufgezwungene neue Gewicht zu akzeptieren.

Diese letzte, noch nicht behandelte Regel lautet: Donnerstag ist Proteintag! Nur wenn Sie sich streng an diese Regel halten, kann ich Ihnen garantieren, dass Sie die immer noch drohende Gefahr des Jo-Jo-Effekts endgültig bannen können.

Obwohl Sie sich lange genug ausschließlich von proteinreichen Lebensmitteln ernährt haben, hier noch einmal die wichtigsten proteinreichen Lebensmittel für Ihren Proteintag: mageres Fleisch, alle Fische und Meeresfrüchte, Geflügel ohne Haut, Eier, fettreduzierter Schinken, magere Milchprodukte. Von diesen sechs Lebensmittelgruppen dürfen Sie am Proteindonnerstag auch weiterhin so viel essen, wie Sie wollen, wann immer Sie das wollen und in welcher Kombination auch immer. Außerdem sollten Sie immer zwei Liter Wasser pro Tag trinken.

Am besten machen Sie, wie bereits vorgeschlagen, den Donnerstag zu Ihrem Proteintag. Das ist ein zusätzlicher Erfolgsgarant. Sollte Ihnen der Donnerstag aus beruflichen oder anderen Gründen nicht passen, wählen Sie den Freitag oder

Mein Rat: Essen Sie beim Festmahl, was Sie wollen! Nehmen Sie sich von jedem Gericht, das auf dem Tisch steht, eine große Portion, aber niemals eine zweite! Machen Sie es zu Hause oder bei Freunden wie im Restaurant, wo Sie ja auch nicht nach einem Nachschlag fragen würden!

den Mittwoch. Nur bleiben Sie bitte immer bei dem gleichen Wochentag!

Wenn Ihrem wöchentlichen Proteintag wirklich einmal etwas im Wege stehen sollte, können Sie ausnahmsweise einen anderen Wochentag nehmen, aber kehren Sie dann in der nächsten Woche wieder zu Ihrem gewohnten Proteintag zurück. Wechseln sie den Wochentag nicht ständig! Damit erschweren Sie es sich nur, ihn regelmäßig einzuhalten.

Auch auf Reisen oder in den Ferien gibt es keine Ausnahme! Wenn Sie einmal absolut nicht an eine proteinreiche Mahlzeit kommen, dürfen Sie ausnahmsweise zu Proteinen in Pulverform greifen. Darauf werde ich noch zurückkommen. Sie haben also keine Ausrede.

Täglich Haferkleie

Während der gesamten Stabilisierungsphase müssen Sie auch weiterhin täglich 2 Esslöffel Haferkleie essen. Wenn Sie sich mittlerweile an Ihren täglichen Haferkleiepfannkuchen zum Frühstück gewöhnt haben, essen Sie Ihre zwei erlaubten Scheiben Vollkornbrot am besten abends.

Täglich Bewegung

Während der Stabilisierungsphase sollten Sie täglich 25 Minuten gehen, länger schadet natürlich auch nicht. Gehen ist die natürlichste Bewegung, die man sich vorstellen kann, und Kalorien verbraucht der Körper dabei auch noch. Außerdem

schüttet er dabei die Glücksbotenstoffe Serotonin und Endorphine aus, die uns zufrieden und glücklich machen.

Ich kann Ihnen deshalb nur raten, gehen Sie so viel wie möglich! Es baut Stress ab, hilft gegen Müdigkeit, beruhigt die Nerven, lindert Kränkungen und Einsamkeitsgefühle! Saugen Sie dabei alles in sich auf, was Sie sehen und erleben. Sie werden zufriedener nach Hause zurückkommen, als Sie es beim Weggehen waren.

Unterschätzen Sie die Stabilisierungsphase nicht!

Weil Sie nun nicht mehr abnehmen, müssen Sie auf das tägliche Erfolgserlebnis beim Wiegen verzichten. Das könnte Sie dazu verleiten, am Sinn dieser Übergangsphase zu zweifeln und weniger darauf bedacht zu sein, auch wirklich alle Vorschriften genau einzuhalten, was aber fatal wäre.

Lassen Sie in Ihrer Wachsamkeit nicht nach! Wenn Sie die Stabilisierungsphase auf die leichte Schulter nehmen, werden Sie schon bald alle Pfunde, die Sie so mühsam abgenommen haben, wieder drauf haben und können dann schon von Glück reden, wenn Sie nicht schwerer sind als vor Ihrer Diät.

Der zunehmende Widerstand des Körpers gegen Diäten

Noch schwerer als das auf jede Ess-Sünde folgende Gefühl der Frustration und des Scheiterns wiegt die dadurch drohende

Gefahr, zunehmend immun gegen weitere Diäten zu werden.

Nach jeder gescheiterten Diät wird es schwerer, überhaupt noch abzunehmen, und irgendwann bewegt sich trotz aller Bemühungen überhaupt nichts mehr. Der Organismus vergisst Ihre vergeblichen Abnahmeversuche nämlich nicht und leistet bei jedem neuen Versuch mehr Widerstand. So öffnet eine Niederlage die Tür zur nächsten. Wenn Sie bereits mehrere gescheiterte Diäten hinter sich haben, sollten Sie deshalb nicht erwarten, dass Sie so schnell abnehmen wie jemand, der seine erste Diät macht. Bei meiner Proteindiät werden Sie aber auch dann abnehmen, wenn Sie bereits mehrmals an Diäten gescheitert sind, denn gegen sie hat Ihr Organismus weniger Chancen, seinen Widerstand erfolgreich zu organisieren. Der Körper vergisst ein einmal erreichtes Höchstgewicht nie. Jedes einmal erreichte Höchstgewicht setzt sich im Gedächtnis Ihres Körpers fest. Er wird deshalb immer versuchen, es sich zurückzuerobern.

Beim Abnehmen ernährt sich der Körper von Fett und Cholesterin

Der Körper versteht jede Abmagerungskur als ernst zu nehmenden Angriff auf ihn, auf den er mit dem Abbau seiner körpereigenen Fettreserven reagiert. Dessen sind sich leider die wenigsten Menschen bewusst. Zehn oder zwanzig abgenommene Kilogramm entsprechen einer

Menge von zehn oder zwanzig Kilo verbrauchter Butter oder Schmalz.

Während einer Abmagerungskur zirkulieren deshalb besonders große Mengen Cholesterin und Triglyzeride im Blutkreislauf, die mit jedem Herzschlag in die Arterien gepumpt werden, wo sie sich an den Gefäßwänden festsetzen.

Trotzdem überwiegen die Vorteile des Abnehmens gegen diese Risiken. Ich will Sie mit meiner Warnung nicht verunsichern, sondern Sie nur auf diese sehr reale Gefahr hinweisen, die die meisten Patienten und viele Ärzte nicht kennen.

Noch einmal: Lassen Sie jetzt, nachdem Sie endlich Ihr Idealgewicht erreicht haben, in Ihren Anstrengungen nicht nach! Halten Sie durch! Es lohnt sich.

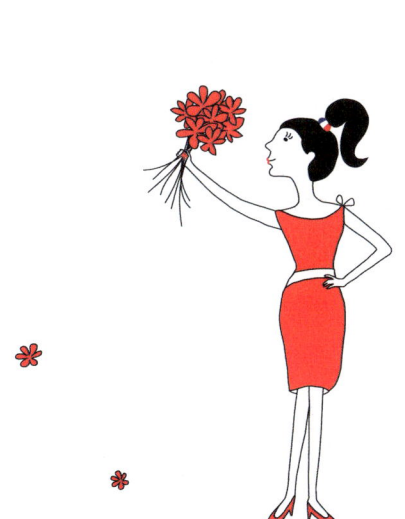

DIE STABILISIERUNGSPHASE – DAS WICHTIGSTE IN KÜRZE

➡ Die Länge der Stabilisierungsphase hängt von der Höhe des zuvor abgebauten Gewichts ab. **Pro Kilo Gewichtsverlust dauert sie zehn Tage.**

➡ Wenn Sie zuvor 20 Kilo abgenommen haben, dauert sie also 20 mal zehn Tage, das heißt 200 Tage oder sechs Monate und 20 Tage. Bei zehn Kilo Gewichtsverlust dauert sie 100 Tage. So können Sie sich die Länge Ihrer Stabilisierungsphase selbst leicht errechnen.

➡ Während der Dauer Ihrer Stabilisierungsphase sind folgende Lebensmittel erlaubt:
alle im Kapitel über die Angriffsphase aufgezählten **proteinreichen Lebensmittel,**

alle im Kapitel über die Aufbauphase aufgezählten **Gemüsesorten,**
eine Portion Obst pro Tag, außer Bananen, Trauben, Kirschen,
zwei Scheiben Vollkornbrot pro Tag,
40 Gramm reifer Käse pro Tag,
zwei Portionen stärkehaltige Lebensmittel pro Woche,
Lammkeule und gebratenes Schweinefilet,
zwei Esslöffel Haferkleie pro Tag,
zwei Liter Wasser pro Tag

➡ Sowie als Belohnung **erst eine Schlemmermahlzeit pro Woche,** später **zwei**

➡ Sehr wichtig: **ein wöchentlicher Proteintag,** am besten donnerstags

➡ Außerdem müssen Sie **25 Minuten gehen**

Die Erhaltungsphase – dauerhafte Gewichtsstabilisierung

Fassen wir den bisherigen Verlauf Ihrer Diät noch einmal kurz zusammen: Es begann mit der Angriffsphase, in der Sie den Kampf gegen Ihr Übergewicht mit einer Überrumpelungsstrategie aufgenommen haben. Danach haben Sie sich tapfer bis zum Erreichen Ihres Zielgewichts durch die Aufbauphase gekämpft. Nun liegt endlich auch die Stabilisierungsphase hinter Ihnen.

Damit haben Sie nicht nur im Kampf gegen Ihr Übergewicht gesiegt, sondern auch den Gegenangriff Ihres Körpers abgewehrt. Endlich hat er seine unermüdlichen Versuche, die ihm entzogenen Reserven wieder aufzufüllen, eingestellt. Aber die Gefahr, dass Sie irgendwann doch wieder zunehmen, ist nie endgültig gebannt, weil sich Ihr früheres Höchstgewicht im Gedächtnis Ihres Körpers festgesetzt hat und er immer wieder versuchen wird, es doch noch einmal zu erreichen.

Auf der sicheren Seite sind Sie nur, wenn Sie sich in Zukunft an ein paar einfache Regeln halten, die ich Ihnen in diesem Kapitel erklären werde.

Ab jetzt geht es nicht mehr darum, für eine begrenzte Zeit mehr oder weniger strengen Vorschriften zu gehorchen, sondern in Zukunft Ihr Leben in einigen wichtigen Punkten auf Dauer umzustellen. Keine Angst – ich mache Ihnen keine strengen Vorschriften, die Sie langfristig doch nicht einhalten könnten. Ich muss Ihre neue Freiheit nur ein wenig einschränken, damit Sie bestimmt nie wieder zunehmen.

In allen bisherigen Phasen meiner Diät habe ich Sie Schritt für Schritt begleitet und angeleitet. Von nun an sitzen Sie allein im Boot und müssen sich selbst vor Unwettern und Schiffbruch schützen.

Aber Sie werden es schaffen, zumal ich wirklich nicht zu viel von Ihnen verlange und Sie an sechs Tagen der Woche essen dürfen, was Sie mögen, und nicht mehr frustriert am Tisch sitzen müssen, wenn andere es sich schmecken lassen.

Vier Regeln zum lebenslangen Erhalt des Gewichts

• Regel Nummer eins: Sobald Sie Angst haben wieder zuzunehmen, ernähren Sie sich einfach eine Weile vor allem von den proteinreichen Lebensmitteln, die Sie bereits aus der ersten Phase meiner Diät gut kennen, und von allen für die Stabilisierungsphase empfohlenen Gemüsesorten, die Sie in beliebiger Menge essen dürfen. Wenn Sie außerdem täglich Obst, zwei Scheiben Vollkornbrot und 40 Gramm Käse sowie zwei Portionen stärkehaltige Lebensmittel pro Woche essen, können Sie sicher sein, dass Sie sich gesund, ausreichend und ausgewogen ernähren. Zwei Festmahlzeiten pro Woche sind auch weiterhin erlaubt. Solange Sie sich an diese einfachen Regeln halten, werden Sie bestimmt nicht mehr zunehmen.

- **Regel Nummer zwei:** Ab jetzt ist jeder Donnerstag Proteintag! Den kennen Sie ja schon aus der Stabilisierungsphase.
- **Regel Nummer drei:** Fahren Sie nicht mehr mit dem Aufzug und gehen Sie jeden Tag mindestens zwanzig Minuten spazieren!
- **Regel Nummer vier:** Essen Sie täglich drei Esslöffel Haferkleie!

Das war's auch schon! Dafür, dass Sie ab jetzt an sechs Tagen der Woche essen dürfen, was Sie wollen, finde ich das keinen zu hohen Preis. Bisher konnten ihn noch alle meine Patienten akzeptieren. Nachdem Sie die gewiss nicht immer leichten ersten drei Phasen meines Diätprogramms erfolgreich absolviert haben, sehe ich keinen Grund, warum Sie gerade an dieser letzten, einfachen Hürde scheitern sollten. Schließlich haben Sie doch schon viel gelernt, seit wir uns gemeinsam auf den Weg gemacht haben, Ihr Gewichtsproblem in den Griff zu bekommen.

Sie kennen nun die Lebensmittel, die Ihnen beim Abnehmen geholfen haben, und Ihr Wissen über sie sitzt nicht nur im Kopf, sondern ganz tief in Ihrem Körper. Sie wissen, dass Proteine, diese für unseren Organismus lebensnotwendigen Grundnährstoffe, beim Abnehmen eine besonders wirksame Waffe sind, auf die Sie jederzeit zurückgreifen können. Sie haben die Erfahrung gemacht, wie gut grünes Gemüse für Sie ist, und wissen,

dass es nicht dick macht, wenn Sie es ohne Fett zubereiten. Und Sie haben gelernt, dass Fette Ihr Erzfeind sind.

Auch die Freude am Essen haben Sie wiederentdeckt dank der zwei wieder erlaubten wöchentlichen Festmahlzeiten.

Mein spezielles Diätprogramm mit seinem Vier-Phasen-Aufbau dürfte Ihnen diesen langen Lernprozess ein wenig leichter gemacht haben.

Proteindonnerstag

Die Idee zum Proteindonnerstag stammt von einer meiner Patientinnen. Sie hatte die ersten drei Phasen meiner Diät erfolgreich hinter sich gebracht und äußerte sich erleichtert darüber, dass das Abnehmen ihr gar nicht so schwer gefallen sei, wie sie erwartet hatte. Aus einer gewissen Angst vor der Rückkehr zum „normalen" Leben wollte sie ihre bewährte Proteindiät, die ihr in Momenten der Gefahr immer wieder geholfen hatte, am liebsten nicht ganz aufgeben. Deshalb schlug sie mir vor: „Ich könnte sie doch weiterhin wenigstens an einem Tag in der Woche machen." Das überzeugte mich auf Anhieb, und schon bald darauf begann ich, allen meinen Patienten einen wöchentlichen Proteintag zu empfehlen. Die meisten hielten ihn auch eine Zeit lang brav ein, bevor er irgendwann doch wieder in Vergessenheit geriet.

Daraufhin beschloss ich, meinen Patienten den wöchentlichen Proteindonnerstag zu verschreiben. Das klappte zu meinem großen Erstaunen viel besser, vermutlich weil sie ihn nicht selbst gewählt hatten, sondern ich ihn ihnen verschrieben hatte. Sich selbst Regeln aufzuerlegen, fällt Übergewichtigen offensichtlich sehr schwer.

Warum Donnerstag?

Einmal fragte mich eine Patientin, warum es denn ausgerechnet der Donnerstag sein müsse, worauf ich einfach antwortete: „Darum." Natürlich habe ich den Wochentag willkürlich gewählt, aber dazu stehe ich. Er soll eventuelle kulinarische Entgleisungen an den anderen Wochentagen kompensieren und eine zusätzliche Vorsichtsmaßnahme sein. Da ich weiß, wie schwach und labil fast alle Übergewichtigen sind, verschreibe ich ihn einfach.

Besonderheiten des Proteindonnerstags

In dem Kapitel über die Angriffsphase habe ich bereits die 72 proteinreichen Lebensmittel aufgeführt, von denen Sie sich in dieser Phase einige Tage lang ausschließlich ernähren mussten, um rasch abzunehmen. Auch in der Aufbau- und Stabilisierungsphase spielten sie eine wichtige Rolle.

Bisher habe ich Ihnen aber immer genau vorgeschrieben, welche Lebensmittel erlaubt und welche verboten waren. Ab jetzt müssen Sie ohne Netz und doppelten Boden leben und alles selbst entscheiden. Von nun an können Sie sich an sechs Tagen der Woche ganz normal ernähren, außer am Proteindonnerstag, dem einzigen Damm, der in Zukunft Ihre Neigung zum Zunehmen in Schach halten soll und kann. Umso mehr kommt es darauf an, dass Sie sich streng an alle für ihn geltenden Vorschriften halten. Jede noch so kleine Verfehlung könnte Ihr ganzes Gebäude zum Einsturz bringen.

Nicht alle proteinreichen Lebensmittel, die ich Ihnen bisher für die Proteindiät empfohlen habe, enthalten gleich viele Proteine. Da für Ihren zukünftigen Proteindonnerstag nur Lebensmittel mit sehr hohem Proteingehalt in Frage kommen, scheiden für diesen Zweck alle aus, die auch Kohlenhydrate und Fette enthalten.

Der Proteindonnerstag in der Praxis: Erlaubte Lebensmittel

➡ Mageres Fleisch. Sie wissen ja bereits, dass Schweine- und Lammfleisch viel zu fett sind, um als besonders proteinreiche Lebensmittel eingestuft werden zu können. Vom Kalbfleisch sind besonders die zum Grillen geeigneten Stücke erlaubt. Am wenigsten eignet sich Kalbsschnitzel für den Proteindonnerstag. Kalbsbraten ist erlaubt, wenn Sie ihn gut durchbraten. Kalbskotelett sollten Sie dagegen am Proteindonnerstag nicht essen. Der Fettgehalt von Rindfleisch hängt stark von dem gewählten Stück ab. Die fettesten Stücke vom Rind sind die als Suppenfleisch verwendeten sowie Rindskotelett und Entrecote, weshalb Sie am Proteindonnerstag nicht in Frage kommen. Steak und Filet sind die magersten Stücke vom Rind. Mittlerweile gibt es auch tiefgekühlte Rinderhacksteaks mit einem Fettgehalt von fünf Prozent im Handel. Alle diese mageren Stücke dürfen Sie am Proteindonnerstag ohne Skrupel essen. Außerdem sollten Sie Rindfleisch am Proteindonnerstag ganz durchgaren, denn beim Braten tritt mehr Fett aus.

➡ Fische und Meeresfrüchte. Während der normalen Proteindiät waren magere und fette Fische erlaubt. Früher hatte ich, wie ich zugebe, Vorbehalte gegen rotfleischige, fette Fische wie Lachs, Sardinen, Makrelen und Thunfisch. Ich habe mich dann aber davon überzeugen lassen, dass diese Meeresfische sehr gesunde und hochwertige Lebensmittel sind. Wenn Sie pro Mahlzeit nicht mehr als 200 Gramm Lachs oder 150 Gramm Räucherlachs essen, habe ich gegen diese Fische mit rotem Fleisch während der normalen Proteindiät nichts einzuwenden. An Ihrem zukünftigen Proteindonnerstag sollten Sie aber nur Fische mit weißem Fleisch essen. Sie können sie in einer Fischbrühe pochieren, in Pergamentpapier gewickelt im Backofen garen oder unter dem Grill oder in einer beschichteten Pfanne zubereiten. Krebse, Taschenkrebse, Krabben, Muscheln, Austern und Jakobsmuscheln sind noch magerer als Fisch.

➡ Geflügel. Außer Ente und Gans eignet sich jedes Geflügel für die normale Proteindiät – vorausgesetzt, Sie essen es ohne Haut. Für den Proteindonnerstag gelten allerdings strengere Maßstäbe. An diesem Tag sollten Sie auch auf Flügel, Schenkel und Bürzel verzichten. Alle anderen Teile können Sie bedenkenlos essen. Perlhuhn und Pute sind die magersten Geflügel überhaupt, weshalb für sie keine Einschränkungen gelten. Auch Kaninchen ist ein ausgezeichneter Proteinlieferant. Wachtel und Taube können etwas Abwechslung und einen Hauch von Festlichkeit in den Speiseplan Ihres Proteindonnerstags bringen. Alle diese Geflügel kann man auf die unterschiedlichste Weise zubereiten. Huhn eignet sich für die Zubereitung im Backofen oder zum Braten in der Pfanne. Pute und Rebhuhn müssen beim Braten im Backofen häufig mit Zitronenwasser übergossen werden, damit sich das Fett absondert. Kaninchen sollten Sie nicht mit der für die Angriffsphase empfohlenen Senfsoße servieren, sondern mit magerem Frischkäse und Kräutern.

➡ Eier. Eiweiß ist pures Protein. Selbst die konzentriertesten im Handel angebotenen Proteine in Pulverform enthalten weniger Proteine als Eiweiß. Jedes Ei besteht aber auch aus Eigelb, das das Wachstum der jungen Küken fördern soll und deshalb viele komplexe Fettkörper enthält, von denen Cholesterin der bekannteste ist. Insgesamt sind Eier aber von ihren Inhaltsstoffen her ein so ausgewogenes Lebensmittel, dass sie auch am Proteindonnerstag erlaubt sind.

Wenn Ihre Hormone gerade verrückt spielen oder Sie sich während der Woche zu viele kulinarische Entgleisungen geleistet haben, sollten Sie an diesem Tag allerdings nicht zu viele Eier essen. Eiweiß können Sie dagegen immer essen, so viel Sie wollen. Um weniger Eigelb zu verwenden, kann man Omelettes oder Rühreier auch mit zwei Eiweiß auf ein Eigelb zubereiten. In diesem Fall fügen Sie der Eimasse am besten etwas entrahmte Milch hinzu. Wenn Sie Ihr Omelette oder Rührei anschließend in Butter oder Öl braten, machen Sie diese Fetteinsparung allerdings wieder zunichte. Am besten braten sie es in einer guten beschichteten Pfanne, in die Sie einige Tropfen Wasser geben sollten, bevor Sie die Eimasse hineinschlagen.

➡ Magere Milchprodukte. Die heute so beliebten Magermilchprodukte wie Frischkäse, Joghurt und Magerquark enthalten kein Fett, aber Milchproteine, die auch zur Herstellung von Proteinen in Pulverform verwendet werden, und, in geringer Menge, Laktose oder Milchzucker, den wir bei unserer Diät nicht brauchen können.

Während der nur einige Tage dauernden ausschließlichen Proteindiät in der Angriffsphase und der einige Wochen oder Monate dauernden abwechselnden Proteindiät in der Aufbauphase kann ihr Milchzuckergehalt in Kauf genommen werden, zumal er den Diäterfolg nicht mindert und Magermilchprodukte in die-

ser langen Zeit das einzige erlaubte, frische und cremige Lebensmittel sind. Mehr als 700 bis 800 Gramm sollten Sie aber auch in dieser Zeit nicht essen.

An Ihrem zukünftigen Proteindonnerstag sollten Sie dagegen nur Frischkäse und Hüttenkäse essen, der mehr Proteine und weniger Milchzucker enthält als Joghurt, den Sie ja an allen anderen Wochentagen essen können.

➡ Wasser. Viel Wasser zu trinken, in an Ihren zukünftigen Proteindonnerstagen noch wichtiger als in den anderen Phasen meines Diätprogramms. Solange der Körper die Möglichkeit hat, sein eigenes Fett zu verbrennen, richtet eine etwas geringere Flüssigkeitszufuhr keinen Schaden an. Am Proteindonnerstag müssen Sie aber unbedingt zwei Liter Wasser trinken, um den Säuregehalt im Dünndarm zu reduzieren und den Speisebrei so stark zu verdünnen, dass er langsamer ins Blut geht und schneller durch den Darm gepresst wird.

Zusammen mit dem an diesem Tag besonders hohen Proteingehalt der Nahrung kommt Ihr Stoffwechsel am Proteindonnerstag dadurch fast vollständig zum Erliegen und normalisiert sich erst zwei bis drei Tage später. Dadurch ergibt sich insgesamt ein akzeptabler wöchentlicher Durchschnitt der Stoffwechselaktivität.

➡ Salz ist ein lebenswichtiges Nahrungsmittel. Für Männer und noch viel mehr für Frauen, die abnehmen wollen, ist Salz aber einer der Hauptfeinde. Seine

Eigenschaft, Wasser zu binden und sich in die Körperzellen einzulagern, in denen bereits zu viel Fett lagert, gefährdet die Gesundheit. Essen Sie also auf keinen Fall zu viel Salz! Andererseits kann eine längere, vollkommen salzlose Diät den Blutdruck senken und sehr müde machen. Deshalb empfehle ich grundsätzlich für mein Diätprogramm eine salzreduzierte Ernährung.

Am Proteindonnerstag sollten Sie Ihr Essen aber fast gar nicht salzen. Ein einziger fast salzloser Tag pro Woche wird Ihren Blutdruck nicht senken. Dafür fließt aber das viele Wasser, das Sie an diesem Tag trinken, umso rascher durch Ihren Körper. Das ist besonders für Frauen in hormonell schwierigen Phasen wichtig, in denen sie bekanntlich besonders unter Wassereinlagerung leiden.

Aus dem gleichen Grund sollten Sie am Proteindonnerstag auch wenig Senf essen. Essig, Gewürze und Kräuter können das weggelassene Salz leicht ausgleichen.

Proteine in Pulverform

Meine bisherigen Empfehlungen betrafen immer nur möglichst proteinreiche natürliche Lebensmittel. Kein natürliches Lebensmittel enthält aber ausschließlich Proteine.

Seit einigen Jahren bieten nun Nahrungsmittelfirmen fast reines Protein in Pulverform an. Obwohl das theoretisch sehr interessant erscheint, sind die Nachteile oft größer als die Vorteile.

Welche Vor- und Nachteile haben Proteine in Pulverform?

➡ Vorteile. Die Firmen, die diese Proteine in Pulverform entwickelt haben, werben für sie mit deren hohem Reinheitsgehalt. Tatsächlich ist das aber nicht der entscheidende Punkt. Gegenüber den proteinreichen Lebensmitteln, die ich für die beiden ersten Phasen meiner Diät empfehle, bieten sie keinen entscheidenden Vorteil. Weder verkürzen sie die Diät, noch erhöhen sie den Diäterfolg. Sinnvoll eingesetzt werden können sie dagegen in der letzten Phase meiner Diät, in der ja nur noch ein einziger Proteintag pro Woche vorgesehen ist. Unerlässlich sind sie aber auch an diesem Tag nicht.

Für beruflich überlastete Menschen oder solche, die viel unterwegs sind und deshalb ihre Mahlzeiten nicht immer zu normalen Zeiten einnehmen können, können sie sehr praktisch sein.

➡ Nachteile. Der Hauptnachteil von Proteinen in Pulverform liegt darin, dass sie künstliche Lebensmittel sind. Menschen wurden biologisch nicht dafür geschaffen, sich von Pulvern zu ernähren. Wozu wurden wir mit sechs Sinnen und sensiblen Gehirnregionen ausgestattet, die registrieren, wenn wir satt sind oder wenn wir das Essen genießen – wenn wir dann Pulver essen statt ein wohlschmeckendes, duftendes echtes Nahrungsmittel, das sich mit Genuss beißen und kauen lässt? Meiner Meinung nach sollten wir nur natürliche Lebensmittel essen, und das nicht nur aus philosophischen oder moralischen Gründen. Eine Diät mit natürlichen Lebensmitteln ist auch viel wirkungsvoller.

Keine Frage – die meisten Menschen in den reichen westlichen Ländern bewegen sich zu wenig und essen zu viel, auch weil sie ständig mit einem Überangebot an Nahrungsmitteln konfrontiert sind. Meiner Meinung nach liegt es daran, dass es den betroffenen Menschen nicht gelingt, mit dem Stress unserer allzu schnellen, modernen Lebensweise fertig zu werden. Eine gewisse Rolle spielt sicher auch die Trauer darüber, dass das heutige Leben nicht mehr so einfach und natürlich verläuft wie früher.

Und damit wären wir wieder bei den Nahrungsmitteln in Pulverform. Sie sind ja ebenfalls ein Schritt weg vom Natürlichen und hin zum Künstlichen, und das auf einem Gebiet wie dem Essen, das ebenso emotional besetzt und von Urtrieben bestimmt ist wie die Sexualität.

Selbst ein noch so süß und delikat schmeckendes weißes Pulver kann unseren Geschmackssinnen niemals ein so sinnliches Vergnügen bereiten wie ein köstliches natürliches Lebensmittel. Wohl kann es unseren Hunger stillen, aber beim Essen geht es ja nicht nur darum. Gerade deshalb ist es auch ein wichtiger Ausgleich für den Stress, den das moderne Leben mit sich bringt. Ernährungswissenschaftler wissen aus leidvoller Erfahrung, dass längere Abmage-

rungskuren mit Proteinen in Pulverform langfristig unvermeidlich heftige Fressanfälle zur Folge haben. Wenn es erst einmal so weit gekommen ist, gibt es kaum noch Hoffnung auf eine endgültige Gewichtsstabilisierung. Aus diesem Grunde sollten Sie so selten wie möglich auf Proteine in Pulverform zurückgreifen.

Leider lassen sich immer noch viel zu viele Menschen von der Werbung beeindrucken, weil man mit diesen Pulvern rasch abnehmen kann. Danach nimmt man aber noch schneller wieder zu und hat ein Leben lang Gewichtsprobleme. Weitere Nachteile dieser Pulver:

• ihr hoher Preis

• große Qualitäts- und Reinheitsunterschiede. Pflanzliche Proteine sind häufig unvollständig, weshalb Milch- oder Eiweißproteine vorzuziehen sind. Proteinmahlzeiten sollte man nicht mit den auch im Handel angebotenen Proteinersatzmahlzeiten verwechseln, die kaum anders zusammengesetzt sind als gewöhnliche Fertigmahlzeiten und genauso Fette, Kohlenhydrate und Proteine enthalten. Sie schmecken nur schlechter

• ihr völliger Mangel an Ballaststoffen. Die Folge kann schwere Verstopfung sein

Ich hoffe, Sie sind nun ebenfalls überzeugt davon, dass Proteine in Pulverform sich wegen ihrer beträchtlichen Nachteile nicht für eine längere Diät eignen. Gelegentlich können sie aber durchaus nützlich sein. Auf jeden Fall sind sie besser als eine zu kalorienreiche Mahlzeit oder ein hastig hinuntergeschlungenes Fast-Food-Essen. Wenn Sie einmal gar keine Zeit haben, sich selbst etwas zuzubereiten, greifen Sie gerne zu Pulvern.

Nehmen Sie nie einen Aufzug oder eine Rolltreppe!

Bitte halten Sie sich in Zukunft streng an diese Regel! Sie möchten Ihr hart erworbenes neues Gewicht doch nicht leichtfertig wieder aufs Spiel setzen. In einer Zeit, in der viel Geld für Fitnessgeräte oder die Mitgliedschaft in Fitnessstudios ausgegeben wird, sind Treppenhäuser ein kostenloses Angebot für den täglichen Sport. Ich verschreibe meinen Patienten das Treppensteigen seit langem mit großem Erfolg. Es zwingt die größten Muskel unseres Organismus sich zusammenzuziehen, wodurch man in kurzer Zeit eine beträchtliche Menge an Kalorien verbraucht. Außerdem sitzen wir fast alle zu viel. Da tut es gut, öfter ein wenig zu gehen, auch dem Herzen. Ganz abgesehen davon bietet es Ihnen mehrmals am Tag Gelegenheit, Ihre Entschlossenheit, schlank zu bleiben, zu testen. Wenn Sie sich dann doch für den Aufzug entscheiden, weil Ihre Einkaufstasche zu schwer ist, kann es mit Ihrer Entschlossenheit nicht weit her sein. Geben Sie sich immer einen Ruck und steigen Sie jede vor Ihnen liegende Treppe hoch. Kombinieren Sie das möglichst noch mit täglich 20 Minuten spazierengehen.

Täglich drei Esslöffel Haferkleie

Die größten Diäterfolge haben diejenigen meiner Patientinnen, Leserinnen und Teilnehmerinnen an meinem Internet-Coaching-Programm (mehr darüber erfahren Sie in der vorderen Innenklappe oder im Nachwort), die täglich brav die vorgeschriebene Menge Haferkleie aßen oder sich jeden Morgen und Nachmittag ihren Haferkleiepfannnkuchen buken.

Haferkleie, Treppensteigen und Proteindonnerstag sind die drei Erfolgsgaranten für die langfristige Stabilisierung Ihres Gewichts! Mit diesen mächtigen Instrumenten können Sie in Zukunft alle auf dem Gebiet des Essens lauernden Gefahren meistern. Essen Sie also bitte täglich drei Esslöffel Haferkleie oder auch mehr, wenn Sie sie mögen!

Da Haferkleie die Umwandlung der vom Körper aufgenommenen Nahrungsmittel in Nährstoffe, die er verwerten kann, blockiert, werde ich oft gefragt, ob sie auch die Aufnahme von Vitaminen und bestimmten Medikamenten durch den Körper hemmt. Die Antwort lautet Ja. Aber bei einer Tagesmenge von drei Esslöffel Haferkleie gehen nur wenige Vitamine und in den Medikamenten enthaltene Wirkstoffe verloren. Von daher droht also keine größere Gefahr. Wenn Sie aber zu denjenigen gehören, die täglich mehr als drei Esslöffel Haferkleie essen, sollten Sie zusätzlich ein Multivitamin-Präparat nehmen und Medikamente erst eine Stunde danach.

DIE ERHALTUNGSPHASE – DAS WICHTIGSTE IN KÜRZE

➡ Wenn auch nur eine dieser **fünf Regeln** nicht eingehalten wird, droht die Gefahr, dass die Kontrolle über das Gewicht verloren geht.

➡ Wenn alle fünf Regeln nicht eingehalten werden, ist mit Sicherheit mittelfristig mit einer Wiederzunahme und Rückkehr zum früheren Gewicht zu rechnen.

Und das sind die fünf wichtigen Regeln für die lebenslange Erhaltung Ihres Wunschgewichts:

Rückkehr zur normalen Ernährung an sechs von sieben Wochentagen unter Beibehaltung der für die Stabilisierungsphase empfohlenen proteinreichen Lebensmittel als Sicherheitsplattform,

Fortsetzung des schon während der ersten drei Diätphasen in Gang gesetzten **Lernprozesses,**

wöchentlicher Proteindonnerstag als Wächter gegen Rückfälle,

ein Leben **ohne Aufzüge,**

täglich **20 Minuten** spazierengehen,

drei Esslöffel Haferkleie täglich

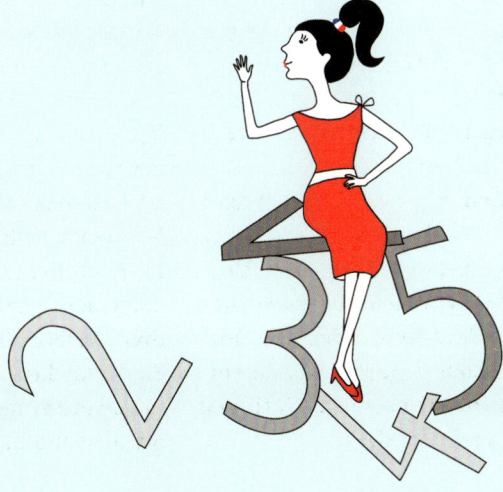

105

Rezepte und Menüs

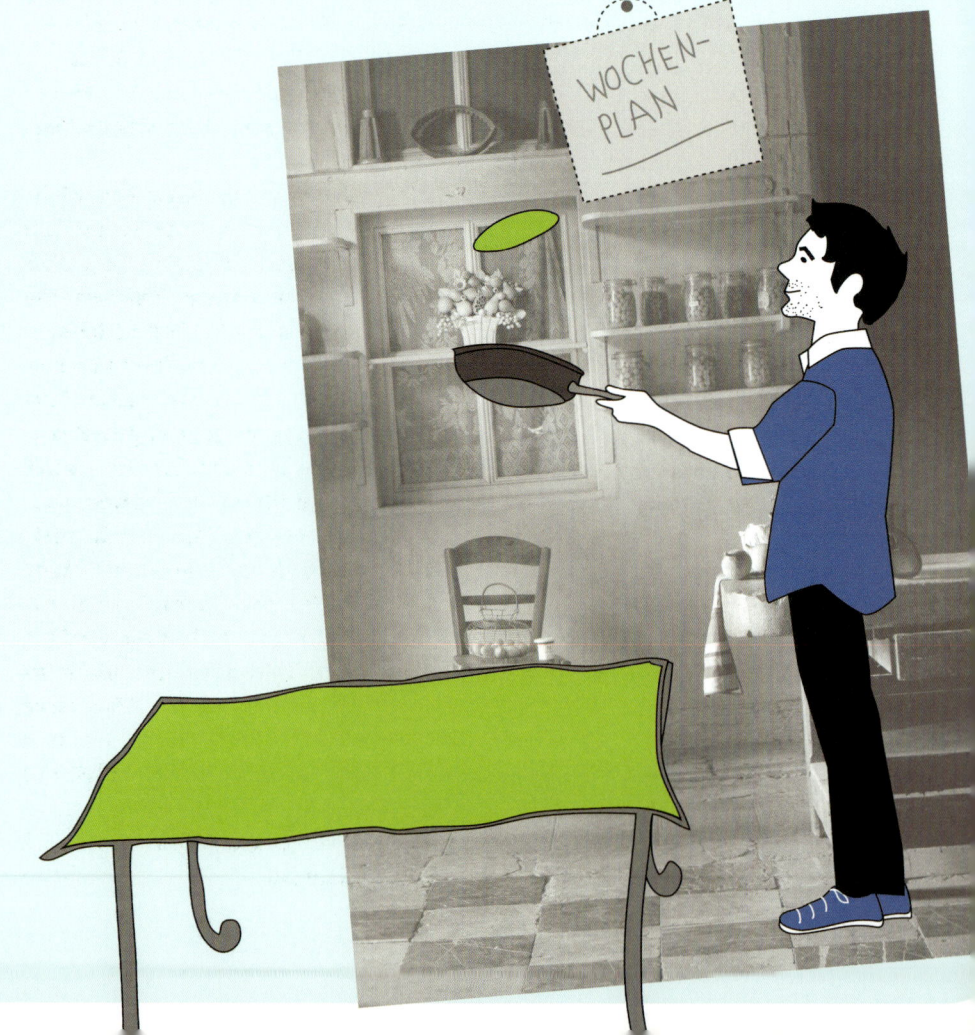

Die Liste mit den unbegrenzt erlaubten hundert Lebensmitteln (hintere Umschlagklappe) in den ersten beiden Phasen macht meine Diät so einfach. Damit wissen Sie genau, was Sie essen dürfen und was nicht, denn Sie müssen ja nicht auf Kalorien und auf Mengen achten.

Allerdings führt sie auch dazu, dass manche Menschen sich dann nur noch von Steaks, Schinken, hart gekochten Eiern und Magerjoghurt ernähren.

Essen Sie abwechslungsreich!

Immer wieder stelle ich fest, dass manche Menschen mit derselben Liste erlaubter Lebensmittel beim Kochen viel kreativer umgehen als andere. Sie stellen sie geradezu kühn zu interessanten Gerichten zusammen und erfinden immer wieder neue Rezepte, um Abwechslung in ihre Diät zu bringen.

Die besten Rezepte habe ich aufgeschrieben, um anderen Abnahmewilligen, die nicht so viel Zeit oder nicht so viele Ideen haben, meine Diät noch schmackhafter zu machen. In allen aufgeführten Rezepten werden nur die während der Angriffs- und Aufbauphase und an den Proteindonnerstagen erlaubten Lebensmittel verwendet.

Wenn Sie selbst neue Rezepte erfunden haben, freue ich mich, wenn Sie mir diese mitteilen. Ich werde sie gern in meinen nächsten Büchern berücksichtigen.

Die Rezepte

Die folgenden Rezepte sind in vier Abschnitte eingeteilt: Saucen, Vorspeisen und kleine Gerichte, Hauptgerichte, Süßes. In jedem Abschnitt beginnen wir mit den Rezepten für Phase 1, danach folgen die Gerichte für Phase 2 – leicht erkennbar an den grünen Punkten mit der entsprechenden Zuordnung.

Die Saucen sind mir besonders wichtig, denn mit einer Sauce schmecken Fleisch und Fisch einfach besser. Die meisten Saucen werden üblicherweise mit Fett zubereitet – Öl, Butter, Sahne – die in den ersten beiden Phasen meiner Diät streng verboten sind. Eine Ausnahme bilden winzige Mengen Pflanzenöl zum Auspinseln der Bratpfanne oder zum Anrühren der Mayonnaise. Das Bindemittel der Wahl ist in meiner Diät Maisstärke. Sie macht Saucen schön sämig und wird in so geringer Menge verwendet, dass die wenigen Kalorien aus Kohlenhydraten nicht ins Gewicht fallen. 1 Teelöffel Maisstärke bindet 125 Milliliter Flüssigkeit und muss zunächst kalt mit wenig Wasser angerührt werden. Dann mischt man sie unter die zu bindende Flüssigkeit und kocht sie kurz auf.

Klassische Vinaigrette

Zutaten

1 EL	Dijon-Senf oder körniger französischer Senf
5 EL	Balsamicoessig
1 EL	Mineralwasser
1 TL	Pflanzenöl
1	Knoblauchzehe (nach Belieben)
7–8	Basilikumblätter, frisch oder TK

Senf, Essig, Mineralwasser und Öl in ein Schraubglas geben. Den Deckel fest zuschrauben und das Glas kräftig schütteln, bis die Mischung sämig wird. Nach Belieben eine zerdrückte Knoblauchzehe zugeben. Basilikum fein schneiden und zugeben. Im Schraubglas lässt sich die Vinaigrette einige Tage im Kühlschrank aufbewahren.

Vinaigrette mit Gemüsebrühe

Zutaten

1	Würfel fettarme Gemüsebrühe
1	gestrichener TL Maisstärke
2 EL	Essig
1 EL	körniger französischer Senf

Den Brühwürfel in 2 EL heißem Wasser auflösen. Maisstärke, Essig und Senf zufügen. Alle Zutaten gründlich miteinander vermischen.

Dukan-Mayonnaise ohne Öl

Das hart gekochte Ei schälen, mit der Gabel zerdrücken und mit dem Senf verrühren (oder das rohe Eigelb mit dem Senf verquirlen). Frischkäse oder Magerquark gründlich untermischen. Fein gehackte Kräuter zufügen und mit Salz und Pfeffer würzen.

Diese Mayonnaise ist proteinreich und trotzdem fettarm – ich habe sie speziell für Sie entwickelt.

Zutaten

1 Ei, hart gekocht + 1 TL Senf (oder 1 rohes Eigelb + 1 EL Senf)

50 g fettarmer Frischkäse (0,1 % Fett) oder Magerquark
gemischte Kräuter, fein gehackt (nach Belieben)
Salz, Pfeffer

Diät-Sauce à la Béarnaise

Den Essig mit 1 EL Wasser, der gehackten Schalotte und den Estragonblättchen in einem kleinen Topf langsam erwärmen. Vom Herd nehmen und abkühlen lassen, bis die Mischung lauwarm ist. Die Eigelbe in eine Schüssel geben und verquirlen. Nach und nach die Essigmischung dazugießen und dabei mit dem Schneebesen kräftig schlagen, bis die Sauce sämig wird. Mit Salz und Pfeffer würzen.

Zutaten

2 EL milder weißer Essig

1 Schalotte, fein gehackt
einige Estragonblättchen, fein geschnitten

2 Eigelb
Salz, Pfeffer

Sauce ravigote mit Joghurt

Zutaten

1	Ei, hart gekocht
3	mittelgroße Essiggürkchen, fein gehackt
1	kleine Zwiebel, fein gehackt
1	großes Bund Kräuter, fein gehackt
300 g	Joghurt (0,1 % Fett)
½ TL	Senf
	Salz

Das hart gekochte Ei schälen und zerdrücken. Mit Essiggürkchen, Zwiebel und Kräutern in einer Schüssel vermischen. Joghurt mit Senf und Salz cremig schlagen und unter die Kräutermischung rühren.

Diese Sauce passt – kalt serviert – zu Fisch, hart gekochten Eiern, Fleisch oder Gemüse. Mit 1–2 TL Pflanzenöl verrührt und im Wasserbad erwärmt schmeckt sie auch warm gut zu Fleisch und Fisch.

Weiße Sauce

Zutaten

⅛ l	Magermilch
2	Eigelb
150 g	Joghurt (0,1 % Fett)
	Salz, Pfeffer
1	Essiggürkchen, gehackt (nach Belieben)

In einem Topf Wasser für ein Wasserbad erhitzen. Die Milch leicht erwärmen. Die Eigelbe in einer Schüssel verquirlen und die lauwarme Milch nach und nach mit dem Schneebesen unter die Eigelbe schlagen. Den Joghurt unterrühren und die Mischung unter ständigem Rühren im Wasserbad erhitzen. Mit Salz und Pfeffer würzen.
Wird die Sauce zu Fisch serviert, kann man ein gehacktes Essiggürkchen untermischen.

Sauce gribiche

Das Ei schälen und in den Mixer geben. Die restlichen Zutaten zugeben und alles zu einer sämigen Sauce mixen. Nach Bedarf noch teelöffelweise etwas Mineralwasser untermixen.

Die Sauce passt hervorragend zu gekochtem Rindfleisch, zu kaltem Fleisch und ganz besonders zu Zunge.

Zutaten

1	Ei, hart gekocht
2 TL	Senf
1 EL	weißer Essig
1 TL	Pflanzenöl
1 EL	Naturjoghurt
	Salz, Pfeffer
	einige Petersilienblättchen
2	kleine Essiggürkchen, fein gehackt
	etwas Mineralwasser

Grüne Sauce

Die Eier schälen, in Stücke schneiden und im Mixer pürieren. Die übrigen Zutaten zugeben und untermixen. Die Sauce noch einmal abschmecken und kalt stellen.

Die Grüne Sauce passt hervorragend zu warmem oder kaltem gekochten Rindfleisch.

Zutaten

3	Eier, hart gekocht
600 g	Joghurt (0,1 % Fett)
1–2 EL	milder weißer Essig
	Salz, Pfeffer
2	große Bund gemischte Kräuter (Sauerampfer, Kresse, Petersilie, Estragon, Schnittlauch, Minze; etwa 150 g), fein gehackt
2	junge Schalotten, fein gehackt

111

Tomatensauce

Zutaten

1	mittelgroße Zwiebel, fein gehackt
6–8	Tomaten, enthäutet und entkernt, oder 300 ml gehackte Tomaten (aus der Dose)
	Salz, Pfeffer
	einige Stängel frische Kräuter (Minze, Basilikum und Estragon), fein geschnitten

In einem beschichteten Topf die Zwiebel sanft andünsten. Tomaten, Salz und Pfeffer zufügen und zugedeckt bei schwacher Hitze 20 Minuten leise kochen lassen. Abkühlen lassen und im Mixer oder mit dem Pürierstab pürieren. Die Kräuter darüberstreuen.

Die Sauce passt zu Fisch- und Gemüseterrinen.

Kräutersauce

Zutaten

1	Würfel fettarme Fleisch-, Fisch- oder Gemüsebrühe
1 TL	Maisstärke
200 g	fettarmer Frischkäse (0,1 % Fett) oder Magerquark
1	großes Bund Kräuter (Estragon, Kerbel, Petersilie), fein gehackt
	Salz, Pfeffer

In einem kleinen Topf den Brühwürfel in etwa 100 ml lauwarmem Wasser auflösen. Die Maisstärke zugeben und sorgfältig verrühren. Die Sauce bei schwacher Hitze unter Rühren eindicken lassen und vom Herd nehmen. Frischkäse oder Quark und gehackte Kräuter unterrühren. Mit Salz und Pfeffer abschmecken.

Die Kräutersauce passt zu Fleisch und Fisch.

Jägersauce

Schalotten und Essig mit 2 EL Wasser in einen kleinen Topf geben. Abgedeckt bei schwacher Hitze 10 Minuten kochen lassen. Ohne Deckel weitere 5 Minuten einkochen lassen. Vom Herd nehmen und das verquirlte Eigelb und den Frischkäse unterrühren. Salz, Pfeffer und Estragon hinzufügen. Den Topf über einen zweiten Topf mit heißem Wasser stellen und unter Rühren weiter eindicken lassen.

Die Sauce passt zu Fleisch und Fisch.

Zutaten

- 2 Schalotten, fein gehackt
- 3 EL Essig
- 1 Eigelb, verquirlt
- 2 EL fettarmer Frischkäse (0,1 % Fett) oder Magerquark
  Salz, Pfeffer
- 1 Zweig Estragon, Blättchen abgezupft und gehackt

Sauce hollandaise – Holländische Sauce

Einen Topf über einen zweiten Topf mit heißem Wasser stellen und im Wasserbad das Eigelb mit dem Senf und dem Zitronensaft verschlagen. Einige Minuten eindicken lassen. Langsam die heiße Milch zufügen, dabei kräftig weiterrühren, bis die Sauce dicklich wird. Im Wasserbad bis zum Servieren warm halten.

Die Sauce hollandaise ist die klassische Begleitung zu weißem Fisch und zu gekochtem Spargel, passt aber auch zu grünen Bohnen und Spinat.

Zutaten

- 1 Eigelb
- 1 TL Senf
- 2 EL Zitronensaft
- 50 ml heiße Magermilch

Béchamelsauce

Zutaten

¼ l   Magermilch
1 EL   Maisstärke
1   Würfel fettarme Fleischbrühe
    Salz, Pfeffer
    Muskatnuss, gerieben
    (nach Geschmack)

In einem kleinen Topf die Magermilch mit der Maisstärke glatt rühren. Den Brühwürfel zugeben und den Topf auf den Herd stellen. Die Sauce unter ständigem Rühren bei schwacher Hitze einige Minuten andicken lassen. Nach Geschmack mit Salz, Pfeffer und Muskatnuss würzen.

Mit Béchamelsauce überbackt man Gemüsegratins, besonders gut schmeckt sie zu Chicorée mit Schinken.

Meerrettichsauce

Zutaten

125 g   fettarmer Frischkäse (0,1 % Fett)
    oder Magerquark
1 TL   frisch geriebener Meerrettich
    Salz, Pfeffer

Frischkäse oder Quark mit Meerrettich, Salz und Pfeffer im Mixer oder mit dem Schneebesen aufschlagen, bis er leicht und locker ist.

Die Sauce passt sehr gut zu gedämpftem, in Folie oder in der Mikrowelle gegartem Fisch. Sie eignet sich auch als Beigabe zu hellem Fleisch.

Sauce divine – Göttersauce

In einem kleinen Topf die Eigelbe mit
Senf, Frischkäse oder Quark, Maisstärke,
Salz und Pfeffer verrühren. Ganz langsam
unter Rühren zum Kochen bringen. Vom
Herd nehmen und die Kräuter unterrühren.
Mit Zitronensaft abschmecken.

Die Sauce passt zu Terrinen und
warmem Fisch. Sie kann warm oder
lauwarm serviert werden.

Zutaten

2	Eigelb
1 EL	Senf
150 g	fettarmer Frischkäse (0,1 % Fett) oder Magerquark
1 TL	Maisstärke
	Salz, Pfeffer
1	kleines Bund gemischte Kräuter, gehackt
	Zitronensaft, frisch gepresst

Kräuterremoulade

Die Schalotte schälen und fein hacken.
Zusammen mit Sardellen, Kapern, Gürk-
chen und dem geschälten hart gekochten
Ei im Mixer zerkleinern. Frischkäse dazugeben und gut durchmixen. Mit Salz und
Pfeffer abschmecken und mit der Petersilie
bestreuen.

Zutaten

1	Schalotte
4	Sardellenfilets
1 EL	Kapern
1	Essiggürkchen
1	Ei, hart gekocht
150 g	fettarmer Frischkäse (0,1 % Fett)
	Salz, Pfeffer
	Petersilie, gehackt

Kalbfleischpastete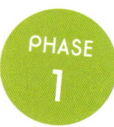

Zutaten

4	Eier
1 TL	rosa Pfeffer, gemahlen
5	schwarze Pfefferkörner, gemahlen
	Salz
100 g	Hackfleisch vom Kalb
500 g	magerer Schinken ohne Fettrand, gehackt
	einige Tropfen Pflanzenöl und etwas Mehl für die Form

Für 4 Personen

1. Die Pastete am Vortag zubereiten. Dafür den Backofen auf 160 °C (Umluft) oder 180 °C (Ober- und Unterhitze) vorheizen.

2. Die Eier kräftig verquirlen. Übrige Zutaten zugeben und alles gut vermischen.

3. Ein Stück Küchenpapier in einige Tropfen Öl tauchen und eine kleine Pasteten- oder Terrinenform oder eine Kastenkuchenform damit einfetten. Die Form mit ganz wenig Mehl ausstreuen, das Mehl durch Schütteln und Klopfen in der Form verteilen.

4. Die Hackfleischmischung einfüllen und glatt streichen. Die Pastete 60–75 Minuten mit Umluft backen. Wenn Sie bei Ober- und Unterhitze backen, die Form in eine größere Form oder in eine tiefe Fettpfanne ins Wasserbad stellen, sodass das Wasser bis etwa zwei Fingerbreit unter den Rand der Pastetenform reicht.

5. Die fertige Pastete über Nacht im Kühlschrank auskühlen lassen.

Geflügelterrine mit Estragon

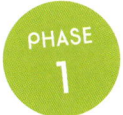

PHASE
1

Für 4 Personen

1. Die Terrine am Vortag zubereiten. Dafür das Hähnchen waschen und in 8 Teile schneiden. Karotten und Zwiebel schälen, Lauch und Sellerie waschen und putzen. Alles in grobe Stücke schneiden und in einen Topf geben. 1 Liter Wasser zugießen und zum Kochen bringen. Hähnchenteile hineingeben, salzen und pfeffern. Den entstehenden Schaum abschöpfen und die Brühe 1 Stunde bei schwacher Hitze kochen lassen.

2. Hähnchenteile herausnehmen und abtropfen lassen. Das Fleisch auslösen und in feine Scheibchen schneiden. Die Gelatine in kaltem Wasser einweichen.

3. Die Tomaten waschen, entkernen und fein würfeln. Eine kleine Terrinen- oder Kastenkuchenform mit Backpapier auslegen und das Hähnchenfleisch abwechselnd mit der Hälfte der Tomatenwürfel und der abgezupften Estragonblättchen einschichten.

4. Den Kochsud abseihen, zum Kochen bringen und auf etwa ¼ Liter einkochen lassen. Um die Brühe zu klären, das Eiweiß zu Schnee schlagen und die Brühe darübergießen. Zurück in den

Zutaten

1	Hähnchen (etwa 1,5 kg)
2	Karotten
1	Zwiebel
1	Stange Lauch
1	Stange Staudensellerie
	Salz, Pfeffer
3 Blatt	Gelatine
2	Tomaten
1	Zweig Estragon, Blättchen abgezupft
1	Eiweiß
1 TL	rosa Pfeffer

Topf geben, erneut zum Kochen bringen und 1 Minute kochen lassen. Etwas abkühlen lassen und durch ein Tuch seihen. Die ausgedrückte Gelatine darin auflösen. Die Brühe über das Hähnchenfleisch in der Form gießen und mit rosa Pfeffer bestreuen. Die restlichen Tomatenwürfel und Estragonblättchen darauf verteilen. Die Terrine über Nacht kalt stellen.

5. Aus der Form lösen, auf einer Platte in 4 Portionen schneiden und gut gekühlt servieren.

Lachstatar

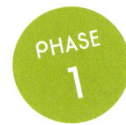

Zutaten

150–200 g frisches Lachsfilet

Zutaten wie für die Kräuterremoulade (siehe Seite 115):

1	Schalotte, gehackt
4	Sardellenfilets, gehackt
1 EL	Kapern, gehackt
1	Essiggürkchen, gehackt
1	Ei, hart gekocht, gehackt
150 g	fettarmer Frischkäse (0,1 % Fett)
	oder Magerquark
	Salz, Pfeffer
	Petersilie, gehackt

Für 4 Personen

1. Das Lachsfilet fein hacken und mit Schalotte, Sardellenfilets, Kapern, Essiggürkchen und Ei vermengen.

2. Frischkäse oder Quark unterrühren, mit Salz und Pfeffer abschmecken. Kühl stellen. Mit der Petersilie bestreut servieren.

Gefüllte Eier mit Garnelen

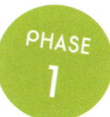

PHASE
1

Für 4–6 Personen

1. Die Eier schälen und halbieren. Die Eigelbe vorsichtig herauslösen und mit einer Gabel zerdrücken. 12 Garnelen beiseitelegen, die übrigen fein hacken.

2. Eigelbe und gehackte Garnelen vermischen. So viel Dukan-Mayonnaise dazugeben, dass die Masse zusammenhält. Die Mischung mit einem Löffel in die ausgehöhlten Eierhälften füllen und die Eier mit den ganzen Garnelen garnieren. Bis zum Servieren kühl stellen.

Zutaten

6	Eier, hart gekocht
450 g	Garnelen, gekocht
	etwas Dukan-Mayonnaise (siehe Seite 109)

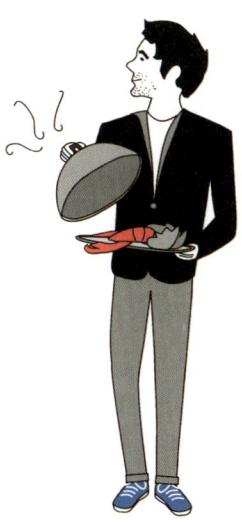

Rühreier

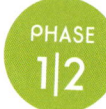

PHASE
1|2

Für 2 Personen

Zutaten

1–2 EL	Magermilch
4	Eier, verquirlt
	Salz, Pfeffer
	einige gehackte Garnelen
	oder hauchdünn geschnittene
	Geflügelleber nach Belieben

1. Die Milch in eine kleine Pfanne geben und erhitzen.

2. Die Eier mit Salz und Pfeffer würzen und zur Milch in die Pfanne gießen. Nach Belieben Garnelen oder einige Streifen Geflügelleber zugeben. Unter ständigem Rühren garen. Sobald sie cremig sind, vom Herd nehmen und servieren.

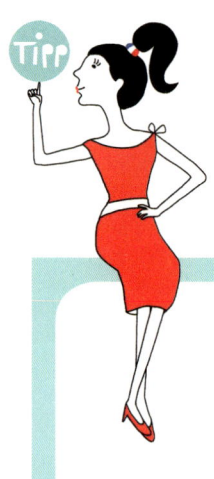

Tipp

VARIANTE FÜR PHASE 2:

➡ In der Aufbauphase kann man in Schritt 2 die Rühreier mit Spargelspitzen, in Scheiben geschnittenen Pilzen oder Tomatenwürfeln verfeinern. An Festtagen kann man sie mit Trüffelspänen oder etwas Kaviar veredeln.

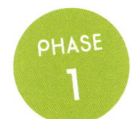

Scampi in Dukan-Mayonnaise

Für 2 Personen

1. Die Scampi sorgfältig waschen und in der aufgekochten Brühe gar ziehen lassen, bis sie rosa sind. In der Brühe abkühlen lassen. In einem Sieb abtropfen lassen.

2. Mit Dukan-Mayonnaise servieren.

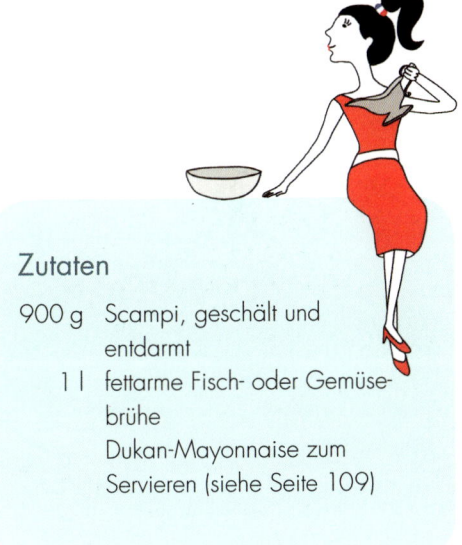

Zutaten

900 g Scampi, geschält und entdarmt

1 l fettarme Fisch- oder Gemüsebrühe

Dukan-Mayonnaise zum Servieren (siehe Seite 109)

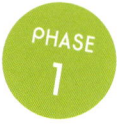

PHASE
1

Minze-Curry-Omelette

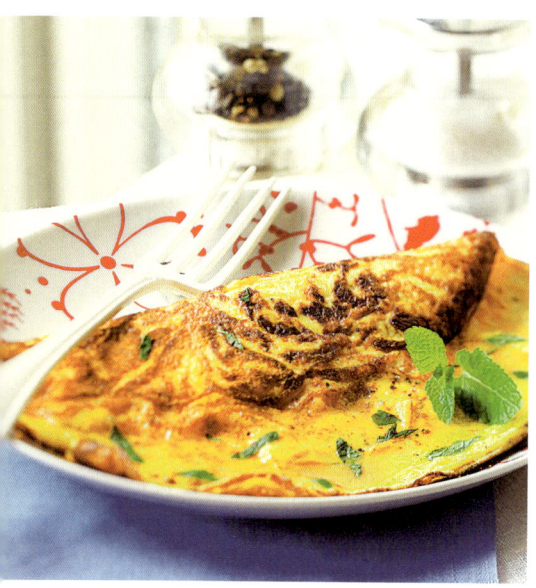

Für 2 Personen

1. In einer Schüssel die Eier kräftig mit dem Quark verrühren und mit Salz, Pfeffer und Currypulver würzen. Die Minzeblätter hacken und unter die Eiermischung rühren.

2. Das Omelett bei schwacher Hitze in einer beschichteten Pfanne auf beiden Seiten backen.

Zutaten

4	Eier
50 g	Magerquark (0,1 % Fettgehalt)
1	gehäufte Messerspitze Currypulver
	Salz, Pfeffer
	einige frische Minzeblätter

Muscheln nach Seemannsart

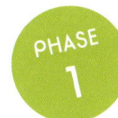

PHASE
1

Für 2 Personen

1. Die Muscheln gründlich bürsten und mehrmals waschen. Geöffnete Exemplare wegwerfen.

2. Die Muscheln zusammen mit ¼ Liter Wasser und dem Weißwein in einen Topf geben. Zwiebel, Knoblauch, Petersilie, Thymian, Lorbeerblatt und Pfeffer dazugeben. Bei hoher Temperatur kochen, bis die Muscheln sich öffnen. Sobald sie sich geöffnet haben, sind sie gar. Ungeöffnete Muscheln wegwerfen.

3. Zum Servieren die Muscheln zusammen mit dem Sud in eine Schüssel füllen. Den Sud nach dem Kochen leicht salzen.

Zutaten

1 kg	ganz frische mittelgroße Miesmuscheln
200 ml	trockener Weißwein
1	Zwiebel, in Scheiben geschnitten
1	Knoblauchzehe, in Scheiben geschnitten
1	Bund Petersilie, gehackt
1	Zweig Thymian
1	Lorbeerblatt
	Pfeffer
	Salz

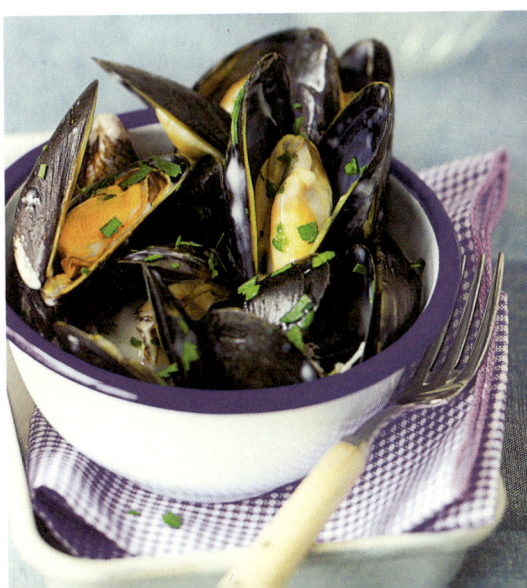

Chicoréesalat mit Roquefortsauce

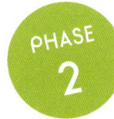

PHASE
2

Zutaten

4	Stauden Chicorée, gewaschen und geputzt
175 g	magerer Joghurt, Frischkäse (0,1 % Fett) oder Magerquark
1 TL	Essig
1 TL	Roquefort (dunkle, grau-grüne Stelle)
	Salz
	Pfeffer

Für 2 Personen

1. Chicorée in Streifen schneiden und auf zwei Tellern anrichten.

2. Für die Sauce Frischkäse oder Quark locker aufschlagen und mit Essig und Roquefort verrühren. Sollte die Sauce nicht die gewünschte Sämigkeit erhalten, rühren Sie etwas Magermilch oder Wasser unter. Sparsam mit dem Salz und Pfeffer abschmecken und über den Salat gießen.

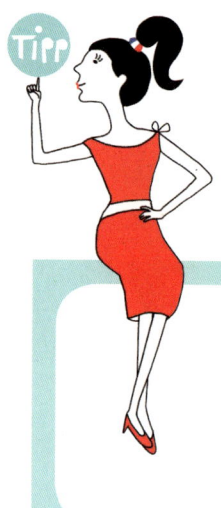

Tipp

Das Rezept für diese Salatsauce verstößt eigentlich gegen meine Prinzipien, weil es eine für die Diät sehr gefährliche Zutat enthält, nämlich Roquefort. Doch dürfen wir hier einmal eine Ausnahme machen: So ein Roquefort-Nüsschen enthält nicht mehr Fett als eine schwarze Olive.

Gemischter Salat

PHASE 2

Für 4 Personen

1. Den Kopfsalat waschen, putzen und in mundgerechte Stücke zupfen. Die Tomaten waschen und in Scheiben schneiden, dabei den Strunk entfernen. Die Hähnchenbrust in dünne Scheiben schneiden, den Schinken fein hacken.

2. Kopfsalat, Tomate, Hähnchenfleisch und Schinken locker miteinander vermischen und mit der Vinaigrette beträufeln. Das Ei schälen und vierteln und den Salat damit dekorieren.

Zutaten

1 Kopfsalat
2 Tomaten
1 gegarte Hähnchenbrust
1 Scheibe magerer Schinken, ohne Fettrand
1 Rezept Vinaigrette (siehe Seite 108)
1 Ei, hart gekocht

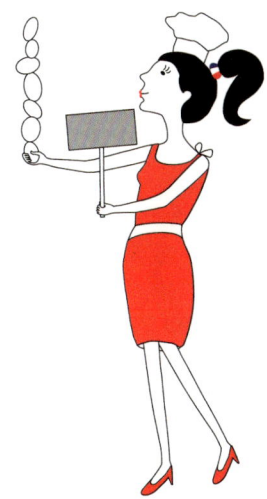

Tomaten mit Hüttenkäse-Mozzarella und Basilikum

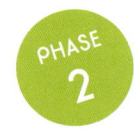

PHASE
2

Zutaten

200 g	fettarmer Hüttenkäse
2	große aromatische Tomaten
	frische Basilikumblätter
	Salz, Pfeffer
	etwas Vinaigrette
	(siehe Seite 108)

Für 2 Personen

1. Den Hüttenkäse in ein Sieb geben und bei Zimmertemperatur mindestens 6 Stunden, besser über Nacht, abtropfen lassen, bis er fest wird und eine ähnliche Konsistenz hat wie italienischer Mozzarella.

2. Die Tomaten in Scheiben schneiden und auf zwei Tellern anrichten.

3. Den festen, kompakten Käse in kleine, dicke Scheiben schneiden und auf die Tomaten legen. Jede Scheibe mit einem Basilikumblatt garnieren und mit Salz, Pfeffer und etwas Vinaigrette würzen.

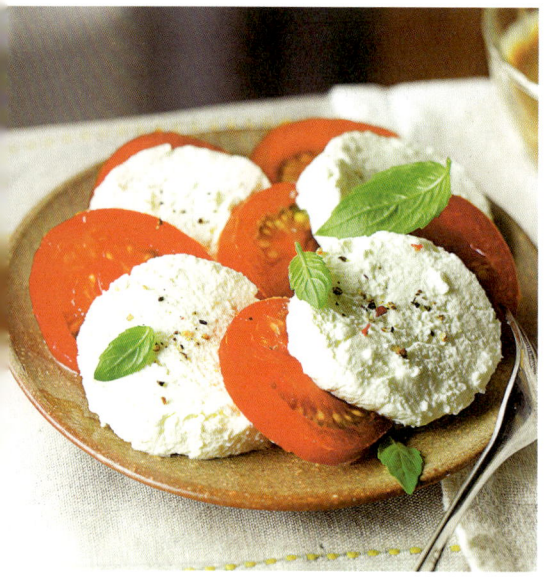

Geflügelsalat mit Kräuterdressing

PHASE
2

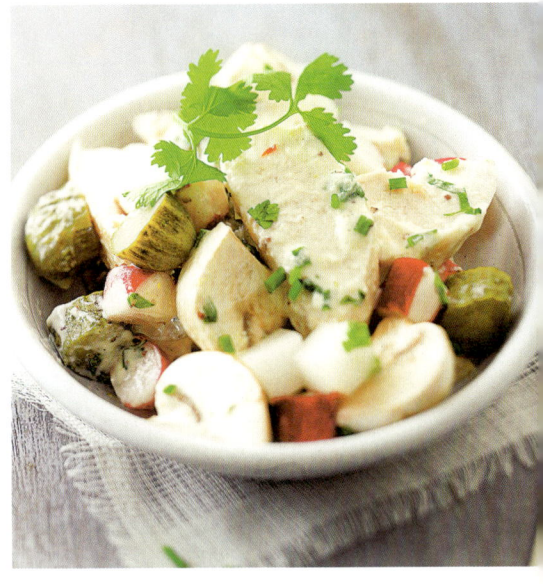

Für 2 Personen

1. Champignons und Radieschen waschen, putzen und fein würfeln. Die Hähnchenbrust in Streifen schneiden und mit Pilzen, Radieschen und Gurkenscheiben in eine Schüssel füllen.

2. Für die Sauce den Joghurt mit Knoblauch, Senf, Petersilie und Schnittlauch verrühren und mit Salz und Pfeffer würzen. Sollte die Sauce nicht die gewünschte Konsistenz haben, mischen Sie einfach noch etwas Mineralwasser unter, bis sie sämig genug ist. Über das Gemüse gießen, die Zutaten gut durchmischen und den Salat bis zum Servieren kalt stellen.

Zutaten

500 g	Champignons
1 Bund	Radieschen
4	Scheiben gegarte Hähnchenbrust (etwa 200 g)
4	große Gewürzgurken, in dicke Scheiben geschnitten
150 g	Joghurt (0,1 % Fett)
1	Knoblauchzehe, gehackt
1 TL	Senf
	einige Stängel Petersilie, Blättchen abgezupft und fein gehackt
	einige Stängel Schnittlauch, in Röllchen geschnitten
	Salz, Pfeffer

Spargel in Sauce Mousseline

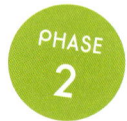

PHASE
2

Zutaten

- 1 Bund frischer Spargel (etwa 800–1000 g)
- 1 Eiweiß
- 1 Rezept Dukan-Mayonnaise (siehe Seite 109)
- 1 Schuss Himbeeressig

Für 4 Personen als Beilage

1. Die Spargelstangen sorgfältig schälen und die harten Enden abschneiden.

2. Wasser in einem ausreichend großen Topf zum Kochen bringen und die Spargelstangen darin 20–25 Minuten garen.

3. Kurz vor Ende der Garzeit das Eiweiß steif schlagen und unter die Dukan-Mayonnaise ziehen. Einen Schuss Himbeeressig dazugeben, damit die Sauce etwas flüssiger wird.

4. Den Spargel aus dem Wasser nehmen, abtropfen lassen und auf eine Platte legen. Mit der Sauce überziehen und servieren.

Spinat mit weißer Sauce

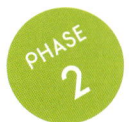

PHASE
2

Für 4 Personen als Beilage

1. Die Spinatblätter sorgfältig waschen. In einem großen Topf etwa 2 Tassen Wasser erhitzen, salzen und den Spinat tropfnass hineingeben. Etwa 5 – 10 Minuten garen. Den Spinat in ein Sieb abgießen und abtropfen lassen. Mit einem Schaumlöffel ausdrücken.

2. Den Spinat zusammen mit der weißen Sauce in einem Topf erhitzen.

Mit hart gekochten, halbierten Eiern oder als Beigabe zu Fleisch oder Geflügel servieren.

Zutaten

500 g frischer Spinat
       Salz
  1   Rezept weiße Sauce
       (siehe Seite 110)

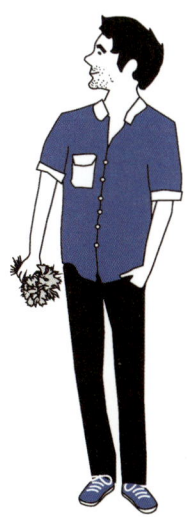

PHASE 2

Fenchelgemüse

Für 4 Personen als Beilage

Zutaten

800 g	frischer Fenchel
	Salz
	Saft von ½ Zitrone
	½ Bund Petersilie, Blättchen
	abgezupft und gehackt

1. Den Fenchel waschen und putzen. Dabei die Stängel abschneiden und wegwerfen, die Knollen je nach Größe vierteln oder achteln und den harten Strunk entfernen. Das zarte Fenchelgrün fein hacken und beiseite stellen.

2. In einem Topf ausreichend Salzwasser zum Kochen bringen und einen Spritzer Zitronensaft zugeben. Den Fenchel darin etwa 30–40 Minuten kochen, bis er weich ist. In einem Sieb abgießen und abtropfen lassen.

3. Auf eine Platte legen und mit dem restlichen Zitronensaft beträufeln. Mit Selleriegrün und Petersilie bestreut servieren.

Fenchel zeichnet sich durch seinen anisartigen Geschmack und seinen hohen Nährwert aus. Er ist reich an hochwirksamen Antioxidantien. Man kann ihn auch roh, in schräge Scheiben geschnitten, zu einem gemischten Salat geben oder ihn als eigenen Salat servieren und mit einer Vinaigrette (siehe Seite 108) übergießen.

Salat mit grünen Bohnen

PHASE
2

Für 4 Personen als Beilage

1. Die Bohnen waschen, putzen und in mundgerechte Stücke klein schneiden. In ausreichend Salzwasser etwa 20 – 30 Minuten garen. In einem Sieb abkühlen lassen.

2. Die Tomaten waschen, putzen und in Scheiben schneiden. Die Paprikaschoten waschen, putzen und in Würfelchen schneiden.

3. Alle vorbereiteten Zutaten, Zwiebel und Petersilie mit der Vinaigrette vermischen und vor dem Servieren 15 Minuten durchziehen lassen.

Zutaten

500 g	grüne Bohnen
4	Tomaten
1	rote Paprikaschote
1	gelbe Paprikaschote
1	Zwiebel, gehackt
½	Bund Petersilie, Blättchen abgezupft und gehackt
1	Rezept Vinaigrette (siehe Seite 108)

Grüne Bohnen sind die Schlankmacher par excellence. Sie haben die wenigsten Kalorien unter allen Gemüsen und machen durch ihren hohen Pektinanteil dennoch rasch satt. Weil ihre schöne grüne Farbe durch das Kochen etwas leidet, vermischen Sie sie für einen Salat am besten mit bunten Zutaten.
Als Beilage zu Fleisch oder Geflügel die gekochten Bohnen mit weißer Sauce (siehe Seite 110) servieren. Sie schmecken aber auch pur zu einem Schnitzel in Sauce.

Karottenflan

PHASE
2

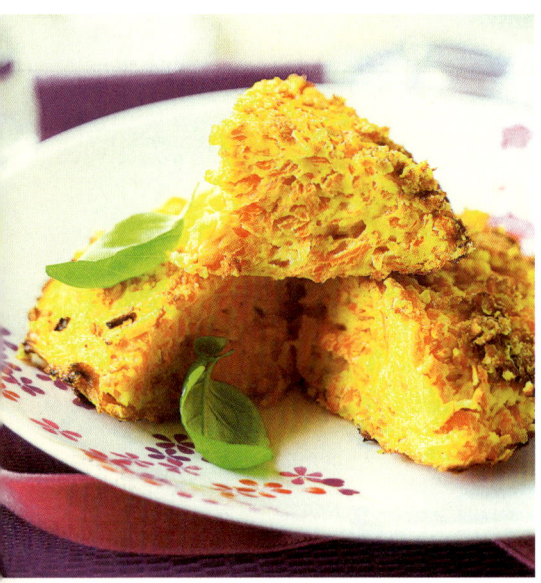

Zutaten

200 g	Karotten
2	Eier
200 g	Magerquark
¼ TL	geriebene Muskatnuss
100 g	Emmentaler (5 % Fett), gerieben
	Salz, Pfeffer
	Basilikumblätter
	wenig Öl für die Förmchen

Für 4 Personen

1. Den Backofen auf 240 °C (Ober- und Unterhitze) vorheizen.

2. Die Karotten schaben, waschen und fein reiben. In einer großen Schüssel die Eier mit dem Schneebesen kräftig mit Quark, Muskatnuss und Emmentaler verrühren und mit Salz und Pfeffer (nach Belieben auch mit anderen Gewürzen, z. B. Currypulver oder gemahlenem Kreuzkümmel) würzen.

3. Ein Stück Küchenpapier mit etwas Öl tränken und vier kleine Auflaufförmchen damit einfetten. Die Karotten einfüllen, mit etwas Petersilie bestreuen und die Eiermischung darauf verteilen.

4. Die Förmchen auf den Rost stellen und für 20 Minuten in den Backofen schieben. Die fertigen Flans etwas abkühlen lassen, auf Teller stürzen (dabei eventuell mit einem kleinen Messer die Flans am Rand von der Form lösen) und mit einigen Basilikumblättern bestreut servieren.

Die Karottenflans schmecken vorzüglich als Beilage zu weißem Fleisch.

Pilz-Tofu-Quiche

PHASE 2

Zutaten

600 g	gemischte Pilze (z. B. Champignons, Egerlinge, Austernpilze)
	etwas Petersilie, gehackt
	Salz, Pfeffer
400 g	Seidentofu
4	Eier
200 g	Emmentaler (5 % Fett), gerieben
½ TL	geriebene Muskatnuss
8	Kirschtomaten

Für 4 Personen

1. Den Backofen auf 240 °C (Ober- und Unterhitze) vorheizen.

2. Die Pilze kurz unter fließendem Wasser waschen und trocken tupfen. In dünne Scheiben schneiden und mit etwas Petersilie bei geringer Hitze in einer beschichteten Pfanne anbräunen. Mit Salz und Pfeffer würzen.

3. Inzwischen den Tofu mit Eiern, Emmentaler und Muskat verrühren. Die Pilze dazugeben, gut untermischen und noch einmal abschmecken.

4. Die Mischung in eine Auflaufform füllen, die Kirschtomaten leicht hineindrücken und etwas Petersilie darüberstreuen.

5. Die Quiche in den Backofen schieben und etwa 40 Minuten garen. Vor dem Genuss die Tomatenstengel entfernen.

Dazu passt gemischter Salat.

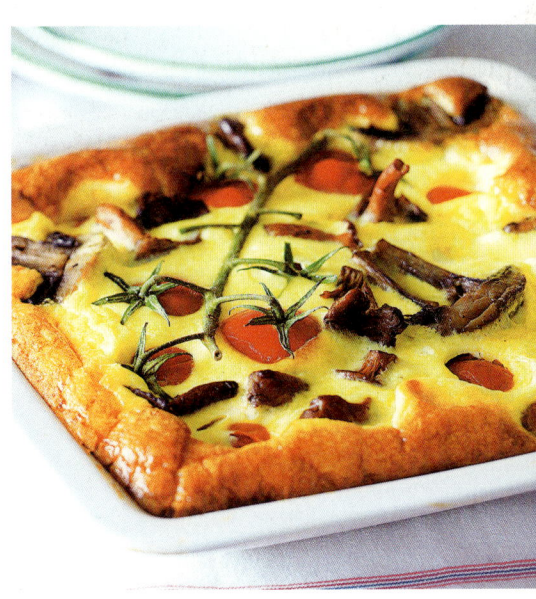

Gurkengemüse

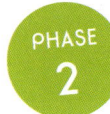

PHASE
2

Zutaten

2	Salatgurken
50 ml	milder weißer Essig
	Salz
1	Rezept weiße Sauce (siehe Seite 110)

Für 4 Personen als Beilage

1. Die Gurke waschen, schälen und der Länge nach vierteln. Die Viertel in Stücke schneiden. In einem Topf ausreichend Wasser mit Essig und etwas Salz zum Kochen bringen und die Gurkenstücke darin 10 Minuten garen. In einem Sieb abtropfen lassen.

2. Die weiße Sauce in einem Topf erhitzen und die Gurkenstücke damit vermischen.

Wer Gurken lieber als Salat mag, schneidet sie nach dem Schälen in Scheiben und lässt sie 1 Stunde in einem Sieb abtropfen. Die Gurkenscheiben mit dünn geschnittenen Zwiebelringen und einer Vinaigrette (siehe Seite 108) vermischt servieren.

Geschmorter Chicorée

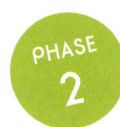

PHASE
2

Für 4 Personen als Beilage

1. Die Chicoréestauden waschen, längs halbieren und im Dampf garen. In einem Sieb abtropfen lassen.

2. Den Brühwürfel in etwas heißem Wasser auflösen und in einer beschichteten Pfanne erhitzen. Die Zwiebelringe darin goldgelb dünsten. Die Chicoréehälften dazugeben und kurz mitdünsten.

3. Lauwarm mit der Garflüssigkeit servieren.

Dazu passt am besten helles Fleisch vom Kalb oder von der Pute.

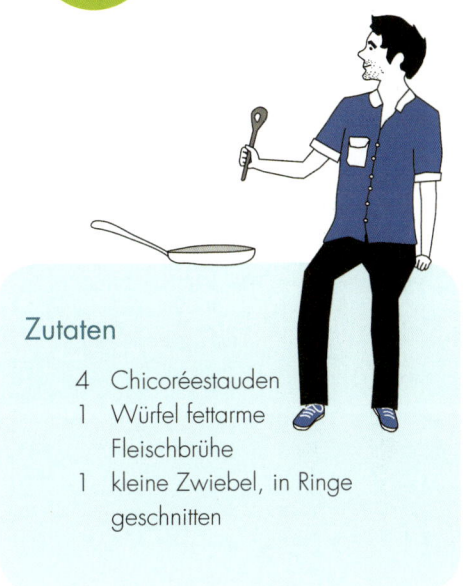

Zutaten

4   Chicoréestauden
1   Würfel fettarme Fleischbrühe
1   kleine Zwiebel, in Ringe geschnitten

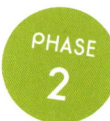

Chicoréegratin

PHASE
2

Für 4 Personen als Beilage

Zutaten

4	Chicoréestauden
	Salz
1	Rezept weiße Sauce (siehe Seite 110)
1	Ei

1. Den Backofen auf 200 °C (Ober- und Unterhitze) vorheizen.

2. Den Chicorée waschen und im Dampf garen. Salzen und in einem Sieb abtropfen lassen.

3. Chicoréestauden nebeneinander in eine ofenfeste Form legen und mit der weißen Sauce überziehen. Das Ei verquirlen und darübergießen. Den Chicorée im Ofen in etwa 20–25 Minuten goldbraun überbacken.

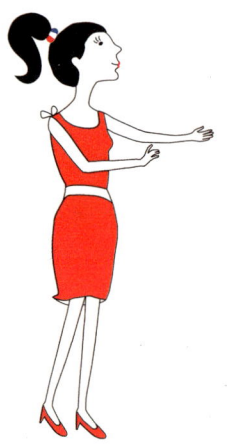

Wundersuppe

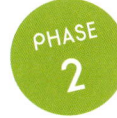

Für 8–10 Personen

1. Die verschiedenen Gemüse putzen bzw. schälen und in kleine oder mittelgroße Stücke schneiden.

2. Gemüsestücke mit den Brühwürfeln in einen Topf geben und 3 Liter Wasser zugießen. Zum Kochen bringen und 10 Minuten bei starker Hitze kochen lassen, dann zurückschalten und etwa 30 Minuten weiterkochen, bis die Gemüse weich, aber nicht zerkocht sind.

Zutaten

4	große Knoblauchzehen
6	große Zwiebeln
1–2	Dosen geschälte Tomaten
1	großer Kopf Weißkohl
6	Karotten
2	grüne Paprikaschoten
1	Staudensellerie
3	Würfel fettarme Rinderbrühe
3	Würfel fettarme Hühnerbrühe

Dieses Rezept stützt sich auf neue Forschungsergebnisse, denen zufolge Suppen mit ganzen Stücken auf lange Sicht schlank machen, da die Suppe sehr satt macht und die festen Stücke langsamer durch den Darm gehen als die Bouillon. Sie bleiben bis zu ihrer vollständigen Zersetzung im Magen, dehnen die Magenwände aus und erzeugen schließlich ein mechanisches Sättigungsgefühl. Dagegen passiert die flüssige Bouillon den Magen viel schneller. Im Dünndarm angekommen, stimulieren ihre Nährstoffe die an den Darmwänden sitzenden Rezeptoren und lösen ein stoffwechselbedingtes Sättigungsgefühl aus. Beide zusammen – das mechanisch ausgelöste Sättigungsgefühl durch Ausdehnung des Magens und das stoffwechselbedingte, im Dünndarm ausgelöste – reduzieren den Hunger schnell und dauerhaft.

Gefüllte Pilze

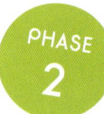

PHASE
2

Zutaten

20	große Pilze (z. B. Champignons oder Egerlinge)
2	große Knoblauchzehen
½	Bund Petersilie, Blättchen abgezupft und gehackt
	Salz, Pfeffer
	einige TL Magermilch
	etwas Pflanzenöl

Ergibt 20 gefüllte Pilze

1. Den Backofen auf 200 °C (Ober- und Unterhitze) vorheizen.

2. Die Pilze säubern. Die Stiele herausdrehen und fein hacken. Knoblauch schälen und hacken. Alles mit Petersilie, Salz, Pfeffer und einigen Teelöffeln Milch vermischen. In eine beschichtete Pfanne geben und einige Minuten bei mittlerer Hitze garen.

3. Die Pilzköpfe mit der vorgegarten Mischung füllen, in eine Auflaufform setzen und im Backofen etwa 20 Minuten garen. Vor dem Servieren auf jeden Pilz einige Tropfen Pflanzenöl träufeln.

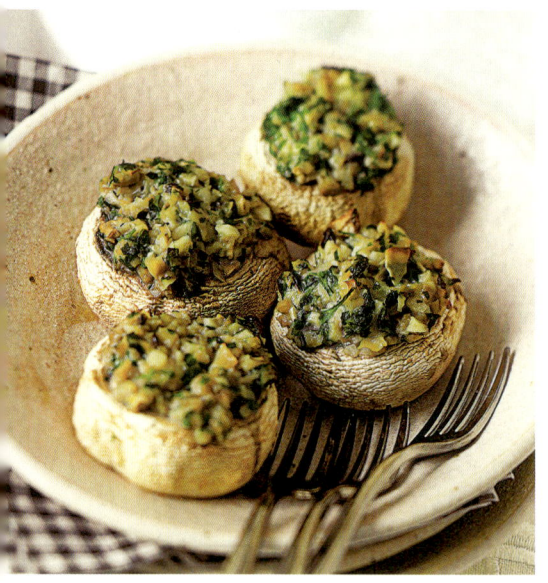

Auberginen auf indische Art

PHASE
2

Für 2 Personen

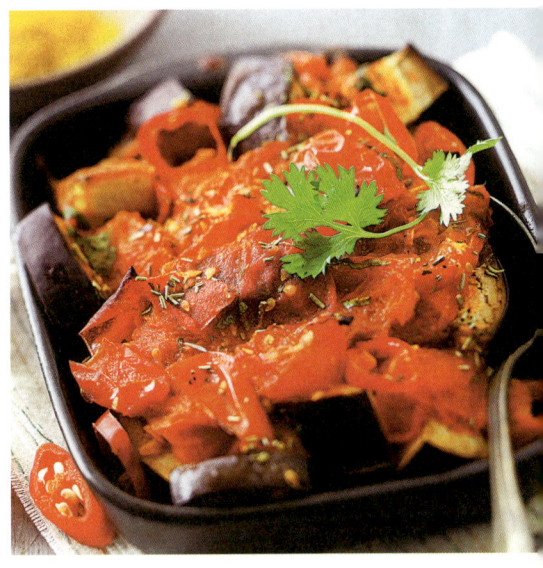

1. Den Backofen auf 220°C (Ober- und Unterhitze) vorheizen.

2. Die Tomaten in einer beschichteten Pfanne bei schwacher Hitze weich garen. Mit Salz und Pfeffer würzen, Kräuter und Gewürze hinzufügen.

3. In einem Topf mit kochendem Wasser Auberginenscheiben und Paprikastreifen einige Minuten blanchieren, mit einem Schaumlöffel herausnehmen und abkühlen lassen.

4. Die Auberginen in eine Auflaufform schichten und die Paprikastreifen darauf verteilen. Die Tomatensauce darübergießen und das Gemüse 10 Minuten im Backofen garen. Vor dem Servieren mit etwas Koriander garnieren.

Zutaten

50 g	Tomaten, fein gehackt
	Salz, Pfeffer
1 EL	getrocknete Kräuter der Provence
1	Handvoll Koriandergrün, fein gehackt
1 Prise	Currypulver
1 Prise	scharfes Paprikapulver
200 g	Auberginen, in dünne Scheiben geschnitten
50 g	rote Paprikaschote, in feine Streifen geschnitten

Kürbissuppe

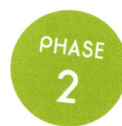

PHASE
2

Zutaten

500 g	Kürbis (ohne Kerne und Schale gewogen)
1	große Zwiebel
1	Apfel
1	Würfel fettarme Fleischbrühe
1 TL	Currypulver
	Salz, Pfeffer
100 g	fettarmer Frischkäse (0,1 % Fett) oder Magerquark

Für 4 Personen

1. Den Kürbis in Stücke schneiden. Die Zwiebel schälen und würfeln. Den Apfel schälen, vom Kerngehäuse befreien und in Stücke schneiden. Alles mit dem Brühwürfel in einen großen Topf geben und mit Wasser bedecken. 20–30 Minuten kochen lassen.

2. Die Suppe nur leicht pürieren. Man sollte noch spüren, wie die zarten Kürbisstücke auf der Zunge zergehen. Mit Curry, Salz und Pfeffer würzen und den Frischkäse oder Quark unterrühren.

Zucchinicremesuppe

PHASE
2

Für 4 Personen

1. Die Zucchini waschen, putzen und in grobe Stücke schneiden. Zwiebel, Karotte und Rübe schälen und ebenfalls in Stücke schneiden.

2. Die Gemüse zusammen mit dem Brühwürfel in einen Kochtopf geben und mit Wasser bedecken. Erhitzen und 20–30 Minuten kochen lassen, bis die Gemüse weich sind. Mit dem Mixstab pürieren, sparsam mit Salz und Pfeffer abschmecken und heiß servieren.

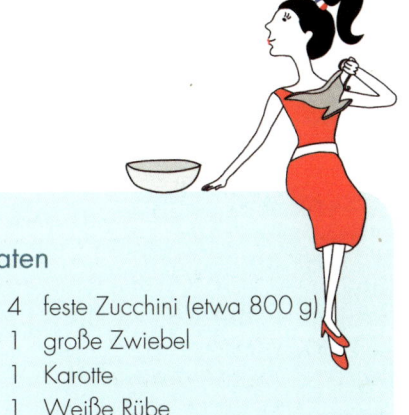

Zutaten

4   feste Zucchini (etwa 800 g)
1   große Zwiebel
1   Karotte
1   Weiße Rübe
1   Würfel fettarme Fleischbrühe
    Salz, Pfeffer

Tatar

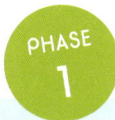

PHASE
1

Zutaten

200 g   mageres Hackfleisch vom Rind
(am besten Tatar)

**Zutaten wie für die Kräuterremoulade
(siehe Seite 115):**
1   Schalotte, gehackt
4   Sardellenfilets, gehackt
1 EL   Kapern, gehackt
1   Essiggürkchen, gehackt
1   Ei, hart gekocht, gehackt
150 g   fettarmer Frischkäse (0,1 % Fett)
oder Magerquark
Salz, Pfeffer
Petersilie, gehackt

Für 2 Person

1. Das Hackfleisch mit allen Zutaten für die Kräuterremoulade gut vermengen.

2. Die Masse in eine mit Frischhaltefolie ausgelegte kleine Schüssel füllen, glatt streichen und etwas andrücken. Vor dem Servieren mindestens 30 Minuten kühl stellen.

3. Auf einen Portionsteller stürzen, die Folie abziehen und das Tatar mit etwas Petersilie garniert sofort servieren.

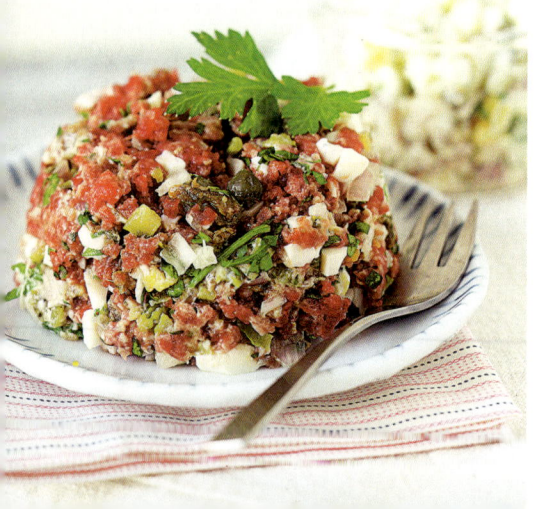

Rinderfiletspieße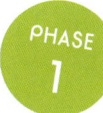

Für 2 Personen

1. Das Fleisch in große Würfel, die Zwiebel in Scheiben schneiden. Beides abwechselnd mit Stückchen von Thymianzweigen und Lorbeerblättern auf Spieße stecken.

2. Nach Belieben Tomaten- und Paprikastücke dazwischenstecken. Diese geben ihr Aroma an das Fleisch ab, dürfen aber in der Angriffsphase nicht mitgegessen werden.

3. Die Spieße in einer beschichteten Pfanne von allen Seiten braten, bis der gewünschte Gargrad erreicht ist. Oder die Spieße im auf Grillstufe vorgeheizten Backofen grillen. Mit etwas Tymian garniert servieren.

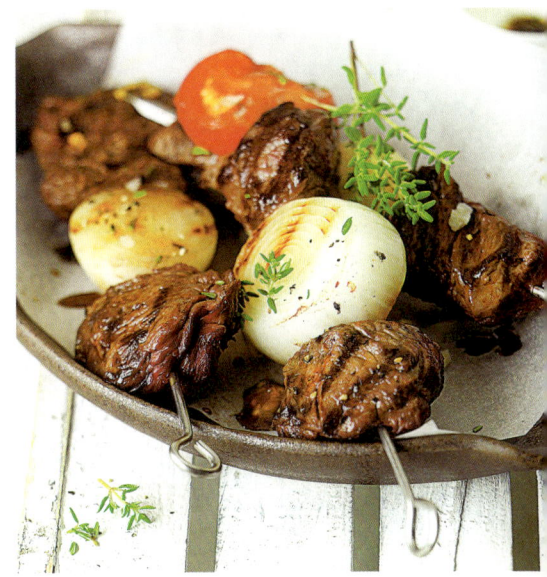

Zutaten

400 g Rinderfilet
   1 Zwiebel
     einige Thymianzweige
     einige Lorbeerblätter
     einige Tomaten- und Paprikastücke nach Belieben

Rinderbraten

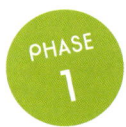

PHASE
1

Zutaten

1,2 kg Rinderlende oder Rinderfilet
Salz, Pfeffer

Für 4–6 Personen

1. Den Backofen auf 240°C (Ober- und Unterhitze) vorheizen. Das Fleisch in einen Bräter geben und etwa 15 Minuten offen braten. Wenn Sie ein Fleischthermometer haben, das Thermometer in die dickste Stelle des Bratens stecken. Den Backofen auf 160°C zurückschalten und das Fleisch weitere 40–45 Minuten braten, bis das Thermometer 50°C anzeigt.

2. Das Fleisch herausnehmen und 15 Minuten ruhen lassen. Dann mit Salz und Pfeffer würzen und in Scheiben geschnitten servieren.

Reste vom Rinderbraten schmecken kalt mit einer der eingangs beschriebenen Saucen, zum Beispiel Remouladensauce (siehe Seite 115).

Pfeffersteak

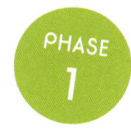

PHASE
1

Für 1 Person

1. Das Rindersteak in einer Pfanne mit Anti-haftbeschichtung von beiden Seiten bra-ten. Auf beiden Seiten mit grob gemah-lenem Pfeffer bedecken.

2. In einem kleinen Topf den Joghurt leicht erwärmen, Öl und etwas Pfeffer dazu-geben. Die Hälfte dieser Mischung über das heiße Steak geben. Den Herd aus-schalten und das Steak in der heißen Pfanne lassen. Die restliche Joghurtsauce noch einmal verrühren, über das Steak gießen und servieren.

Zutaten

1	großes, gut abgehangenes Rindersteak
	Pfeffer, grob gemahlen
75 g	Joghurt (0,1 % Fett)
1 TL	Pflanzenöl

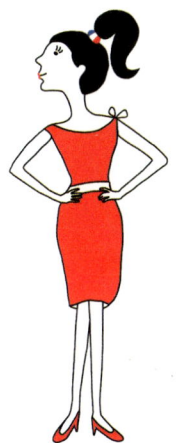

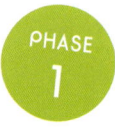

PHASE
1

Gekochtes Rindfleisch

Zutaten

500 g	sehr mageres Rindfleisch
1	Zweig frischer Thymian
1	Lorbeerblatt
1	Zwiebel, halbiert
	Salz, Pfeffer

Zum Servieren:

1	Rezept Sauce ravigote (siehe Seite 110) kleine Essiggürkchen

Für 4 Personen

1. In einem großen Topf 1 ½ Liter Wasser mit Thymian, Lorbeerblatt, Zwiebel, Salz und Pfeffer zum Kochen bringen. Das Fleisch hineingeben und etwa 1 Stunde 15 Minuten leise kochen lassen. Eventuell entstehenden Schaum zwischendurch abschöpfen.

2. Das Fleisch aus der Brühe nehmen und mit Alufolie abgedeckt mindestens 15 Minuten ruhen lassen. Das Fleisch in Würfel oder Scheiben schneiden und lauwarm mit Sauce ravigote und Essiggürkchen servieren.

In der Aufbauphase, wenn wieder Gemüse gegessen werden darf, kann man in der letzten halben Stunde Kochzeit eine in Stücke geschnittene Stange Lauch in die Suppe geben. Das Rindfleisch dann mit dem gekochten Lauch und Tomatensauce servieren.

Rinderhackbraten

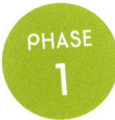

PHASE
1

Ergibt 10–12 Scheiben

1. Den Backofen auf 180 °C (Ober- und Unterhitze) vorheizen.

2. Die Eier verquirlen und mit Zwiebel, Frischkäse, Salz und Pfeffer gut verrühren. Die Masse unter das Hackfleisch mischen. Eine längliche ofenfeste Form mit wenig Öl auspinseln und mit Mehl ausstäuben (oder mit Backpapier auslegen). Die Hälfte der Hackfleischmischung einfüllen und glatt streichen.

3. Die hart gekochten Eier in Scheiben schneiden und in einer Längsreihe auf die Fleischmasse legen. Mit dem restlichen Hackfleisch bedecken.

4. Den Hackbraten etwa 1 Stunde im vorgeheizten Ofen backen.

Der Braten schmeckt kalt oder warm. Dazu passen verschiedene Saucen, etwa die Meerrettichsauce (siehe Seite 114) oder die Grüne Sauce (siehe Seite 111).

Zutaten

2	Eier
1	Zwiebel, fein gehackt
100 g	fettarmer Frischkäse (0,1 % Fett)
	Salz, Pfeffer
1,2 kg	Hackfleisch vom Rind
2	Eier, hart gekocht und geschält
	etwas Pflanzenöl und Mehl
	für die Form

Kalbsfrikassee

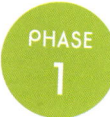

PHASE
1

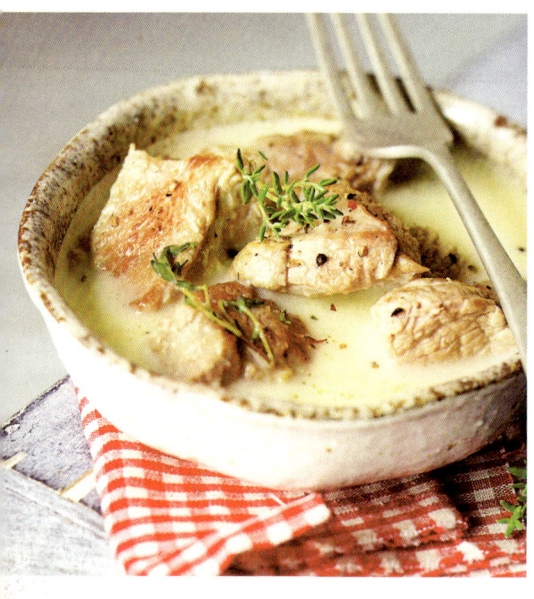

Für 4 Personen

1. In einem großen Topf 1 ½ Liter Wasser mit 1 Zweig Thymian, Lorbeerblatt, Zwiebel, Salz und Pfeffer zum Kochen bringen. Das Fleisch hineingeben und etwa 1 Stunde leise kochen lassen. Eventuell entstehenden Schaum zwischendurch abschöpfen. Das Fleisch herausnehmen, 15 Minuten zugedeckt ruhen lassen und in große Würfel schneiden.

2. In einem anderen Topf die Milch mit dem zweiten Thymianzweig erwärmen. 10 Minuten ziehen lassen und den Thymian entfernen. Die Milch salzen und pfeffern. Die Eigelbe in einer Schüssel verquirlen und die lauwarme Milch unter kräftigem Schlagen zugießen. Die Mischung zurück in den Topf geben und das Kalbfleisch darin erhitzen, aber nicht mehr kochen lassen. Mit Salz und Pfeffer abschmecken und mit etwas Tymian bestreut servieren.

Zutaten

2	Zweige Thymian
1	Lorbeerblatt
1	Zwiebel, halbiert
	Salz, Pfeffer
500 g	mageres Kalbfleisch
¼ l	Magermilch
3	Eigelb

Kalbsschnitzel

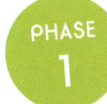

PHASE
1

Für 4 Personen

1. Die Schnitzel zwischen zwei Blättern Klarsichtfolie dünn plattieren. Folie entfernen und jedes Schnitzel halbieren.

2. In einer beschichteten Pfanne die Zwiebeln in der Bouillon andünsten. Bei geringer Hitze kochen lassen, bis sie zu karamellisieren beginnen.

3. Die Schnitzel auf das Zwiebelbett legen und auf jeder Seite etwa 5 Minuten garen lassen. Anschließend die Zwiebeln entfernen, die Temperatur erhöhen und die Schnitzel in der restlichen Flüssigkeit bräunen.

4. Die Zitronenschale mit einem Sparschäler fein abschälen. Schnitzel mit Zitronenzesten und einem Petersilienblatt garniert servieren.

Zutaten

- 4 Kalbsschnitzel (etwa 500 g)
- 1 kleine Zwiebel, in Streifen geschnitten
- 1 Würfel fettarme Brühe, in 3–4 EL Wasser aufgelöst
- 1 Zitronenschale zum Garnieren

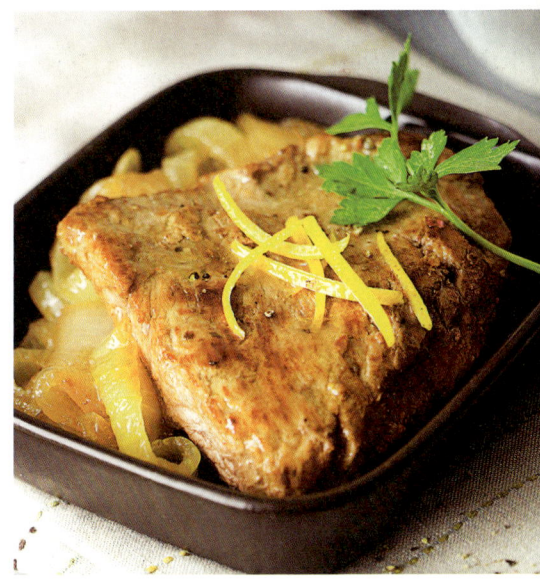

Kalbskotelett

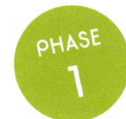

PHASE
1

Zutaten

- 4 magere Kalbskoteletts
  Salz, Pfeffer
- 1 kleine Zwiebel, gehackt
- 1 Knoblauchzehe, gepresst
- 1 Würfel fettarme Brühe, in
  3–4 EL Wasser aufgelöst
- 2 Essiggürkchen, in Scheiben
  geschnitten
- 1 Zitrone, längs geviertelt

Für 4 Personen

1. Die Koteletts salzen und pfeffern. In einer beschichteten Pfanne Zwiebeln und Knoblauch mit der Brühe aufkochen, bis die Zwiebeln karamellisieren. Die Koteletts darauflegen und von jeder Seite 10 Minuten garen.

2. Gegen Ende der Garzeit 2 Esslöffel Wasser zugießen und das Fleisch noch eine Minute garen lassen. Die Zwiebeln entfernen und das Fleisch in der verbleibenden Flüssigkeit bei starker Hitze kurz bräunen.

3. Die Koteletts mit den Gurkenscheiben und Zitronenvierteln garniert servieren.

Kalbsleber mit Sherryessig

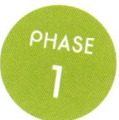

PHASE
1

Für 2 Personen

1. Die Zwiebel in einer beschichteten Pfanne zusammen mit der Brühe auf-kochen. Bei schwacher Hitze dünsten, bis sie karamellisiert.

2. Die Kalbsleber auf das Zwiebelbett legen und auf jeder Seite 6–10 Minuten garen lassen.

3. Die Zwiebeln entfernen. Den Essig zur restlichen Bratflüssigkeit geben und die Leber bei starker Hitze darin bräunen lassen.

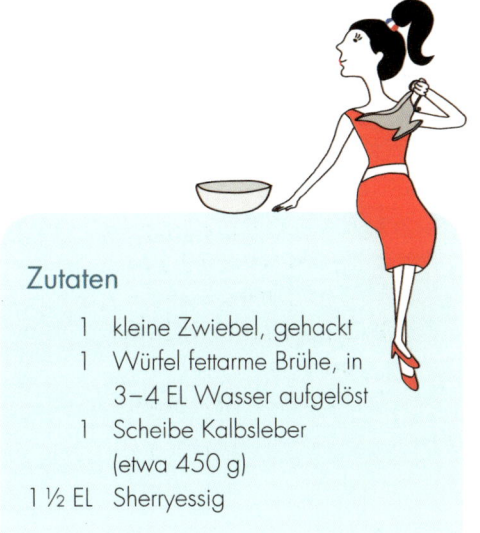

Zutaten

1	kleine Zwiebel, gehackt
1	Würfel fettarme Brühe, in 3–4 EL Wasser aufgelöst
1	Scheibe Kalbsleber (etwa 450 g)
1 ½ EL	Sherryessig

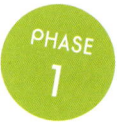

PHASE 1

Rinderzunge mit Sauce ravigote

Zutaten

1	Rinderzunge, küchenfertig vorbereitet
	Einige Thymianzweige
1	Lorbeerblatt
1	Zwiebel, halbiert
	Salz, Pfeffer
1	Rezept Sauce ravigote (siehe Seite 110)
	Essiggürkchen

Für 4 Personen

1. Die Rinderzunge vollständig vom Fett befreien. Die Zunge mit 1 ½ Liter Wasser, Thymian, Lorbeerblatt und Zwiebel in einen großen Topf geben und zum Kochen bringen. Salzen und pfeffern. 1 ¼ Stunden bei mittlerer Hitze kochen lassen.

2. Die Zunge herausnehmen und in Scheiben schneiden. Lauwarm mit der Sauce ravigote und Essiggürkchen servieren.

   Achten Sie darauf, nur den vorderen Teil der Zunge zu essen. Sie ist an der Spitze am magersten.

Kaninchen in Senfsauce

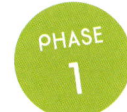

Für 2 Personen

1. Den Backofen auf 200 °C (Ober- und Unterhitze) vorheizen.

2. Den Kaninchenrücken mit Senf einstreichen, mit dem Thymian bestreuen und in Alufolie wickeln. Im heißen Ofen 25–30 Minuten braten, aus dem Ofen nehmen und in der Folie 10 Minuten ruhen lassen. Auswickeln und in eine Auflaufform legen. ·

3. Das Öl mit dem Joghurt kräftig verschlagen, salzen und pfeffern.

4. Die Joghurtsauce über den Kaninchenrücken geben. Dabei löst sich der beim Braten angetrocknete Senf auf.

5. Das Fleisch im Ofen noch einmal kurz erhitzen und in Scheiben geschnitten mit den Essiggürkchen servieren.

Zutaten

1	Kaninchenrücken, küchenfertig vorbereitet
	Senf
1 TL	getrockneter Thymian
1 TL	Pflanzenöl
75 g	Joghurt (0,1 % Fett)
	Salz, Pfeffer
	Essiggürkchen, in Scheiben geschnitten

Hähnchencurry

PHASE
1

Für 4 Personen

Zutaten

1	Brathähnchen, in 8 Stücke zerteilt
	Salz, Pfeffer
1	unbehandelte Zitrone
450 g	Joghurt (0,1 % Fett)
4 EL	frischer Ingwer, geschält und gehackt
3	Knoblauchzehen, gehackt
1 TL	Zimt
2	Prisen Cayennepfeffer
1 TL	Korianderkörner, im Mörser zerdrückt
3	Gewürznelken
10	Minzeblätter, gehackt
2	Zwiebeln, in Streifen geschnitten
1	Würfel fettarme Hühnerbrühe
	Kräuter zum Garnieren

1. Die Hähnchenteile mit Salz und Pfeffer würzen. Die Zitronenschale abreiben und in einer Schüssel mit Joghurt, Ingwer, Knoblauch, Gewürzen und Minze verrühren. Hähnchenteile in die Marinade legen und abgedeckt 24 Stunden im Kühlschrank durchziehen lassen.

2. Am nächsten Tag die Zwiebeln in einer beschichteten Schmorpfanne zusammen mit 1 Esslöffel Wasser anbräunen. Das Hähnchen mit der Marinade dazugeben und zugedeckt 1 Stunde bei schwacher Hitze garen. Den Brühwürfel in der Garflüssigkeit auflösen und das Hähnchencurry mit beliebigen Kräutern garniert heiß servieren.

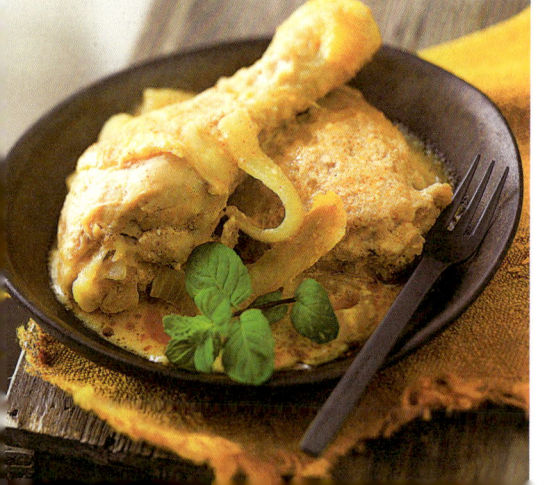

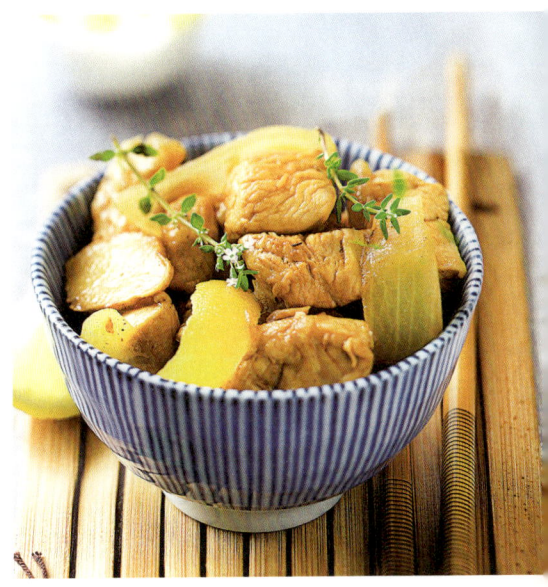

Zitroniges Putenragout

PHASE 1

Für 2 Personen

1. Das Fleisch in mittelgroße Würfel schneiden. Zwiebel, Knoblauch und Ingwer in einer beschichteten Schmorpfanne 3–4 Minuten bei mittlerer Hitze anbraten. Das Fleisch hinzufügen und 2 Minuten bei starker Hitze anbräunen. Dabei ständig rühren.

2. Zitronensaft, Sojasauce und 150 ml Wasser angießen. Das Kräutersträußchen, Zimt, Ingwer und Zitronenschale dazugeben und mit Salz und Pfeffer würzen.

3. Den Deckel auflegen und das Fleisch 45 Minuten bei schwacher Hitze garen. Mit etwas Thymian garnieren und heiß servieren.

Zutaten

500 g	Putenschnitzel
1	Zwiebel, in feine Ringe geschnitten
2	Knoblauchzehen, gehackt
½ TL	frischer Ingwer, geschält und fein gehackt
	Saft und abgeriebene Schale von 2 unbehandelten Zitronen
2 EL	Sojasauce
1	Kräutersträußchen aus je 1 Zweig Petersilie, Thymian, Estragon und 1 Lorbeerblatt
1 Prise	Zimt
1 Prise	gemahlener Ingwer
	Salz, Pfeffer

Hähnchen mit Estragon

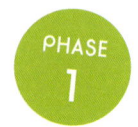

PHASE
1

Zutaten

1 großes Brathähnchen
  einige frische Estragonzweige
1 Knoblauchzehe, gepresst
  Salz, Pfeffer

Für 6 Personen

1. Den Backofen auf 220°C (Ober- und Unterhitze) vorheizen. Das Hähnchen innen und außen gründlich waschen und mit Küchenpapier trocken tupfen.

2. Die Estragonblättchen abzupfen und hacken. Das Hähnchen mit Knoblauch und der Hälfte des Estragons einreiben. Den restlichen Estragon in das Hähnchen füllen. Das Hähnchen innen und außen salzen und pfeffern und in einen Bräter legen. Im heißen Backofen etwa 1 bis 1½ Stunden braten. Das Hähnchen ist gar, wenn beim Anstechen nur noch klarer Saft austritt.

Vermeiden Sie es, die Haut oder die Flügelspitzen zu essen. Sie enthalten viel Fett.

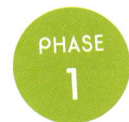

PHASE
1

Hähnchensoufflé

Für 4 Personen

1. Den Backofen auf 180 °C (Ober- und Unterhitze) vorheizen. Eine Auflaufform am Boden leicht fetten und mehlen.

2. Die Hähnchenbrust mit dem Messer fein hacken. Die Kräuterblättchen abzupfen und fein hacken. Zusammen mit Salz und Pfeffer zum Fleisch geben.

3. Die Eier trennen und die Eigelbe in einer Schüssel verquirlen. Die Milch erhitzen und unter kräftigem Schlagen unter die Eigelbe mischen. Das Hähnchenfleisch unterrühren.

4. Die Eiweiße zu Schnee schlagen und vorsichtig unter die Fleischmischung heben, damit das Soufflé schön aufgeht. Die Masse in eine Auflaufform füllen und in den vorgeheizten Backofen schieben. Das Soufflé 30–35 Minuten backen und sofort servieren.

Zutaten

1	Hähnchenbrustfilet (etwa 150–200 g)
	einige Kräuterzweige (z. B. Rosmarin, Thymian, Salbei)
	Salz, Pfeffer
2	Eier
200 ml	Magermilch
	etwas Öl und Mehl für die Form

Gedämpfte Seezunge

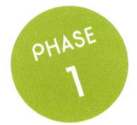

PHASE
1

Zutaten

900 g	Seezungenfilet, in 8 Stücke geschnitten
	Salz, Pfeffer
2 EL	Petersilie, gehackt
1	Zitrone, längs geviertelt

Für 4 Personen

1. Die Seezunge sorgfältig waschen und abtrocknen. Einen großen Topf zu drei Vierteln mit kochendem Wasser füllen. Die Seezungenstücke zwischen zwei Teller legen, die so groß sind, dass sie den Topf abdecken. Die Teller auf den Topf setzen. Das Wasser 15 Minuten am Kochen halten, dann ist die Seezunge auf den Punkt gegart.

2. Den Fisch mit Salz, Pfeffer und gehackter Petersilie bestreuen und mit den Zitronenvierteln servieren.

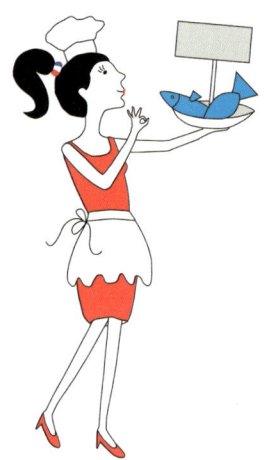

Gegrillte Goldbrasse

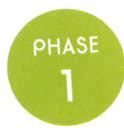
PHASE 1

Für 2–4 Personen (je nach Größe des Fischs)

1. Den Fisch innen und außen abspülen und trocken tupfen. Die Bauchhöhle pfeffern und mit den Kräutern und der Zwiebel füllen.

2. Die gefüllte Goldbrasse auf dem Grill oder in einem flachen Bräter im vorgeheizten Backofen bei 180 °C (Ober- und Unterhitze) je nach Größe etwa 20–30 Minuten garen. Die Goldbrasse ist gar, wenn ihre Haut schön gebräunt ist. Nach dem Garen salzen und mit Zitronenachteln servieren.

Zutaten

1	Goldbrasse, küchenfertig vorbereitet
	Pfeffer
3 EL	frische Kräuter (Petersilie, Dill, Estragon), fein gehackt
1	kleine Zwiebel, fein gehackt
	Salz
2–4	Zitronenachtel (eines pro Person)

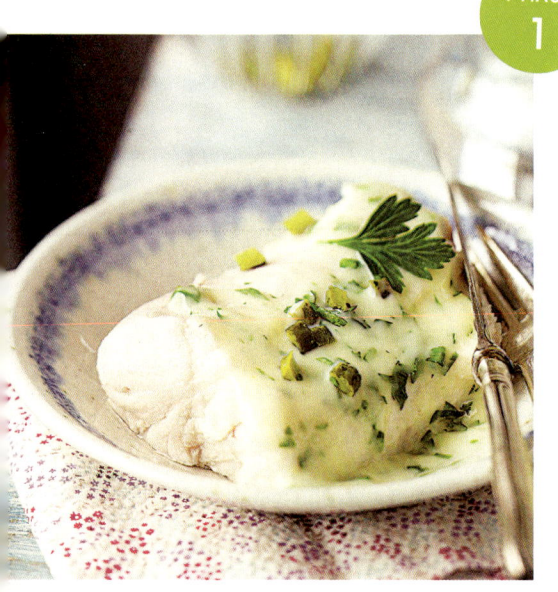

Fisch mit weißer Sauce

Für 4 Personen

1. Den Fisch abspülen und trocken tupfen. 1 Liter Wasser mit dem Brühwürfel, dem Weißwein und den Gewürzen zum Kochen bringen. Die Hitze reduzieren und die Fischfilets einlegen. Den Fisch in der Brühe gar ziehen lassen, das dauert etwa 6 Minuten.

2. Die Fischfilets herausnehmen und auf vorgewärmten Tellern mit weißer Sauce und gehackter Petersilie servieren.

Zutaten

4	Filets von einem festen weißfleischigen Fisch (z. B. Heilbutt, Lotte, Kabeljau, Wolfsbarsch; insgesamt etwa 800 g)
1	Würfel fettarme Gemüsebrühe
1	Schuss Weißwein
10	Pfefferkörner
1	Schalotte, gehackt
2	Lorbeerblätter
1	Rezept weiße Sauce (siehe Seite 110)
1	EL Petersilie, gehackt

Lachs in Folie

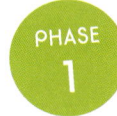

PHASE
1

Zutaten

	4	Lachssteaks aus der Mitte des Fischs (je etwa 200 g) Saft von 1 Zitrone
2 EL		Dill, sehr fein gehackt Salz, Pfeffer
	1	kleine Zwiebel, in Ringe geschnitten
	1	kleine Stange Lauch, in Scheiben geschnitten

Für 4 Personen

1. Den Backofen auf 200 °C (Ober- und Unterhitze) vorheizen.

2. Jedes Lachssteak auf ein großes Stück Alufolie legen. Mit Zitronensaft beträufeln, mit Dill bestreuen, salzen und pfeffern. Die Zwiebelringe und den Lauch auf den Fischfilets verteilen. Sie sorgen für den Geschmack und werden in der Angriffsphase nach dem Garen entfernt und nicht mitgegessen.

3. Die Folie über dem Fisch zusammenfalten und gut verschließen. Die Fischpäckchen auf den Rost im Backofen legen und den Fisch maximal 10 Minuten garen – nach Geschmack auch kürzer, damit er zart und saftig bleibt.

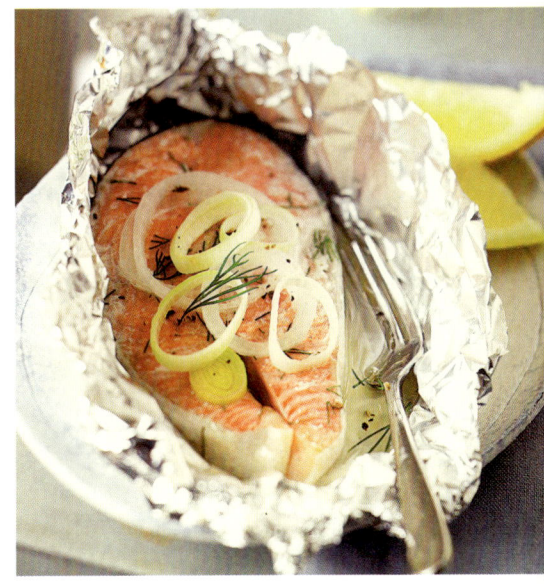

Muscheln im Förmchen überbacken

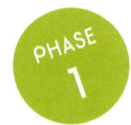

PHASE
1

Zutaten

1,6 kg	Muscheln, gebürstet und gewaschen
¼ l	trockener Weißwein zum Kochen
3	Eier
1 EL	fettarmer Frischkäse (0,1 % Fett) oder Magerquark
1 Bund	Petersilie, Blättchen fein gehackt
	Salz, Pfeffer

Für 2–4 Personen

1. Die Muscheln mit dem Weißwein in einen Topf geben und bei starker Hitze kochen, bis sie sich geöffnet haben. Dabei den Topf ab und zu rütteln. Vom Herd nehmen und in ein Sieb schütten, den Kochsud auffangen.

2. Den Backofen auf 220°C (Ober- und Unterhitze) vorheizen.

3. Muscheln abtropfen und abkühlen lassen. Ungeöffnete Muscheln wegwerfen. Das Muschelfleisch aus den Schalen nehmen. Den lauwarmen Kochsud mit Eiern, Frischkäse oder Quark, Petersilie, Salz und Pfeffer gut verquirlen.

4. Die Muscheln in vier ofenfeste Förmchen legen und mit der Eiermischung begießen. Im Backofen etwa 10 Minuten garen, bis die Eiermischung gestockt und leicht gebräunt ist.

Gefüllter Kohl

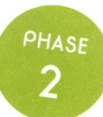

PHASE
2

Für 4 Personen

1. Den Kohlkopf waschen und einige Minuten im Ganzen in kochendem Salzwasser blanchieren. Herausnehmen und abtropfen lassen. Die dicken Blattrippen außen flach schneiden, den Strunk keilförmig herausschneiden und den Kohl aushöhlen, damit die Füllung Platz hat. Dabei vorsichtig sein, damit der Kohlkopf nicht auseinanderfällt.

2. Hackfleisch mit Zwiebel und Petersilie vermengen. Die Masse salzen und pfeffern und in einer beschichteten Pfanne anbraten, dabei das Tomatenmark zufügen.

3. Diese Mischung in den Kohl füllen. Die größten Außenblätter über die Öffnung legen und mit etwas Küchengarn gut festbinden.

4. Den Kohl in einen Schmortopf setzen und einige Esslöffel des Kochsuds zugeben. Den Kohl bei mittlerer Hitze andünsten. Den Deckel aufsetzen und den Kohl bei schwacher Hitze langsam garen. Dabei nach Bedarf noch etwas Kochsud zugeben.

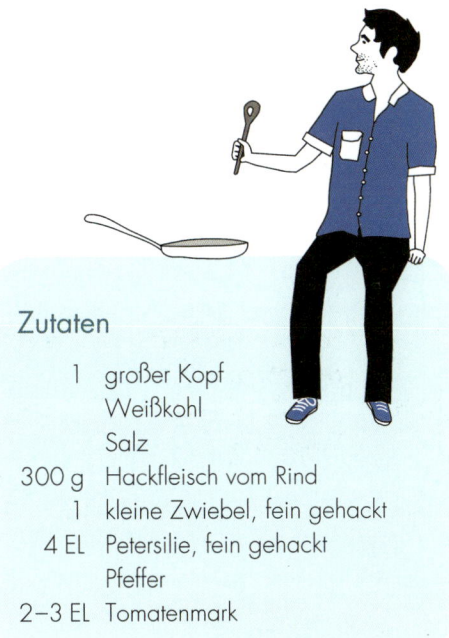

Zutaten

1	großer Kopf Weißkohl
	Salz
300 g	Hackfleisch vom Rind
1	kleine Zwiebel, fein gehackt
4 EL	Petersilie, fein gehackt
	Pfeffer
2–3 EL	Tomatenmark

Champignonfrikassee

PHASE
2

Zutaten

1	Zwiebel, in Streifen geschnitten
1	Würfel fettarme Geflügelbrühe
500 g	frische Champignons, in dicke Scheiben geschnitten
1	Knoblauchzehe, gepresst
1 EL	Petersilie, gehackt
	Salz, Pfeffer

Für 2 Personen (als Beilage
für 4 Personen)

1. Die Zwiebeln in eine beschichtete Pfanne geben. Mit 50 Milliliter heißem Wasser und dem Brühwürfel erhitzen und so lange dünsten, bis die Zwiebeln leicht karamellisiert sind.

2. Die Champignons dazugeben und die Flüssigkeit langsam ohne Deckel einkochen lassen, bis die Pilze weich sind.

3. Knoblauch, Petersilie, Salz und Pfeffer dazugeben, noch einmal heiß werden lassen und das Frikassee solo oder als Beilage zu Fleisch oder Geflügel servieren.

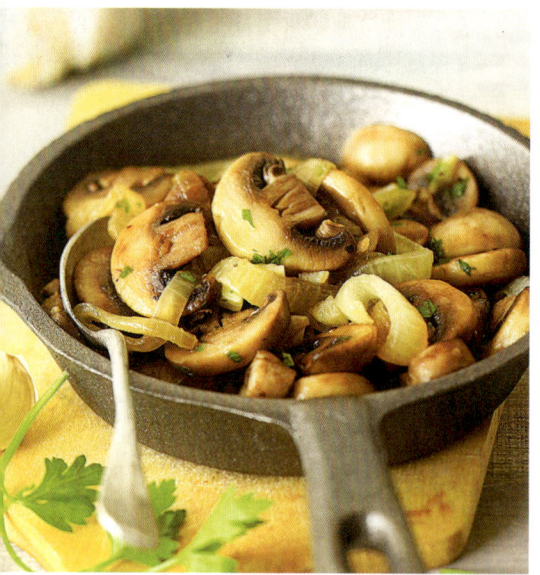

Chicoréegratin mit Schinken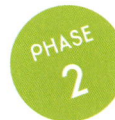

**Für 2 Personen (als Beilage
für 4 Personen)**

1. Den Backofen auf 200 °C (Ober- und
   Unterhitze) vorheizen.

2. Den Chicorée waschen und im Dampf
   garen. In einem Sieb abtropfen lassen.
   Jede Chicoréestaude salzen und in eine
   Schinkenscheibe wickeln. Nebeneinander in eine flache Auflaufform legen.

3. Die Béchamelsauce über die Chicoréestauden gießen. Das Gratin etwa 25 Minuten im Ofen goldbraun überbacken.

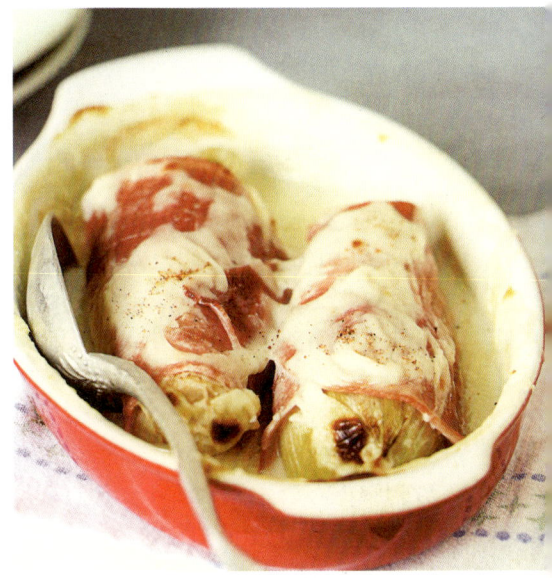

Zutaten

4	Chicoréestauden
	Salz
4	Scheiben magerer Schinken ohne Fettrand
1	Rezept Béchamelsauce (siehe Seite 114)

PHASE
2

Blumenkohl mit weißer Sauce und Eiern

Zutaten

1 großer Blumenkohl
Salz
1 Rezept weiße Sauce
(siehe Seite 110)
2 Eier, hart gekocht und halbiert

Für 4 Personen

1. Den Blumenkohl waschen und in große Röschen zerteilen. In einem großen Topf Salzwasser zum Kochen bringen und den Blumenkohl darin bissfest garen. In einem Sieb abtropfen lassen.

2. Den Blumenkohl auf eine vorgewärmte Platte legen, mit der frisch zubereiteten weißen Sauce übergießen und mit den Eierhälften garniert servieren.

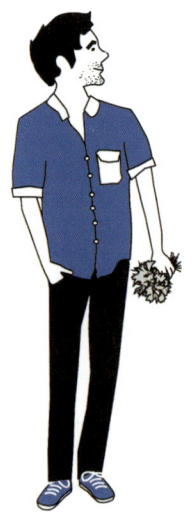

Blumenkohlsoufflé

PHASE
2

**Für 2 Personen
(als Beilage für 4 Personen)**

1. Den Backofen auf 200°C (Ober- und Unterhitze) vorheizen.

2. Den Blumenkohl waschen und in große Röschen zerteilen. In einem großen Topf Salzwasser zum Kochen bringen und den Blumenkohl darin bissfest garen. In einem Sieb abtropfen lassen.

3. Die weiße Sauce zubereiten und die beiden Eigelbe hinzufügen. Die Eiweiße zu Schnee schlagen und behutsam unter die Sauce heben.

4. Die Blumenkohlröschen in eine Auflaufform legen, die Sauce darübergießen und das Soufflé 20 Minuten im vorgeheizten Ofen backen. Sofort servieren.

Zutaten

1 großer Blumenkohl
Salz
1 Rezept weiße Sauce
(siehe Seite 110)
2 Eier, getrennt

Tandoori-Tofu

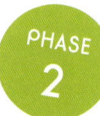

PHASE
2

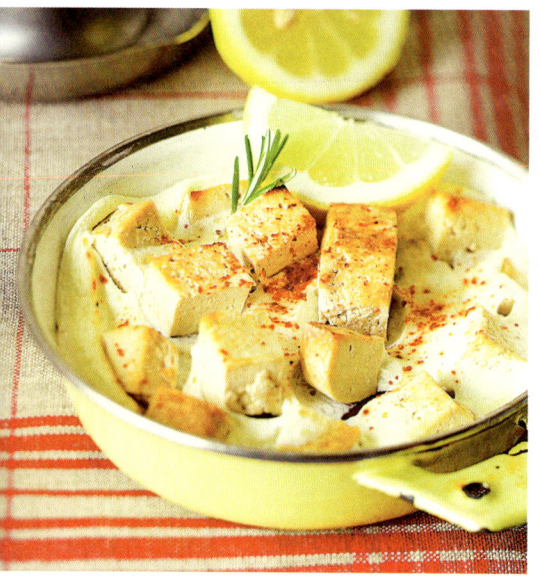

Für 2 Personen

1. Zitronensaft, Joghurt und Gewürze zu einer cremigen Marinade verrühren.

2. Den Tofu in Würfel schneiden, in der Marinade wenden, bis die Würfel vollständig damit überzogen sind, und einige Stunden oder über Nacht im Kühlschrank ziehen lassen.

3. Den Backofen auf 240 °C (Ober- und Unterhitze) vorheizen. Den Tofu mit der Marinade in einer ofenfesten Form verteilen und 25 Minuten im Backofen garen. Die Würfel während des Garens ab und zu wenden.

4. Mit einer Zitronenschale und etwas Rosmarin garnieren und heiß servieren.

Zutaten

1 EL	Zitronensaft
150 g	Joghurt (0,1 % Fett)
2 EL	Tandoori-Gewürz (Asialaden)
	Salz, Pfeffer
250 g	fester Tofu

Auberginenlasagne mit Tofu

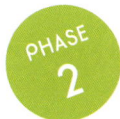

PHASE
2

Für 2 Personen

1. Die Aubergine waschen, putzen und in dünne Scheiben schneiden. Mit Salz bestreuen und 30 Minuten ziehen lassen. Unter fließendem kaltem Wasser abspülen und gut ausdrücken.

2. Den Backofen auf 240 °C (Ober- und Unterhitze) vorheizen. Zucchini und Tomaten waschen, putzen und ebenso wie den Tofu in Scheiben schneiden.

3. In einer beschichteten Pfanne 4 Esslöffel Wasser mit dem halben Brühwürfel aufkochen und die Auberginenscheiben einige Minuten darin andünsten, bis sie hellbraun sind. Herausnehmen und zunächst die Zucchinischeiben, dann den Tofu ebenso garen. Beiseitestellen. Zwiebel und Knoblauch mit 2 Esslöffel Wasser in die Pfanne geben und 2 Minuten andünsten. Die Tomaten und die Kräuter zugeben und 1 Minute dünsten.

4. Eine flache Auflaufform mit der Hälfte der Auberginenscheiben auslegen. Zucchini- und Tofuscheiben, Tomaten, dann restliche Auberginen darauf verteilen. 25 Minuten im Backofen gratinieren, dabei 5 Minuten vor Ende der Garzeit mit dem Käse bestreuen.

Zutaten

1	mittelgroße Aubergine
	Salz
1	mittelgroße Zucchini
1–2	Tomaten
100 g	fester Tofu
½	Würfel fettarme Hühnerbrühe
1	Zwiebel, gehackt
1	Knoblauchzehe, gehackt
1 TL	italienische Kräuter
1 EL	Emmentaler (Magerstufe), gerieben

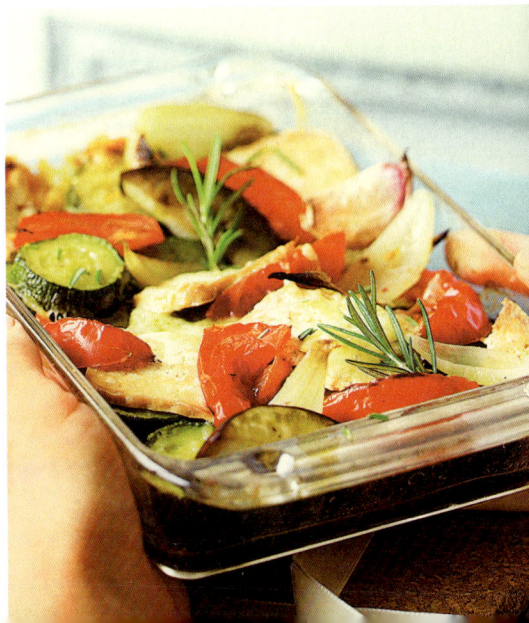

Kalbfleisch mit Chicorée

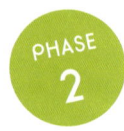

PHASE
2

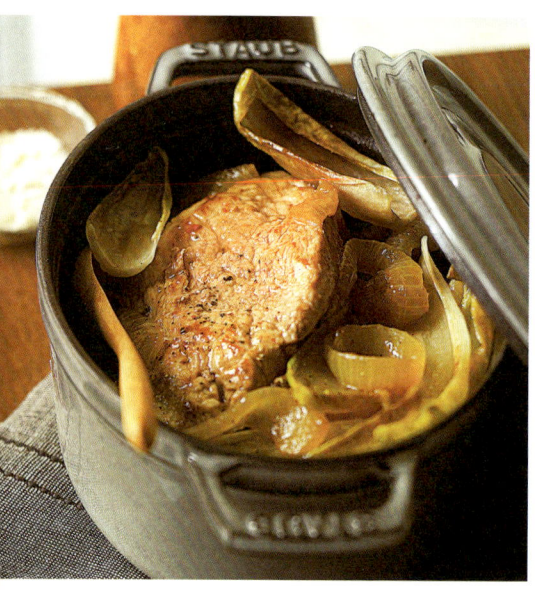

Für 4 Personen

1. Den Chicorée waschen und in kochendem Salzwasser einige Minuten blanchieren. Herausnehmen und in einem Sieb abtropfen lassen.

2. Die Zwiebel zusammen mit dem aufgelösten Brühwürfel in eine beschichtete Pfanne geben. Zwiebel bei schwacher Hitze goldgelb dünsten.

3. Auf das Zwiebelbett die Kalbsschnitzel legen und auf beiden Seiten leicht bräunen lassen. Den Chicorée dazugeben. Mit Salz und Pfeffer würzen und bei schwacher Hitze etwa 1 Stunde kochen lassen.

4. Fleisch und Gemüse heiß servieren.

Zutaten

4	Chicoréestauden
1	Zwiebel, in Ringe geschnitten
1	Würfel fettarme Geflügelbrühe, in 3–4 EL Wasser aufgelöst
500 g	mageres Kalbsschnitzel
	Salz, Pfeffer

Hähnchen mit Pilzen

PHASE
2

Für 4 Personen

1. Die Hähnchenbrustfilets und die Lebern in Scheiben schneiden. Die Zwiebel zusammen mit dem aufgelösten Brühwürfel in eine beschichtete Pfanne geben. Zwiebel bei schwacher Hitze goldgelb dünsten.

2. Die Pilze zugeben und rundherum andünsten. Hähnchenscheiben und Leber darauflegen. Den Deckel auflegen und etwa 20 Minuten schmoren lassen. Mit Salz und Pfeffer würzen und eventuell vorhandene Flüssigkeit kurz ohne Deckel bei starker Hitze einkochen lassen.

3. Die Leber in der Garflüssigkeit zerdrücken und das Gericht heiß servieren.

Zutaten

- 4 Hähnchenbrustfilets (etwa 600 g)
- 100 g Geflügelleber
- 1 große Zwiebel, in Streifen geschnitten
- 1 Würfel fettarme Geflügelbrühe, in 3–4 EL Wasser aufgelöst
- 400 g Pilze (Champignons, Egerlinge oder Mischpilze), geputzt und klein geschnitten
- Salz, Pfeffer

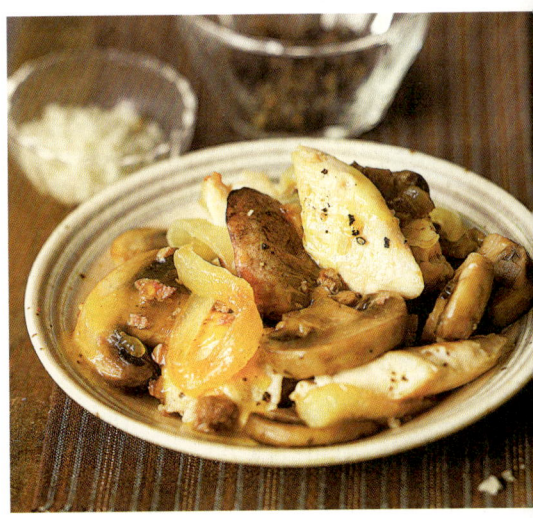

Chili con carne mit Tofu

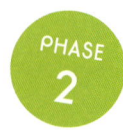

PHASE
2

Zutaten

2	Knoblauchzehen, gehackt
2	Zwiebeln, in Streifen geschnitten
2	grüne Chilischoten, gewürfelt
400 g	Rinderhack
300 g	Tofu, zerkrümelt
1 Dose	geschälte Tomaten (500 g)
	etwas Chilipulver
1	Lorbeerblatt
¼ TL	gemahlener Kreuzkümmel
	Salz, Pfeffer

Für 2 Personen

1. Knoblauch, Zwiebeln, Chilischoten, Rinderhack und Tofu 5 Minuten unter Rühren in einer beschichteten Pfanne anbraten.

2. Tomaten, Chilipulver, Lorbeerblatt und Kreuzkümmel zufügen. Mit Salz und Pfeffer würzen. Das Chili aufkochen lassen, den Deckel auflegen und das Chili bei schwacher Hitze 15 Minuten kochen lassen. Heiß servieren.

Dazu passen gedämpfte Zucchini oder ein gemischter Salat.

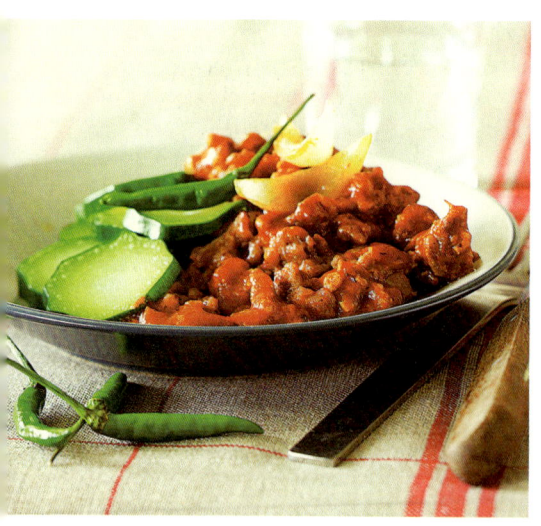

Rindfleisch mit Paprika

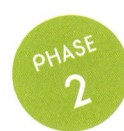

PHASE
2

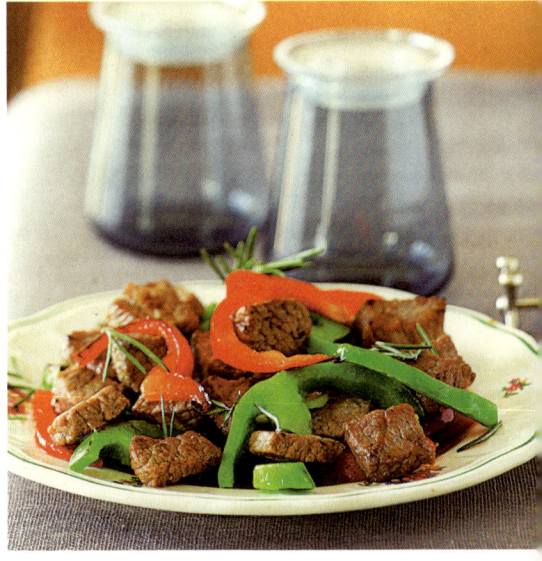

Für 2 Personen

1. Das Fleisch mit den Schalotten 5–10 Minuten in einem beschichteten Schmortopf anbraten und mit Salz würzen.

2. Die Paprikastreifen dazugeben und das Ganze 10 Minuten unter Rühren garen. 2 Minuten vor Ende der Garzeit die Sojasauce einrühren.

3. Mit Salz, Pfeffer und Kräutern der Provence abschmecken und heiß servieren.

Zutaten

400 g	Rinderfiletsteak, gewürfelt
2	Schalotten, fein gehackt
	Salz
2	rote Paprikaschoten, geputzt und in feine Streifen geschnitten
1	grüne Paprikaschote, geputzt und in feine Streifen geschnitten
1 TL	Sojasauce
	Pfeffer
	Kräuter der Provence

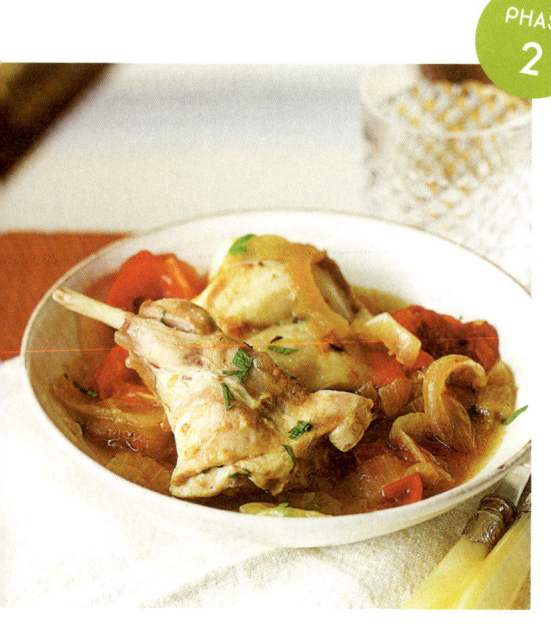

PHASE 2

Kaninchen mit Zwiebeln und Tomaten

Für 4 Personen

1. Die Zwiebeln zusammen mit dem aufgelösten Brühwürfel in eine beschichtete Pfanne geben. Zwiebeln bei schwacher Hitze goldgelb dünsten.

2. Auf das Zwiebelbett die Kaninchenmedaillons legen. Die Tomatenviertel und den Knoblauch dazugeben. Salzen, pfeffern und mit Deckel etwa 20 Minuten schmoren lassen. Mit der gehackten Petersilie garniert servieren.

Zutaten

1	Zwiebel, in Streifen geschnitten
1	Würfel fettarme Geflügelbrühe, in 3–4 EL Wasser aufgelöst
500 g	Kaninchenmedaillons (aus dem Rückenfilet), ersatzweise Putenschnitzel
4	reife Tomaten, geputzt und geviertelt
1	Knoblauchzehe, gepresst
	Salz, Pfeffer
2 EL	Petersilie, gehackt

Kalbsfrikassee mit Fenchel und Kürbispüree

PHASE
2

Für 4 Personen

1. Fenchel putzen, vierteln und fein schneiden. Dabei die harten Strünke entfernen. Das Fleisch in grobe Stücke schneiden. Mit der Zwiebel und 2 Esslöffel Wasser in einer beschichteten Schmorpfanne anbräunen. Sobald das Fleisch Farbe annimmt, mit Wasser bedecken, den Brühwürfel zufügen und gut verrühren. Gemüse, Gewürznelken, Sternanis und Lorbeerblätter dazugeben, mit Salz und Pfeffer würzen und unter Rühren aufkochen lassen. Das Fleisch zugedeckt 1 Stunde bei geringer Hitze garen. Am Ende der Kochzeit die mit wenig Wasser angerührte Maisstärke einrühren und das Frikassee noch einmal abschmecken.

2. In der Zwischenzeit den Kürbis schälen und entkernen und das Fruchtfleisch in 1 Zentimeter große Würfel schneiden. Mit etwas Wasser in eine beschichtete Pfanne geben und 30–40 Minuten garen. Dabei nach Bedarf etwas Wasser nachgießen. Gegen Ende der Kochzeit mit Currypulver, Salz und Pfeffer würzen und den Kürbis leicht mit einer Gabel zerdrücken.

3. Das Frikassee auf vier Teller verteilen und mit dem Kürbispüree servieren.

Zutaten

4	Fenchelknollen
800 g	Kalbfleisch, das Fett vollständig entfernt
1	große Zwiebel, gehackt
1	Würfel fettarme Fleischbrühe
4	Karotten, in Scheiben geschnitten
1	Stange Lauch, in Scheiben geschnitten
2	Gewürznelken
2	Sternanis
2	Lorbeerblätter
	Salz, Pfeffer
2 EL	Maisstärke
1	Muskatkürbis (800 g)
1 TL	Currypulver

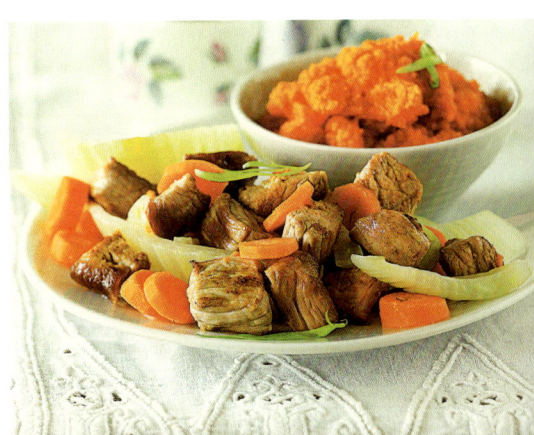

Kalbsschnitzel mit Pilzen

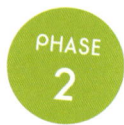

PHASE
2

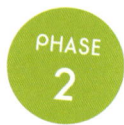

Zutaten

1	Zwiebel, gehackt
1	Würfel fettarme Geflügelbrühe, in 3–4 EL Wasser aufgelöst
4	Kalbsschnitzel (etwa 500 g) oder anderes mageres Kalbfleisch
400 g	Pilze (Champignons, Egerlinge oder Mischpilze), geputzt und klein geschnitten
	Salz, Pfeffer

Für 4 Personen

1. Die Zwiebeln zusammen mit dem aufgelösten Brühwürfel in eine beschichtete Pfanne geben. Zwiebeln bei schwacher Hitze goldgelb dünsten.

2. Auf das Zwiebelbett die Kalbsschnitzel legen und auf beiden Seiten leicht bräunen lassen. Die Pilze dazugeben. Mit Salz und Pfeffer würzen und mit aufgelegtem Deckel etwa 15 Minuten garen. Wenn die Pilze ihre Flüssigkeit abgegeben haben, die Sauce ohne Deckel bei starker Hitze einkochen lassen.

Hähnchen Marengo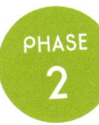

PHASE
2

Für 4 Personen

1. Die Zwiebeln zusammen mit dem aufgelösten Brühwürfel in eine beschichtete Pfanne geben und bei schwacher
   Hitze goldgelb dünsten. Tomaten, Thymian, Salz und Pfeffer hinzufügen.

2. Die Hähnchenstücke auf diese wei-
   che, aromatische Unterlage legen, den
   Wein zugießen und alles zugedeckt bei
   schwacher Hitze 1 Stunde schmoren lassen. Nach 30 Minuten die Pilze dazugeben. Am Ende der Garzeit eventuell
   vorhandene Garflüssigkeit kurz ohne
   Deckel bei starker Hitze einkochen
   lassen.

Zutaten

1	Zwiebel, gehackt
1	Würfel fettarme Geflügelbrühe, in 3–4 EL Wasser aufgelöst
2–3	Tomaten, geputzt und in Stücke geschnitten
½ TL	getrockneter Thymian
	Salz, Pfeffer
600 g	Hähnchenbrustfilet, in Stücke geschnitten
⅛ l	trockener Weißwein
100 g	Pilze (z. B. Champignongs, Egerlinge), gewaschen und in Stücke geschnitten

Îles flottantes – Schwimmende Inseln

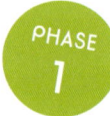

PHASE
1

Zutaten

    4   Eier
    ½ l Magermilch
    1   kleine Vanilleschote
         flüssiger Süßstoff

Für 4 Personen

1. Die Eier trennen und die Eiweiße in einer Schüssel zu steifem Schnee schlagen.

2. In einem Topf die Milch mit der aufgeschlitzten Vanilleschote und dem ausgekratzten Vanillemark zum Kochen bringen.

3. Mit einem kleinen Schöpflöffel oder zwei Teelöffeln Schneebälle oder Nocken aus dem Eischnee stechen und in die heiße, aber nicht mehr kochende Milch gleiten lassen. Sobald die Schneebälle schön aufgegangen sind, mit einem Schaumlöffel herausheben und auf einer Platte abtropfen lassen.

4. Die Eigelbe in einem zweiten Topf verschlagen und die heiße Vanillemilch durch ein Sieb unter kräftigem Schlagen dazugießen. Bei schwacher Hitze unter ständigem Rühren erhitzen. Wenn die Creme beginnt einzudicken, den Topf sofort vom Herd nehmen, damit sie nicht gerinnt. Mit Süßstoff süßen.

5. Die Eiercreme in eine flache Glasschale füllen und die Schneeinseln vorsichtig daraufsetzen. Gut gekühlt servieren.

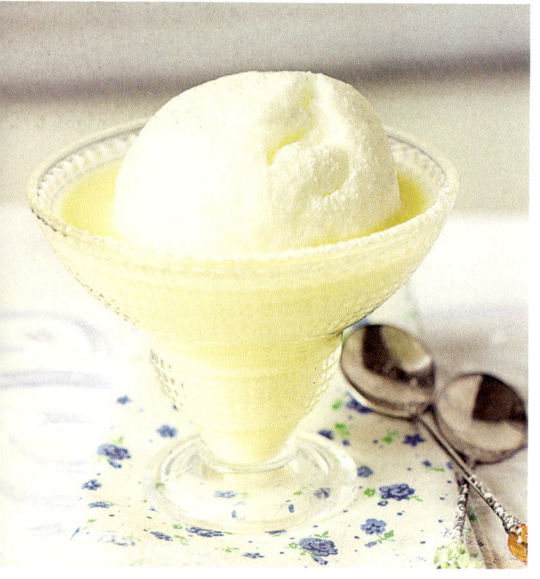

Kaffee-, Schokoladen- oder Vanillecreme

Für 4 Personen

PHASE
1

1. Die Eigelbe in einem Topf mit der Maisstärke cremig aufschlagen. In einem
zweiten Topf die Milch mit dem gewählten Aromastoff (Kaffee, angerühr-
tes Kakaopulver oder Vanilleschote) bei
schwacher Hitze erwärmen.

2. Die warme Milch durch ein Sieb
unter ständigem Schlagen in die Eigelbmischung gießen und die Mischung bei
schwacher Hitze unter Rühren eindicken
lassen, bis sie an einem Holzkochlöffel
haften bleibt. Vom Herd nehmen und
die Creme mit Süßstoff abschmecken.

3. In eine Glasschale oder Portionsschäl-
chen füllen und im Kühlschrank fest werden lassen. Gut gekühlt servieren.

Wenn Sie die Masse in einer Eis-
maschine gefrieren lassen, erhalten
Sie feinstes Mokka-, Schokoladen-
oder Vanilleeis.

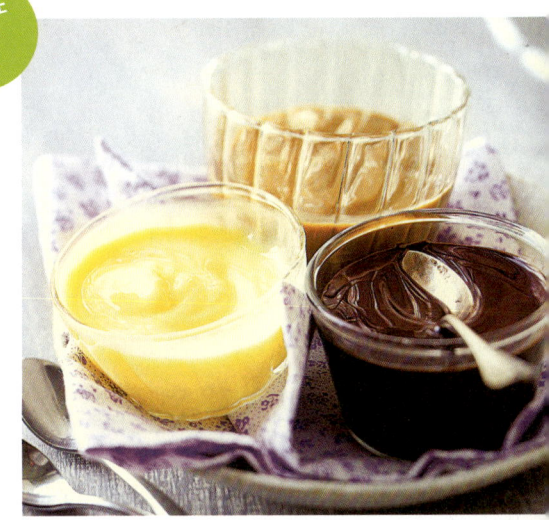

Zutaten

3	Eigelb
1 TL	Maisstärke
225 ml	Magermilch

Zum Aromatisieren

1 TL Instant-Kaffee oder 1 TL stark ent-
öltes Kakaopulver (mit Wasser
angerührt) oder 1 Vanilleschote,
der Länge nach aufgeschlitzt
Süßstoff zum Abschmecken

Eiermilch

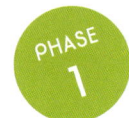

PHASE
1

Zutaten

1	Eigelb
	flüssiger Süßstoff
	einige Tropfen Orangenblüten-
	wasser
¼ l	Magermilch

Für 1 Person

1. Das Eigelb in eine kleine Schüssel geben und mit Süßstoff und einigen Tropfen Orangenblütenwasser gut verrühren.

2. Die Milch erhitzen, vom Herd nehmen und langsam unter ständigem Schlagen zur Eigelbmischung gießen, damit das Eigelb nicht gerinnt. Durch ein Sieb in ein hitzebeständiges Trinkglas gießen und sofort servieren.

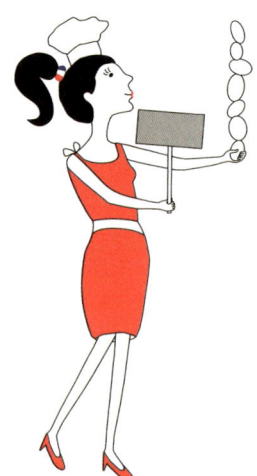

Eierflan

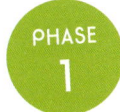

PHASE
1

Für 4–6 Personen

1. Den Backofen auf 180 °C (Ober- und Unterhitze) vorheizen.

2. In einer großen Schüssel die Eier verquirlen. Das Mark aus der Vanilleschote schaben. Die Milch mit dem Mark und der Vanilleschote erhitzen, aber nicht kochen. Vom Herd nehmen und 10 Minuten ziehen lassen. Die Schote entfernen und die Milch unter ständigem Rühren zu den Eiern gießen. Mit Muskatnuss und Süßstoff abschmecken.

3. Alles in eine große Flanform oder in vier bis sechs Portionsförmchen füllen. Etwas Muskatnuss darüberreiben.

4. Die Form oder die Portionsförmchen in die mit Wasser gefüllte Fettpfanne des Backofens stellen. Das Wasser sollte bis zwei Fingerbreit unter dem Rand der Form beziehungsweise der Förmchen stehen. Den Flan im vorgeheizten Ofen etwa 30–35 Minuten garen.

5. Flan aus dem Wasserbad nehmen und vor dem Servieren vollständig auskühlen lassen.

Zutaten

5	Eier
1	Vanillestange, der Länge nach halbiert
375 ml	Magermilch
	geriebene Muskatnuss
	flüssiger Süßstoff

Zitronenmousse

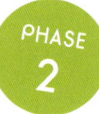

PHASE
2

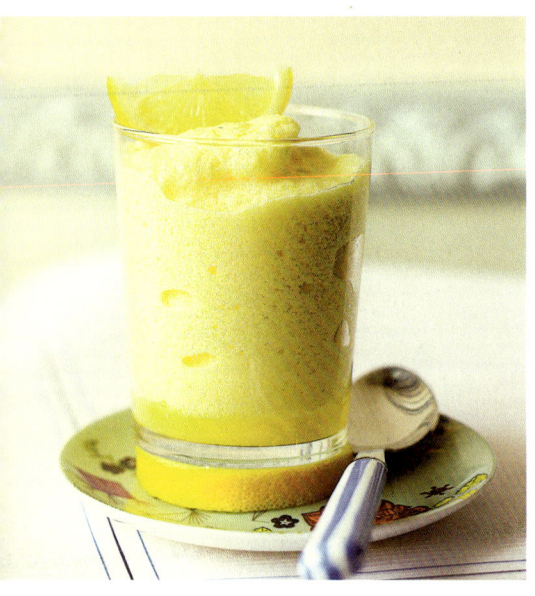

Für 6 Personen

1. Eine Zitrone waschen, abtrocknen und die Schale fein abreiben. Alle Zitronen auspressen. Zitronensaft und -schale mit Eigelben und Süßstoff in einen Topf geben und gut verquirlen. Die Maisstärke hinzufügen und glatt rühren.

2. Die Mischung bei mittlerer Hitze erwärmen und dabei ständig mit einem Holzkochlöffel rühren. Nach und nach die Milch angießen und die Creme unter Rühren eindicken lassen, sie darf aber nicht kochen. Den Topf vom Herd nehmen und die Creme etwas abkühlen lassen.

3. Die Eiweiß sehr steif schlagen und den Eischnee vorsichtig unter die Creme ziehen. Die Mousse auf Dessertschalen verteilen, mit einer Zitronenscheibe garnieren und vor dem Servieren mindestens 30 Minuten kalt stellen.

Zutaten

3	unbehandelte Zitronen
3	Eier, getrennt
	flüssiger Süßstoff
3 EL	Maisstärke
½ l	Magermilch

Gewürzkuchen

PHASE
2

Für 6−8 Personen

1. Den Backofen auf 180°C (Ober- und Unterhitze) vorheizen.

2. In einer Schüssel die Kleie mit Milch- und Backpulver mischen. Quark, Eier und Eiweiße hinzufügen und die Zutaten zu einem homogenen Teig verrühren. Zum Schluss das Lebkuchengewürz und den Süßstoff unterrühren.

3. Ein Stück Küchenpapier mit etwas Öl tränken und eine kleine Kastenkuchen- form damit einfetten oder die Form mit Backpapier auskleiden. Den Teig ein- füllen und im vorgeheizten Backofen 45 Minuten backen. Nach Ende der Garzeit mit einem Holzstäbchen in die Mitte des Kuchens stechen, um die Gar- probe zu machen: Haftet an dem Stäb- chen nach dem Herausziehen kein Teig mehr, ist der Kuchen fertig.

Zutaten

8 EL	Haferkleie
4 EL	Weizenkleie
2 EL	Magermilchpulver
1	Päckchen Backpulver
6 EL	Magerquark
3	Eier
3	Eiweiß
2 EL	Lebkuchengewürz
2 EL	flüssiger Süßstoff
	etwas Pflanzenöl für die Form

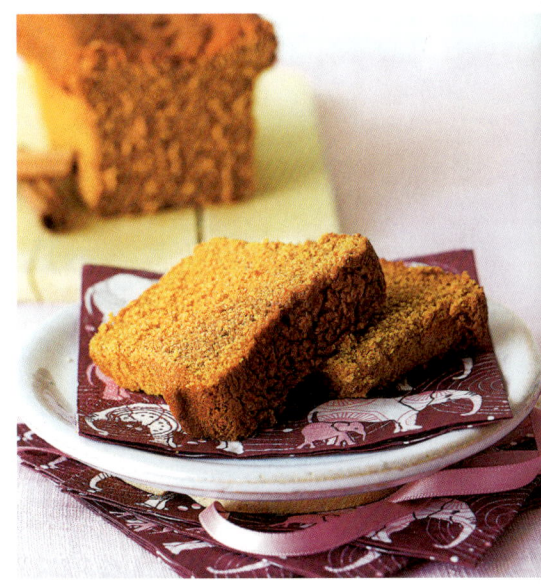

Menüplan für eine Woche

in der Angriffsphase (reine Proteindiät)

Frühstück (für die ganze Woche)

Mit Süßstoff gesüßter Kaffee oder Tee
+ 1 oder 2 Magerjoghurts oder 200 g fettarmer Frischkäse oder Quark
+ 1 Scheibe Puten-, Hähnchen- oder magerer Rinderschinken oder
1 weiches Ei oder 1 Flan oder 1 Haferkleiepfannkuchen

	MONTAG	DIENSTAG	MITTWOCH
Mittagessen	Hartgekochte Eier mit Dukan-Mayonnaise (S.109) Hackbraten (S.147) 2 Joghurts oder 200 g Magerquark	Salat von gekochtem Rindfleisch mit Vinaigrette (S.108) Lachs in Folie (S.161) 1 Joghurt	Einen Teller Surimi mit Dukan-Mayonnaise (S.109) Hähnchen mit Estragon (S.156) 1 Flan oder 1 Haferkleiepfannkuchen (S.56)
Abendessen	1 Handvoll Scampi in Dukan-Mayonnaise (S.121) Hähnchensoufflé (S.157) 1 Flan (S.181) oder 1 Joghurt	200 g Magerquark Kalbsfrikassee (S.148) 1 Flan (S.181) oder 1 Joghurt	Gebratene Geflügelleber Kaninchen in Senfsauce (S.153) Îles flottantes (S.178) oder 2 Joghurts

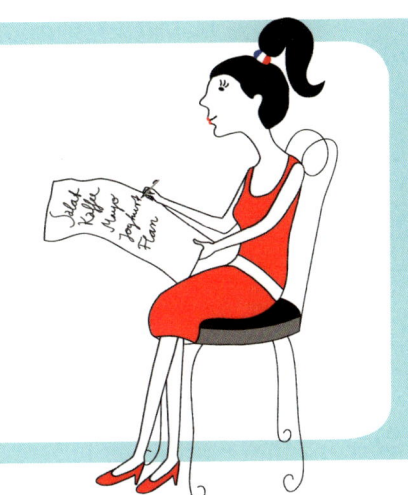

Imbiss am Vormittag, falls nötig

1 Joghurt oder 100 g Magerquark

Imbiss am Nachmittag, falls nötig

1 Joghurt oder 1 Scheibe Putenschinken oder beides

DONNERSTAG

1 Scheibe Räucher-
lachs
Kalbskotelett (S. 150)
Kaffeecreme (S. 179)
oder 200 g Mager-
quark

Lachstatar (S. 118)
Muscheln nach See-
mannsart (S. 123)
1 Flan (S. 132) oder
1 Joghurt

FREITAG

4 Scheiben Bündner-
fleisch
½ gegrilltes Hähnchen
2 Joghurts oder
200 g Magerquark

1 Scheibe Kalb-
fleischpastete (S. 116)
Lachs in Folie (S. 161)
Îles flottantes (S. 178)
oder 2 Joghurts

SAMSTAG

Gefüllte Eier mit
Garnelen (S. 119)
Gegrillte Gold-
brasse (S. 159)
1 Flan (S. 181) oder
1 Haferkleie-
pfannkuchen (S. 56)

1 Scheibe Geflügel-
terrine (S. 117)
Rinderzunge mit
Sauce ravigote (S. 152)
Vanillecreme (S. 179)
oder 200 g Quark

SONNTAG

Muscheln im Förmchen
überbacken (S. 162)
Kalbsfrikassee (S. 175)
Îles flottantes (S. 178)

Salat von gekoch-
tem Rindfleisch mit
Vinaigrette
Gegrilltes Lachssteak
Kaffeecreme (S. 179)
oder
1 Flan (S. 181)

Menüplan für eine Woche

in der Aufbauphase (ein Tag Proteine – ein Tag Proteine plus Gemüse)

Für die ganze Woche gilt:

Frühstück ist identisch mit dem in der Angriffsphase.

	MONTAG	DIENSTAG	MITTWOCH
Mittagessen	Gefüllte Eier mit Garnelen (S. 119) Schwertfischsteak aus der Pfanne 1 Flan (S. 181) oder 1 Haferkleiepfann-kuchen (S. 56)	Chicoreegratin mit Schinken (S. 165) Kalbsleber mit Sherry-essig (S. 151) Spinat mit weißer Sauce (S. 129) 2 Joghurts oder 200 g Magerquark	Gebratene Geflügel-leber Fisch mit weißer Sauce (S. 160) 1 Flan (S. 181) oder 1 Haferkleiepfann-kuchen (S. 56)
Abendessen	Lachstatar (S. 118) Rinderzunge mit Sauce ravigote (S. 152) Kaffeecreme (S. 179) oder 200 g Mager-quark	Geflügelsalat mit Kräu-terdressing (S. 127) Pilz-Tofu-Quiche (S. 133) 1 Flan (S. 132) oder 1 Joghurt	Gefüllte Eier mit Garnelen (S. 119) Kalbsschnitzel (S. 149) Kaffeecreme (S. 179) oder 200 g Magerquark

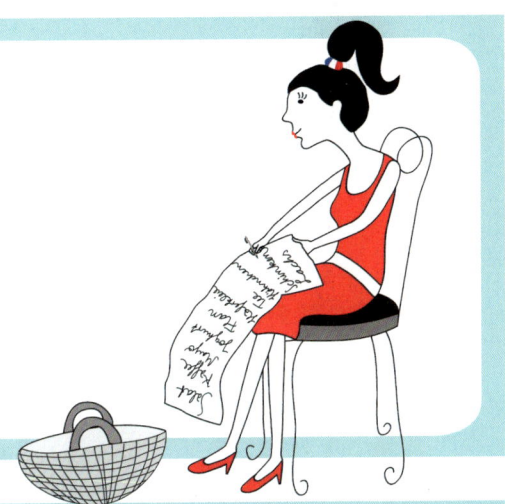

Imbiss am Vormittag, falls nötig

1 Joghurt oder 100 g Magerquark

Imbiss am Nachmittag, falls nötig

1 Joghurt oder 1 Scheibe Putenschinken oder beides

DONNERSTAG	FREITAG	SAMSTAG	SONNTAG
Tomaten mit Hütten-käse-Mozzarella und Basilikum (S. 126) Gegrillte Goldbrasse (S. 159) Îles flottantes (S. 178) oder 200 g Mager-quark	1 Scheibe Geflügel-terrine (S. 117) Gedämpfte Seezunge (S. 158) 1 Flan (S. 181) oder 1 Haferkleiepfann-kuchen (S. 56)	4 Scheiben Bündner-fleisch Chicoréegratin mit Schinken (S. 165) 2 Joghurts oder 200 g Magerquark	Lachstatar (S. 118) Rinderfiletspieße (S. 143) Îles flottantes (S. 178)
Zucchinicremesuppe (S. 141) Hähnchen mit Estragon (S. 156) und gedüns-teten Pilzen 1 Joghurt oder 1 Flan (S. 132)	Minze-Curry-Omelette (S. 122) Hähnchen Marengo (S. 177) 1 Joghurt	Gemischter Salat (S. 125) Schwertfischsteak aus der Pfanne mit Fenchel-gemüse (S. 130) Kaffeecreme (S. 179) oder 200 g Magerquark	1 Scheibe Kalbfleisch-pastete (S. 116) Lachs in Folie (S. 161) Kaffeecreme (S. 179) oder 1 Flan (S. 181)

Rund um die Dukan-Diät: Rat für alle Fälle

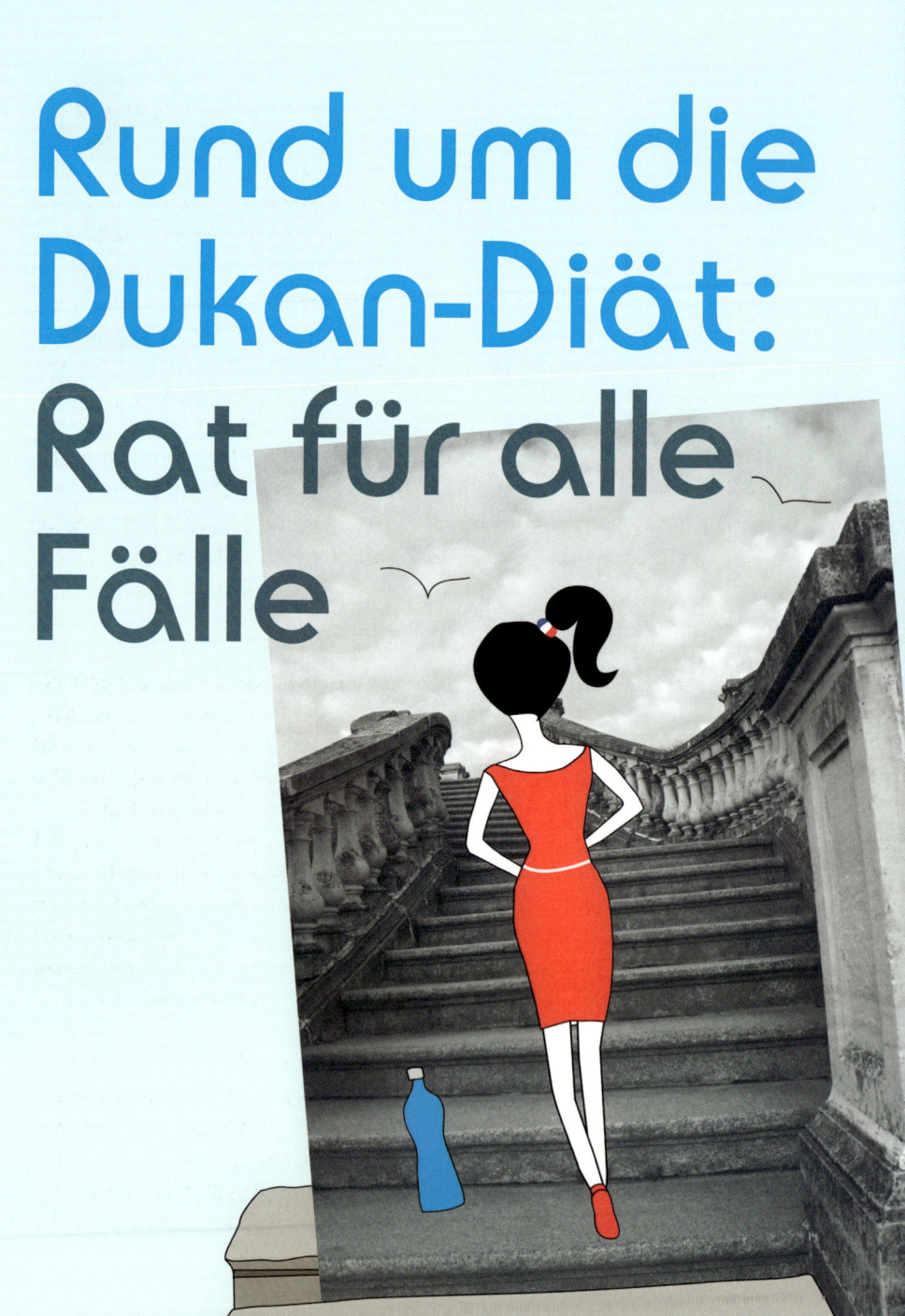

Innerhalb der großen Gruppe übergewichtiger Menschen lassen sich drei Untergruppen erkennen, obwohl natürlich jeder Übergewichtige ein Einzelfall ist.

Plötzliche Zunahme

Zu dieser Gruppe von Menschen, die nicht schon mit der Veranlagung für Übergewicht auf die Welt gekommen sind, gehören Frauen, die es nach der Schwangerschaft nie geschafft haben, die zusätzlichen Pfunde wieder abzubauen. Aber auch Frauen, die während einer schwierigen Schwangerschaft viel liegen oder die sich einer Hormonbehandlung unterziehen mussten, um schwanger zu werden, gehören in diese Gruppe. Außerdem dazuzurechnen sind all jene, die nach einem Unfall lange bettlägrig waren, sowie Rheumatiker und Asthmatiker, die regelmäßig das Hormonpräparat Kortison einnehmen.

Veranlagung zu Übergewicht

Zu dieser Gruppe gehören alle Menschen, die eine Veranlagung zum Zunehmen haben oder dick geworden sind, weil sie in ihrer Kindheit falsch ernährt wurden.

Bei 90 Prozent dieser guten Futterverwerter ist die Veranlagung nicht stark ausgeprägt. Sie können ihr Gewicht durchaus unter Kontrolle halten, wenn sie auf ihre Ernährung achten und sich ausreichend bewegen.

Dieser großen Gruppe möchte ich mit meiner Diät dabei helfen, in schwierigen Phasen, in denen der gute Wille alleine nicht mehr reicht, ihr Übergewicht unter Kontrolle zu bekommen.

Hilfreich ist meine Diät aber auch für alle, die immer dicker werden, weil sie es einfach nicht schaffen, diszipliniert zu essen und sich ausreichend zu bewegen.

Fettleibigkeit

In besonders schweren Fällen von entstellendem Übergewicht reicht mein Diätprogramm manchmal nicht aus, obwohl gerade seine vierte Phase eine große Hilfe bei der Gewichtskontrolle sein kann.

Deshalb habe ich in diesem Kapitel einige zusätzliche Empfehlungen für diese Gruppe stark übergewichtiger Menschen zusammengestellt. Die folgenden drei Regeln können aber auch für nicht extrem Übergewichtige hilfreich sein.

Die Vermehrung von Fettzellen

Jeder Mensch kommt mit einer bestimmten Menge von Fettzellen auf die Welt, die genetisch festgelegt ist. Interessanterweise variiert sie von Mensch zu Mensch, und wer schon mit mehr Fettzellen auf die

Welt gekommen ist als andere, nimmt natürlich auch leichter zu. Frauen haben, genetisch bedingt, mehr Fettzellen als Männer. Sie brauchen sie bei Schwangerschaften, denn wenn die Fettreserven einer Frau unter zehn Prozent fallen, bleibt ihr monatlicher Eisprung aus. So verhindert die Natur, dass sich ein Embryo in der Gebärmutter einnistet, der wegen mangelnder Energiereserven der Mutter gefährdet wäre.

Die Zahl der Fettzellen eines Menschen verändert sich im Laufe seines Lebens relativ wenig – nur in bestimmten kritischen Situationen, um die es im Folgenden gehen wird.

Bei Frauen oder Männern, die zu viel essen oder sich schlecht ernähren, werden die Fettzellen immer größer. Je mehr sie essen, je mehr Fett saugen ihre Fettzellen auf, so dass sie wachsen und wachsen. Wenn dieser Prozess nicht unterbrochen wird, erreichen sie irgendwann die Grenze ihrer Dehnbarkeit. Von diesem kritischen Moment an löst jede weitere Zunahme ein sehr negatives Phänomen aus: Eine Fettzelle, die nicht mehr Fett aufnehmen kann, teilt sich in zwei Tochterzellen. Dadurch verdoppelt sich die Fähigkeit der Fettzellen, Fett zu produzieren und einzulagern.

Von da an nimmt man schwerer ab und leichter zu, denn die Größe der Fettzellen lässt sich durch eine Abmagerungskur reduzieren, aber zwei Zellen lassen sich nie wieder zu einer einzigen vereinigen.

Die kritische Marke 29

Wer bisher „nur" unter mäßigem Übergewicht leidet, sollte unbedingt darauf achten, diesen kritischen Punkt nicht zu überschreiten, von dem ab der Kampf gegen das Übergewicht viel schwieriger wird. Wenn sich die Fettzellen erst einmal geteilt haben, ist aus dem Übergewicht eine Stoffwechselstörung geworden.

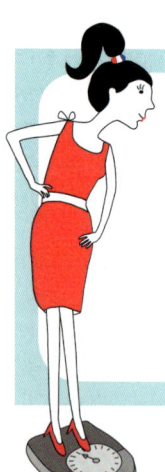

BODY-MASS-INDEX (BMI) BERECHNEN

Um den BMI zu erfahren, muss man das Gewicht eines Menschen durch seine Größe im Quadrat teilen.
Ein Beispiel: Sie wiegen 70 Kilo und sind 1,60 Meter groß. Ihre Größe im Quadrat beträgt also: 1,6 mal 1,6 ist 2,56. Nun müssen Sie nur noch Ihr Gewicht von 70 Kilo durch 2,56 teilen: 70 geteilt durch 2,56 ergibt 27,34.

Um herauszufinden, ab wann ein Patient einfach nicht mehr abnahm, habe ich Tausende von Patientenkarten ausgewertet: Der Punkt liegt am Übergang des BMI (Body-Mass-Index) von 28 zu 29.

Was kann man noch tun, um abzunehmen?

Nun möchte ich Ihnen zeigen, wie Sie Ihren Körper dazu zwingen können, mehr Kalorien zu verbrauchen, um seine Körpertemperatur zu halten.

1. Die Wirkung der Kälte nützen

Ein Mann von 70 Kilo Gewicht mit einer Größe von 1,70 Meter, der bei der Arbeit meistens sitzt, verbraucht unter normalen Lebensbedingungen im Durchschnitt täglich 2400 Kalorien.
Um das Funktionieren seiner Organe und vitalen Lebensfunktionen sicherzustellen, verbraucht jeder Mensch täglich „nur" 300 Kalorien. Die Erledigung der täglich anfallenden Arbeiten und Gänge erfordert im Durchschnitt 700 Kalorien. Hier können wir unseren Kalorienverbrauch problemlos steigern.
Der Hauptposten in unserem täglichen Energieverbrauch betrifft den Stoffwechsel. Von den 1400 Kalorien, die unser Organismus täglich dafür verbraucht, wendet er über die Hälfte allein dafür auf, unsere Körpertemperatur konstant bei ungefähr 37 °C zu halten. Genau hier können wir ansetzen.

Kälte kann der Freund und Verbündete Übergewichtiger werden! Mit der Erfindung des Feuers hat der Mensch die Kälte endgültig besiegt und seinen Körper von einem Teil der Aufgabe entlastet, sich gegen sie zu schützen. Von Natur aus ist unser Körper nämlich nicht an Kälte angepasst. Wenn er dazu gezwungen wird, die lebensnotwendige Temperatur aufrechtzuerhalten, kostet ihn das sehr viel Energie. Im Folgenden finden Sie einige sehr effiziente Maßnahmen, mit denen stark Übergewichtige durch Erhöhung der „Heizkosten" ihres Körpers ihre Gewichtsstabilisierung unterstützen können. Achtung: Der Mensch stirbt, wenn seine Körpertemperatur unter 35 °C sinkt!

Kalt essen

Beim Essen nehmen Sie auch die in den Speisen enthaltene Wärmemenge auf. Diese zusätzlichen Kalorien tragen dazu bei, Ihre Körpertemperatur aufrechtzuerhalten. Ein warmes Steak enthält also mehr Kalorien als ein kaltes. Sobald Sie Ihrem Organismus diese zusätzliche Kalorienmenge zugeführt haben, unterbricht er für kurze Zeit die Verbrennung seiner eigenen Kalorien, um die in dem soeben verzehrten Nahrungsmittel enthaltene physikalische Wärmemenge auszunutzen.
Wenn Sie dagegen etwas Kaltes essen, muss Ihr Organismus es erst auf die im Inneren Ihres Körpers herrschende

Temperatur erwärmen, bevor es vom Blut aufgenommen werden kann. Das kostet ihn viele Kalorien und verlangsamt außerdem den Verdauungsvorgang und den Stoffwechsel, wodurch er nicht so schnell wieder Hunger bekommen.

Das soll nun nicht heißen, dass Sie von nun an alles kalt essen sollen. Es genügt, wenn Sie sich, wann immer es möglich ist, etwas kalt oder warm zu essen, für die kalte Version entscheiden.

Kalt trinken

Kalt zu trinken ist reine Gewohnheitssache. Wer zwei Liter Wasser von Kühlschranktemperatur, also 4 °C, trinkt, scheidet es früher oder später als 37 °C warmen Urin wieder aus. Um dieses Wasser von 4 °C auf 37 °C zu erwärmen, muss Ihr Organismus 60 Kalorien verbrennen. Wenn Sie es sich ein ganzes Jahr lang zur Gewohnheit machen, täglich zwei Liter Wasser mit Kühlschranktemperatur zu trinken, hat Ihr Organismus mühelos etwa 22 000 Kalorien verbrannt.

Eiswürfel lutschen

Diese Wirkung kalter Getränke lässt sich noch steigern, wenn Sie im Sommer täglich fünf oder sechs -10 °C kalte Eiswürfel lutschen. Süßen Sie das Wasser mit Süßstoff oder verfeinern Sie seinen Geschmack mit Vanille oder Minze, bevor Sie es in den Eiswürfelbehälter geben. Die Eiswürfel schmecken dann ausgezeichnet. So sparen Sie täglich weitere 60 Kalorien.

Beim Duschen abnehmen

Gehen Sie mit einem Thermometer unter die Dusche und lassen Sie das Wasser so lange darüberlaufen, bis es 25 °C hat. Das ist die Temperatur, die man beim Baden im Meer als angenehm empfindet.

Wenn Sie sich nur zwei Minuten bei dieser Temperatur duschen, zwingen Sie damit Ihren Organismus, fast 100 Kalorien zu verbrauchen, nur um ein Abkühlen des Körpers zu verhindern. Beim Gehen haben Sie nach drei Kilometern auch nicht mehr Kalorien verbraucht.

Am wirkungsvollsten ist so eine Dusche, wenn Sie den Wasserstrahl auf die Regionen Ihres Körpers richten, die am besten mit warmem Blut versorgt werden: die Achselhöhle, die Leistengegend, der Hals und die Brust. Kopf und Rücken lassen Sie dabei am besten aus, weil das auf Dauer doch unangenehm ist und sich auch vom Kalorienverbrauch her nicht lohnt.

Sollten Sie schon bei der bloßen Vorstellung einer derart kalten Dusche frösteln, richten Sie den Duschstrahl auf die am wenigsten empfindlichen Regionen Ihres Körpers: Füße und Beine.

Überheizte Räume meiden

Jeder Übergewichtige sollte wissen, dass eine Raumtemperatur von 25 °C seine Veranlagung zum Zunehmen verstärkt. Schon eine Raumtemperatur von 22 °C zwingt den Körper dazu, täglich 100 zusätzliche Kalorien zu verbrennen, was zwanzig Minuten Gehen entspricht.

Keine zu warme Kleidung

Ziehen Sie auch im Herbst und Winter warme Unterwäsche und dicke Pullover an und schlafen nachts am liebsten unter einer sehr warmen Decke? Oft steckt dahinter reine Gewohnheit. Wenn Sie nur eine dieser drei wärmenden Schutzschichten weglassen, zwingen Sie Ihren Körper schon dazu, täglich 100 Kalorien mehr zu verbrauchen.

2. Sinnvoll körperlich aktiv werden

Ich rate meinen stark übergewichtigen Patienten immer davon ab, während der Angriffsphase, in der sie in kurzer Zeit viel abnehmen, Sport zu betreiben oder sich auf andere Art intensiv körperlich zu betätigen. Dagegen empfehle ich Ihnen, viel zu gehen, und das aus drei Gründen: Eine effiziente Diät kostet viel Kraft. Wenn man seinem Körper dann noch eine weitere große Anstrengung abverlangt, riskiert man, das ganze Gebäude zum Einsturz zu bringen. Abnehmen macht müde, deshalb braucht man während einer Abmagerungskur mehr Ruhe und Schlaf als sonst. Drittens ist jede für einen schwer Übergewichtigen ungewöhnliche körperliche Aktivität während einer Diät gefährlich.

Drei leichte Aktivitäten helfen beim Abnehmen

Während der eigentlichen Abnahmephase sollten Übergewichtige sich physisch nicht stark verausgaben, in der Phase der Gewichtsstabilisierung ist körperliche Aktivität dagegen wichtig, um den drohenden Jo-Jo-Effekt zu bekämpfen, die schlaffen Muskeln wieder zu stärken und die überflüssige Haut zu straffen. Allerdings sind Übergewichtige meistens sehr unsportlich, was auch ein Grund war, warum sie so stark zugenommen haben.

Auch wenn Sie Sport hassen, sollten Sie in der Phase der endgültigen Gewichtsstabilisierung meine drei folgenden Empfehlungen für leichte körperliche Aktivität befolgen:

• Keine Aufzüge. Nehmen Sie sich Zeit beim Treppensteigen! Machen Sie, wenn nötig, immer wieder Halt, aber geben Sie keinesfalls auf! Sie sind viel stärker als andere Menschen, die nie abnehmen mussten! Wer lange Zeit ein Gewicht von 120 oder 150 Kilogramm mit sich herumgeschleppt hat, hat praktisch eine Art Dauersport betrieben. Die Muskeln, die das geschafft haben, können Sie jederzeit wieder aktivieren.

• So oft wie möglich stehen. Zwingen Sie sich zum Stehen, so oft das irgend möglich ist! Am wirksamsten ist es, wenn Sie dabei ihr Körpergewicht auf beide Füße verteilen. Bei der Verlagerung des Gewichts auf eine Seite wird die aufrechte Position nur von den Bändern gehalten, während die Muskeln passiv bleiben. Passive Muskeln verbrauchen aber keine Kalorien, und so bleibt der erwünschte Effekt aus.

193

• **So viel wie möglich gehen.** Sie wissen ja bereits, dass Sie in der Angriffsphase täglich 20 Minuten, in der Aufbauphase 30 und, wenn der Abnahmeprozess stagniert, vier Tage lang 60 Minuten gehen sollen, um ihn wieder in Gang zu bringen. In der Stabilisierungsphase genügen dann wieder 25 Minuten. In der Phase der dauerhaften Gewichtsstabilisierung sollten Sie täglich mindestens 20 Minuten gehen. Früher stark übergewichtige Menschen müssen allerdings täglich mehr als 20 Minuten gehen. Am besten, sie gewöhnen sich an, alles zu Fuß zu erledigen, was nicht allzu weit ist.

3. Das Essverhalten ändern

Ob man abnimmt oder zunimmt, ist nicht nur davon abhängig, was man isst. Auch wie man isst, spielt eine entscheidende Rolle – nicht zuletzt deswegen, weil man dadurch beeinflussen kann, wann das so wichtige Sättigungsgefühl eintritt. Gewisse Essgewohnheiten haben also zur Folge, dass man automatisch weniger zu sich nimmt.

Befolgen Sie die Ratschläge, die ich Ihnen in den nächsten Abschnitten gebe – und das Abnehmen wird Ihnen wieder ein gutes Stück leichter fallen.

Langsam essen und gründlich kauen

Zu hastiges Essen macht dick: Für eine englische Studie wurden zwei Gruppen von Frauen – die einen übergewichtig und die anderen normalgewichtig – ohne ihr Wissen beim Essen gefilmt. Dabei zeigte sich, dass die Frauen mit Normalgewicht ihr Essen doppelt so lange kauten wie die Übergewichtigen. Sie wurden schneller satt und hatten danach weniger Appetit auf Stärkehaltiges oder Süßes als die Übergewichtigen.

Es gibt zwei Arten von Sättigungsgefühl: das mechanische, das eintritt, wenn der Magen voll ist, und das echte, das eintritt, wenn die gegessene Nahrung verdaut und in Blut und Gehirn übergegangen ist. Wer zu hastig und gierig isst, fühlt sich erst satt, wenn sein Magen sich nicht weiter ausdehnen lässt, was ziemlich lange dauern kann. Kein Wunder, dass man nach einer so üppigen Mahlzeit schläfrig wird und unter Völlegefühl leidet. Das ist der beste Beweis dafür, dass man zu viel gegessen hat.

Wer dagegen langsam isst und gründlich kaut, kann den Kalorien und Nährstoffen fast dabei zusehen, wie sie ins Gehirn wandern und dort das Sättigungsgefühl auslösen. Schon nach der Hälfte der Mahlzeit ist er eigentlich satt und braucht keinen Nachschlag und kein Dessert.

Versuchen Sie sich daran zu gewöhnen, langsamer zu essen und gründlicher zu kauen! Es ist gar nicht so schwierig!

Zum Essen möglichst viel trinken

Vielen Abnehmwilligen wird empfohlen, beim Essen nichts zu trinken. Das ist falsch. Beim Essen zu trinken, tut jedem Übergewichtigen aus drei Gründen gut:

Wasser füllt den Magen ebenso wie die aufgenommene Nahrung. Beide sorgen für eine Ausweitung des Magens und das Eintreten eines Sättigungsgefühls.

Durch das Volumen der während des Essens getrunkenen Flüssigkeit wird die Aufnahme von fester Nahrung für einen Moment unterbrochen. In dieser Pause wandern die für die Übermittlung des Sättigungsgefühles zuständigen chemischen Botenstoffe durchs Blut zum Gehirn und signalisieren ihm, dass Nahrung aufgenommen wurde.

Kaltes oder zumindest kühles Wasser senkt die Temperatur des Mageninhalts und zwingt den Körper, seine Temperatur zu erhöhen, damit der Mageninhalt später im Blut aufgenommen werden kann, wozu er Kalorien verbrennen muss.

Deshalb sollten Sie vor Beginn jeder Mahlzeit ein großes Glas kaltes Wasser trinken, während des Essens ein zweites und danach, noch bevor Sie aufstehen, ein drittes.

Von keinem Gericht zweimal nehmen

Nehmen Sie sich von jedem Gericht so viel, wie auf Ihren Teller passt, aber nehmen Sie sich nie ein zweites Mal! Von Natur aus schlanke Menschen tun das sowieso nicht, aber alle früher Übergewichtigen müssen es sich erst mühsam angewöhnen. Tun Sie es! Es lohnt sich! Das Essen schmeckt viel besser, wenn man eine überschaubare Menge bewusst genießt.

Meine Diät – von der Kindheit bis zu den Wechseljahren

Kinder sind in ganz besonderem Maß betroffen von der Überflutung mit neuen Fertigprodukten und dem gleichzeitigen Riesenangebot an Computerspielen und Kinderfilmen, die sie passiv konsumieren. Häufig verbringen sie den Großteil ihrer Freizeit vor dem Fernseher oder dem Computer, statt an der frischen Luft herumzutollen. Nur allzu gerne naschen sie nebenbei auch noch und trinken dazu pappsüße Getränke.

Meine Diät für Kinder

Beim Kampf gegen Übergewicht bei Kindern muss man unterscheiden zwischen den vorbeugenden Maßnahmen für gefährdete Kinder und den speziellen therapeutischen Maßnahmen mit dem Ziel, bereits übergewichtigen Kindern zu helfen.

Gefährdete Kinder

Gefährdet sind alle Kinder, die sich zu wenig bewegen und zu viel essen. Meist sind ihre Eltern selbst dick oder sie schaffen es nicht, ihren Kindern beim Essen klare Grenzen zu setzen.

Bei kleinen Kindern kann eine so effiziente und stark strukturierte Diät wie meine natürlich nicht in Frage kommen. Dennoch möchte ich Müttern, die nicht wissen, wie sie die Esslust ihres Kindes bremsen sollen, einige ganz einfache Ratschläge an die Hand geben.

Außer an Festtagen oder als besondere Belohnung sollten Kinder nie zuckerhaltige Bonbons, Kekse, Schokolade, Nutella oder Eis essen dürfen. Das ist weniger schwierig, als es zunächst erscheinen mag, zumal es heute ein riesiges, ständig wachsendes Angebot an Ersatzprodukten gibt, die kaum Zucker enthalten und die Sie Ihren Kindern daher anbieten können.

Übergewichtige Kinder

Bei einem lediglich etwas pummeligen Kind unter zehn Jahren sollte man nur behutsam eingreifen, um zu verhindern, dass es noch mehr zunimmt. Es wächst ja noch, weshalb sich sein leichtes Übergewicht noch „rauswachsen" kann. Um den Zucker- und Fetthaushalt wieder ins Gleichgewicht zu bringen, genügt es dann meist, drei Monate lang die im Kasten rechts empfohlenen drei Maßnahmen konsequent einzuhalten.

Nimmt es trotzdem weiter zu, sollten Sie es mit der von mir für die Stabilisierungsphase empfohlenen Diät probieren, allerdings ohne den Proteindonnerstag. Er ist Kindern in diesem Alter noch nicht zuzumuten. Bei Erfolg gibt es zur Belohnung zwei Festmahlzeiten pro Woche.

Bei einem über zehn Jahre alten Kind mit manifestem Übergewicht sollten Sie dagegen schon versuchen, sein Gewicht mit sanften Mitteln zu reduzieren. Dafür eignet sich die für die Stabilisierungsphase empfohlene Diät. In diesem Alter kann man einem Kind auch bereits den

wöchentlichen Proteintag zumuten, allerdings mit zusätzlichem Gemüse. Gelingt es Ihnen, sein Übergewicht mit dieser einfachen Diät zu reduzieren, ohne dass es übermäßig darunter leidet, können Sie das als großen Erfolg verbuchen. Wenn nicht, besteht immer noch die Hoffnung, dass es noch wächst und sich sein Gewicht später auf eine größere Körperlänge verteilen wird.

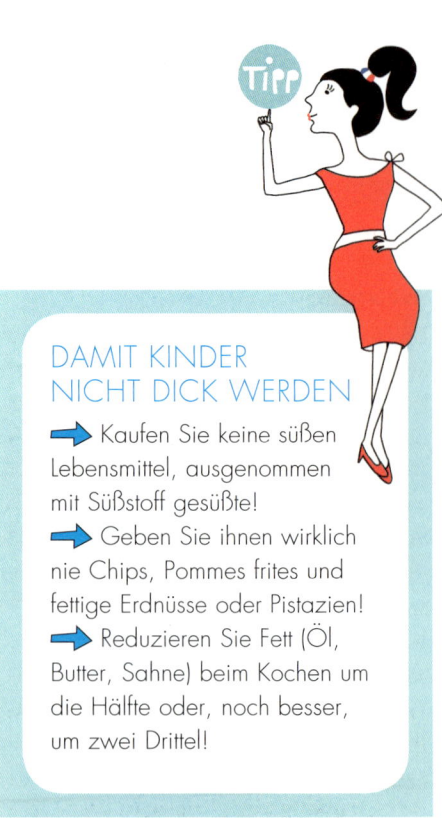

DAMIT KINDER NICHT DICK WERDEN

➡ Kaufen Sie keine süßen Lebensmittel, ausgenommen mit Süßstoff gesüßte!

➡ Geben Sie ihnen wirklich nie Chips, Pommes frites und fettige Erdnüsse oder Pistazien!

➡ Reduzieren Sie Fett (Öl, Butter, Sahne) beim Kochen um die Hälfte oder, noch besser, um zwei Drittel!

Meine Diät für Jugendliche in der Pubertät

Bei Jungen war die Pubertät früher die Phase ihres Lebens, in der sie am wenigsten von Übergewicht bedroht waren, weil sie dann normalerweise körperlich sehr aktiv sind und stark wachsen, sodass eine eventuell vor der Pubertät vorhandene Neigung zu Übergewicht meistens verschwindet.

Bei Mädchen dagegen verlief und verläuft die Pubertät nach wie vor ganz anders. Für sie ist diese Zeit von starken hormonellen Schwankungen geprägt, die sich in unregelmäßiger Periode und häufig in hormonell bedingter Zunahme äußern, von der die weiblichsten Stellen ihres Körpers (Hüften und Oberschenkel) besonders betroffen sind.

Bei leicht übergewichtigen Mädchen

Bei leicht pummeligen jungen Mädchen sollte vor einer Diät ein Arzt konsultiert werden, besonders wenn die Periode unregelmäßig kommt und vor ihrem Beginn starke Schmerzen auftreten. Dieser muss zunächst klären, ob die Knochenreife überhaupt eine Diät erlaubt und wie stark das Mädchen noch wachsen wird.

Wenn es tatsächlich noch wächst, eignet sich die für die Stabilisierungsphase empfohlene Diät, einschließlich des Proteindonnerstags.

Wenn das Wachstum bereits abgeschlossen ist oder das Gewicht trotz Einhaltung der oben empfohlenen Diät nicht ausreichend reduziert werden konnte, empfehle ich die für die Aufbauphase vorgesehene Diät, allerdings mit einigen angesichts der labilen Psyche junger Mädchen nötigen Veränderungen. Statt des für Erwachsene empfohlenen Wechsels von ausschließlichen Proteintagen mit Tagen von Proteinen plus Gemüse sollten übergewichtige junge Mädchen in der Pubertät täglich proteinreiche Nahrungsmittel und Gemüse essen.

Junge Frauen über siebzehn, denen es nicht gelungen ist, ihr Übergewicht mit den oben empfohlenen Maßnahmen abzubauen, können auch bereits die Erwachsenen für die Aufbauphase empfohlene Diät machen, wobei sie bis zur Erreichung ihres Richtigen Gewichts abwechselnd einen Tag ausschließlich Proteine und einen Tag Proteine mit Gemüse essen sollten. Das Richtige Gewicht hängt vom jeweiligen Alter ab und darf keinesfalls mit dem in diesem Alter oft ersehnten, unrealistischen Idealgewicht gleichgesetzt werden!

Bei stark übergewichtigen Mädchen

Junge Frauen über sechzehn mit starkem Übergewicht können bereits mein für Erwachsene entwickeltes Diätprogramm machen, wenn ihre Periode regelmäßig ist und sie nicht unter einer Essstörung wie Bulimie oder Ähnlichem leiden. Sie sollten dann mit einer Angriffsphase von drei bis fünf Tagen beginnen und in der Aufbauphase jeweils auf einen ausschließlichen Proteintag einen Tag mit proteinreichen Mahlzeiten und Gemüse folgen lassen.

Bei einer ererbten Veranlagung zu Übergewicht rate ich allen jungen Mädchen, nach der Aufbauphase unbedingt die für die Stabilisierungsphase empfohlene Diät einzuhalten und sich anschließend auch an die Regeln für die Phase der endgültigen Gewichtsstabilisierung zu halten (das bedeutet: Proteindonnerstag, keine Aufzüge und täglich mindestens drei Esslöffel Haferkleie).

Meine Diät für Frauen, die die Pille nehmen

Fast alle Frauen nehmen in den ersten Monaten, in denen sie die Antibabypille nehmen, einige Pfunde zu. Später wird es, auch für Frauen, die bisher beim Essen noch nie aufpassen mussten, oft schwierig, sie wieder loszuwerden. Nach drei oder vier Monaten hat sich der Körper dann an die Pille gewöhnt, und die Zunahme hört auf.

Hier einige Präventionsmaßnahmen, durch die sich diese anfängliche Gewichtszunahme vermeiden lässt.

Wenn Sie durch die Einnahme der Antibabypille bereits ein wenig zugenommen haben, empfehle ich, mit der Diät für die Aufbauphase zu beginnen, die so lange im Wechsel (ein Proteintag/ ein Tag Proteine plus Gemüse) gemacht werden muss, bis das Gewicht vor der Einnahme der Antibabypille erreicht ist. Daran anschließen muss sich dann die

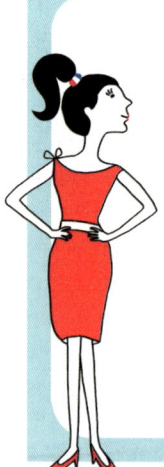

TROTZ PILLE NICHT ZUNEHMEN

Wenn Sie eine ererbte Veranlagung zu Übergewicht haben oder ein sehr starkes Empfängnisverhütungsmittel nehmen müssen, sollten Sie in den ersten Monaten, in denen Sie die Pille nehmen, die für die Phase der endgültigen Gewichtsstabilisierung vorgesehene Diät machen (Proteindonnerstag, Treppensteigen und mindestens drei Esslöffel Haferkleie täglich). Damit lässt sich in fast allen Fällen ein Gewichtsanstieg vermeiden. Falls Sie zu den wenigen gehören, bei denen das nicht der Fall ist, rate ich Ihnen, die Diät für die Stabilisierungsphase zu machen.

für die Stabilisierungsphase empfohlene Diät (zehn Tage pro abgenommenes Kilogramm Gewicht) sowie mindestens vier Monate lang die für die Phase der endgültigen Gewichtsstabilisierung empfohlene.

Wenn Sie durch die Einnahme der Antibabypille bereits stark zugenommen haben, müssen Sie mein gesamtes Diätprogramm einschließlich des Proteindonnerstags ein Jahr lang einhalten.

Meine Diät für die Schwangerschaft und die Zeit danach

Je nach Größe, Alter und Anzahl der vorangegangenen Schwangerschaften sollten Schwangere nicht mehr als acht bis zwölf Kilogramm zunehmen. Frauen, die schon vor der Schwangerschaft zu Übergewicht neigten, nehmen aber in dieser Zeit oft sehr viel mehr zu. Mit Hilfe meiner Diät muss das aber nicht sein.

Während der Schwangerschaft nicht übermäßig zunehmen

Wenn Sie während früherer Schwangerschaften bereits stark zugenommen haben oder in Ihrer Familie Diabetes vorkommt, aber auch wenn Sie um Ihre schlanke Linie besorgt sind, empfehle ich Ihnen, während der gesamten Schwangerschaft die für die Stabilisierungsphase entwickelte Diät zu halten. Das ist nicht riskant, sofern Sie diese Regeln befolgen:

➡ Essen Sie statt einer Portion Obst täglich zwei!

➡ Trinken oder essen Sie statt Milch und Milchprodukten mit 0,1 % Fett halb entrahmte mit einem Fettgehalt von 1,5 %!

➡ Lassen Sie den Proteindonnerstag weg!

Diät bei Übergewicht vor der Schwangerschaft

Wenn Sie bereits als leicht übergewichtig schwanger werden, empfehle ich Ihnen meine für die Stabilisierungsphase entwickelte Diät einschließlich des Proteindonnerstags, allerdings ohne die gewöhnlich in dieser Phase erlaubten Mahlzeiten mit stärkehaltigen Nahrungsmitteln und auch ohne die zwei Festmahlzeiten pro Woche.

Wenn Sie bereits vor der Schwangerschaft stark übergewichtig waren, sollten Sie zu Beginn der Schwangerschaft die für die Aufbauphase entwickelte Diät machen, wenn Ihr Arzt damit einverstanden ist und die Diät überwacht. Er sollte die Vor- und Nachteile einer so effizienten Diät für Mutter und Kind genau gegeneinander abwägen. Zu großes Übergewicht stellt ja auch ein nicht unerhebliches Risiko für den Schwangerschaftsverlauf, die Entwicklung des Babys und die Geburt dar.

Diät bei Übergewicht nach der Schwangerschaft

Die meisten Frauen wiegen nach einer Schwangerschaft einige Pfunde zu viel und wollen deshalb möglichst bald wieder ihr früheres Normalgewicht vor der Schwangerschaft erreichen.

Jede Frau sollte aber wissen, dass es nicht immer leicht und auch nicht unbedingt erstrebenswert ist, so lange abzunehmen, bis sie wieder das gleiche Gewicht vor der Schwangerschaft erreicht hat. Außerdem wäre es vollkommen falsch, ein Leben lang unbedingt nach dem Gewicht zu streben, das man als junge Frau mit beispielsweise 20 Jahren hatte.

INFO

Normalgewicht nach Schwangerschaft

Ich habe versucht herauszufinden, wie viel eine Frau je nach ihrem Alter und der Anzahl ihrer Schwangerschaften wiegen sollte und bin zu folgendem Normalgewicht gekommen: Wenn das Gewicht einer jungen Frau mit 20 zwischen 20 und 50 alle zehn Jahre durchschnittlich um ein Kilogramm und pro Kind um weitere zwei Kilogramm steigt, kann man es als Normalgewicht bezeichnen. Demnach beträgt das Normalgewicht einer 50-jährigen Frau, die mit 20 50 Kilogramm wog und mit 25 Jahren bereits zwei Kinder bekommen hat, 54 Kilo.

Diät während der Stillzeit

Auf keinen Fall sollten Sie eine strenge Diät machen, solange Sie stillen. Das könnte sehr negative Folgen für das Wachstum Ihres Babys haben.

Wenn Sie in dieser Zeit trotzdem unbedingt abnehmen wollen, kommt ausschließlich die für die Gewichtskontrolle während einer normalen Schwangerschaft empfohlene leichte Diät in Frage, die dann aber in folgenden drei Punkten verändert werden muss:

➡ Täglich zwei Portionen Obst statt einer

➡ Halb entrahmte Milch und Milchprodukte (1,5 % Fett) statt vollkommen entrahmter (0,1 % Fett)

➡ Weglassen des Proteindonnerstags

Diät nach der Schwangerschaft, wenn nicht gestillt wird

Wenn Sie nicht stillen, können Sie sofort nach der Entbindung mit einer Diät beginnen.

Wenn Sie sieben Tage nach der Geburt noch fünf bis sieben Kilogramm mehr wiegen als vor Ihrer Schwangerschaft, empfehle ich Ihnen die für die Aufbauphase entwickelte Diät. Ernähren Sie sich abwechselnd einen Tag ausschließlich von proteinreichen Lebensmitteln und einen Tag von Proteinen plus Gemüse, bis Sie Ihr Wunschgewicht erreicht haben. Anschließend sollten Sie pro Kilogramm abgenommenes Gewicht je zehn Tage die für die Stabilisierungsphase empfohlene

Diät machen und dann noch mindestens vier Monate lang die für die Phase der endgültigen Gewichtsstabilisierung vorgesehenen Regeln einhalten.

Wenn Sie sieben Tage nach der Geburt Ihres Kindes noch zwischen zehn und zwanzig Kilogramm mehr wiegen als vor der Schwangerschaft, sollten Sie möglichst umgehend mit einer fünftägigen reinen Proteindiät beginnen und anschließend die für die Aufbauphase empfohlene alternierende und die für die Stabilisierungsphase vorgeschriebene Diät machen und mindestens zwölf Monate lang die drei für die Phase der endgültigen Gewichtsstabilisierung empfohlenen Regeln (Proteindonnerstag, Aufzugsverbot, Haferkleie) einhalten. Besonders wichtig ist das für Frauen, die schon früher starke Gewichtsprobleme hatten.

Meine Diät in den Wechseljahren

Während der ersten sechs Monate der Menopause nehmen fast alle Frauen zu. Bedingt durch ihr Alter, die Abnahme der Muskelmasse und häufig auch durch eine Verringerung der Hormonausschüttung der Schilddrüse verbraucht der Organismus immer weniger Kalorien. Diese verschiedenen Faktoren bewirken fast immer eine Gewichtszunahme, die durch diszipliniertes Essverhalten leider nicht mehr zu kontrollieren ist. Viele Ärzte verschreiben ihren Patientinnen Ersatzhormone, wodurch der Gewichtsanstieg nach einigen Monaten aufhört, wenn der Körper sich an sie gewöhnt hat.

Diese turbulente Lebensphase kann zwischen zwei und fünf Jahre dauern. Die meisten Frauen wiegen danach zwischen drei und fünf Kilogramm mehr als vorher. Viele Frauen, die von Natur aus zu Übergewicht neigen und zu Beginn dieser Phase keine Gegenmaßnahmen ergriffen haben, wiegen danach aber oft auch zehn, manchmal sogar zwanzig Kilogramm mehr als vor den Wechseljahren.

INFO

Pflanzliche Hormone – weniger Gewichtszunahme?

Es hat den Anschein, dass pflanzliche Östrogene auf Sojabasis Frauen, die bereits vor den Wechseljahren Übergewicht hatten, vor der Zunahme während dieser Zeit bewahren können – vorausgesetzt, sie nehmen sie regelmäßig und in der richtigen Dosierung. Dies allerdings ist bisher noch umstritten. Japanische Frauen haben in dieser Phase ihres Lebens angeblich keine Hitzewallungen und sind auch nicht von Gewichtsanstieg bedroht, weil sie täglich 200 Gramm Tofu essen, was einer täglichen Dosis von 100 Gramm Isoflavone auf Sojabasis entspricht.

Vorbeugen in den Wechseljahren

• Bei normalem Verlauf der Wechseljahre. Frauen, deren Gewicht vor den Wechseljahren normal war, empfehle ich, sobald ihre Periode verspätet oder unregelmäßig eintritt, mit der vierten Phase meiner Diät zu beginnen, um einen eventuellen Gewichtsanstieg in dieser Zeit zu vermeiden; und diese Diät während der gesamten chaotischen Anfangsphase der Menopause durchzuhalten.

• Bei Komplikationen während der Wechseljahre. Bei den vielen Frauen, die bereits vorher Schwierigkeiten hatten, ihr Gewicht stabil zu halten, und die schon öfters versucht haben abzunehmen, werden die Wechseljahre wohl nicht normal verlaufen. Wenn Sie zu dieser Gruppe gehören und die für die vierte Phase der endgültigen Gewichtsstabilisierung empfohlene Diät bei Ihnen nicht ausreicht, sollten Sie es einmal mit der für die Stabilisierungsphase entwickelten Diät versuchen.

Leiden Sie auch noch unter Wassereinlagerung, Ballonbauch, schweren Beinen, geschwollenen Fingern und Kopfweh oder haben Sie gerade eine Hormonersatztherapie begonnen, dann sollten Sie die für die Aufbauphase vorgesehene Diät machen.

Diät nach bereits erfolgter Zunahme in den Wechseljahren

• Bei plötzlich aufgetreter Zunahme. Wenn Sie in dieser Zeit plötzlich zunehmen und bis dahin noch keine vorbeugenden Maßnahmen ergriffen haben, empfehle ich Ihnen drei Tage lang die Diät für die Angriffsphase und anschließend die für die Aufbauphase mit einem Wechsel von einem Tag Proteinen und einem Tag Proteinen plus Gemüse, und zwar so lange, bis Sie Ihr Normalgewicht wieder erreicht haben. Danach genügt die für die Phase der endgültigen Gewichtsstabilisierung empfohlene Diät, die Sie aber mindestens sechs Monate bis zur Gewöhnung an die hormonelle Ersatztherapie durchhalten müssen.

• Weitere Zunahme während der Wechseljahre bei bereits vorhandenem Übergewicht. Frauen, die schon vor Beginn der Menopause übergewichtig waren, nehmen während der Wechseljahre manchmal noch mehr zu, weshalb eine Hormonersatztherapie bei ihnen zunächst gar nicht möglich ist. Wenn sie bereits begonnen wurde und das Gewicht weiter stark angestiegen ist, halte ich die für die Angriffsphase entwickelte, strenge Proteindiät für die geeigneteste Maßnahme. In diesem Fall sollte man sich mindestens fünf Tage lang ausschließlich von proteinreichen Lebensmitteln ernähren, bei erheblichem Übergewicht sogar sieben Tage, und daran die für die Aufbauphase empfohlene Diät mit einem Wechsel von jeweils fünf ausschließlichen Proteintagen und fünf Tagen Proteine plus Gemüse anschließen. Bei nur leichter Zunahme genügt ein Wechsel von einem Proteintag und einem Tag Proteine plus Gemüse. Sobald dann das Wunschgewicht erreicht ist, müssen unbedingt die Diät für die Stabilisierungsphase folgen sowie die für die Phase der endgültigen Gewichtsstabilisierung aufgestellten Regeln lebenslang befolgt werden.

Meine Diät bei Tabakentzug

Viele Raucherinnen und Raucher hören nicht auf zu rauchen, weil sie berechtigterweise fürchten dann zuzunehmen. Oft haben sie diese Erfahrung bereits bei einem früheren Aufgabeversuch gemacht und haben dann wieder angefangen zu rauchen, um wieder abzunehmen. Aber jeder, der bereits einen oder mehrere solcher vergeblichen Versuche hinter sich hat, weiß, dass das eine Illusion ist und man damit alles nur noch schlimmer macht.

Warum Raucher zunehmen, nachdem sie das Rauchen aufgeben haben, hat zwei Gründe.

Erstens haben alle Raucher nach dem Tabakentzug ein Bedürfnis nach oraler Ersatzbefriedigung. Sie wollen die Empfindungen, die früher das Rauchen bei ihnen ausgelöst hat, und die mit ihm verbundenen rituellen Gesten durch ähnliche ersetzen. Um sich eine orale Ersatzbefriedigung zu verschaffen, konsumieren frühere Raucher außerhalb der Mahlzeiten ständig Knabberzeug und nehmen dabei natürlich zu. Dazu kommen noch die Kalorien, die sie früher durch das Rauchen verbraucht haben.

Kein Wunder also, dass Raucher auf Tabakentzug durchschnittlich vier Kilogramm zunehmen. Bei starken Rauchern und solchen, die von Natur aus zu Übergewicht neigen, sind es oft sogar 10 bis 15 Kilogramm.

Da das durch den Tabakentzug erworbene neue Gewicht leider nicht automatisch zurückgeht, wenn man wieder anfängt zu rauchen, müssen Raucher alles tun, um nicht wieder rückfällig zu werden, wenn sie nicht wollen, dass dieser Schritt vergeblich war.

Es lohnt sich durchzuhalten, denn nach sechs Monaten hat sich der Organismus an den Entzug gewöhnt, und das Bedürfnis nach oraler Ersatzbefriedigung lässt nach.

Die Entwöhnungsphase bei normalgewichtigen Rauchern

Bei mäßigen Rauchern, die weniger als zehn Zigaretten pro Tag rauchen oder den Rauch nicht inhalieren, genügt in der Entzugsphase sechs Monate lang die für die Phase vier empfohlene Diät (Proteindonnerstag und Haferkleie).

Starke Raucher, die rund 20 Zigaretten pro Tag geraucht haben, müssen während der ersten vier Monate nach dem Entzug die Diät für die Stabilisierungsphase einhalten und danach weitere vier Monate die Diät für die Phase der endgültigen Gewichtsstabilisierung.

Die Entwöhnungsphase bei Rauchern mit weiteren Risikofaktoren

Starken Rauchern mit weiteren Risikofaktoren (Diabetes, Herz- oder Atembeschwerden), bei denen mit einem starken Gewichtsanstieg zu rechnen ist, empfehle ich zu Beginn des Tabakentzugs einen Monat lang die für die Aufbauphase entwickelte Diät, mit einem Wechsel von einem ausschließlichen Proteintag und einem Tag Proteine plus Gemüse. Darauf sollte fünf Monate lang die für die Stabilisierungsphase vorgesehene Diät folgen und mindestens sechs Monate lang die für die Phase der endgültigen Gewichtstabilisierung.

Behandlung eines Gewichtsanstiegs nach erfolgreicher Tabakentwöhnung

Ehemalige Raucher, die aufgehört, aber ein paar Kilogramm zu viel behalten haben, weil sie versäumt haben, rechtzeitig vorzubeugen, sollten folgende Diät einhalten: fünf Tage ausschließliche Proteindiät und anschließend die Aufbauphase mit einem Wechsel von einem ausschließlichen Proteintag mit einem Tag Proteine plus Gemüse. Anschließend die Stabilisierungsphase, deren Dauer von der Höhe des abgenommenen Gewichts abhängt (zehn Tage pro verlorenes Kilo), und danach mindestens acht Monate lang Einhaltung der für die Phase der endgültigen Gewichtsstabilisierung entwickelten Regeln (Proteindonnerstag, Aufzugsverzicht und Haferkleie). Raucher, die nach

dem Tabakentzug mehr als 15 Kilo zugenommen und vorher mehr als 20 Zigaretten geraucht haben, müssen ihr Leben lang die für die Phase der endgültigen Gewichtsstabilisierung entwickelten Regeln einhalten.

Bewegung – die zweite Waffe im Kampf gegen das Übergewicht

Neben der eigentlichen Diät sind Bewegung und körperliche Betätigung Ihre zweite, unersetzliche Waffe im Kampf gegen Ihr Übergewicht.

Für meine Generation war Bewegung die selbstverständlichste Sache der Welt, weshalb ich nie das Gefühl hatte, dass man über eine solche Selbstverständlichkeit reden müsste.

Gehen, Laufen, Schwimmen, Tanzen, vor Freude Luftsprünge machen oder aus voller Kehle Singen waren für mich als Kind selbstverständliche Quellen von Freude und Lebenslust. Vielleicht liegt es daran, dass ich erst spät erkannt habe, in welch hohem Maße Trägheit und Faulheit schuld daran sind, dass Übergewichtige nicht schnell und dauerhaft abnehmen.

Irgendwann hat mir ein kleines Erlebnis schlagartig klargemacht, wie wenig selbstverständlich Bewegung für viele Menschen ist. Ich wartete in einem spanischen Reisebüro in einer Schlange, in dem drei hinter einem Tresen sitzende junge Männer die Kunden bedienten. Alle drei saßen auf bequemen Drehstühlen, mit denen sie sich, ohne aufstehen zu müssen, durch den Raum rollen konnten, wenn sie etwas aus den einige Meter entfernten Aktenschränken holen mussten. Zwei von ihnen taten das auch ständig. Der Dritte dagegen stand immer auf, wenn er etwas brauchte, und ging zu den Aktenschränken hinüber. Ob es Zufall war oder nicht, jedenfalls war er der einzige Schlanke unter den drei jungen Männern. Die beiden anderen hatten schon ein ansehnliches Bäuchlein.

Dieses Erlebnis ließ mich schlagartig die fundamentale Bedeutung von Bewegung und körperlicher Betätigung für mein Diätprogramm erkennen. Mit einem Mal wurde mir klar, dass es nicht genügt, dicken Menschen einfach zu mehr Bewegung zu raten, wie es fast alle Diätspezialisten tun, mich eingeschlossen. Vielmehr muss man ihnen Bewegung genauso streng verschreiben wie die eigentliche Diät!

INFO

Wenn Sie wirklich abnehmen wollen und wirklich nie mehr zunehmen wollen, müssen Sie unbedingt Ihre Einstellung zu Bewegung und körperlicher Betätigung verändern!

Fast jeder ist heute überzeugt, dass man Sport betreiben sollte, um schön, schlank und gesund zu bleiben oder zu werden. Wegen dieses gesellschaftlichen Drucks plagt uns immer wieder das schlechte Gewissen, wenn wir zu wenig Sport treiben. Aus diesem Grund haben Fitnessclubs so großen Zulauf. Aber dieselben Leute, die dort abends Sport treiben, fahren tagsüber lieber mit dem Aufzug, als die Treppe hochzusteigen! Ist es nicht paradox, mit dem Aufzug in ein Fitnesscenter zu fahren, nur um dort dafür zu zahlen, dass man auf einem Stepper turnen darf? Er ist doch auch nichts anderes als eine Treppe?

Gehen ist fast so natürlich und selbstverständlich wie Atmen. Es gehört so sehr zu unserer Natur und unserem Leben, dass sein hoher therapeutischer Wert beim Abnehmen schwer zu vermitteln ist.

Durch körperliche Betätigung nimmt man ab

Schon bei einem einzigen Lidschlag verbrauchen Sie Energie – nicht sehr viel, aber doch eine in Tausendstelkalorien bezifferbare Menge, ebenso beim Nachdenken oder Erinnern. Noch mehr Energie kostet Sie der Versuch, ein Problem zu lösen, und noch viel mehr, einen oder gar beide Arme zu heben. Was immer Sie tun, kostet Sie Kalorien.

Nehmen wir jetzt einmal an, Sie haben gerade Ihre im vierten Stock gelegene Wohnung verlassen und gehen nun die

Treppen hinunter, statt den Aufzug zu nehmen. An der Haustür angekommen, haben Sie bereits 6 Kalorien verbrannt. Da Sie etwas vergessen haben, müssen Sie die vier Stockwerke noch einmal hinaufsteigen. Sie nehmen immer vier Stufen auf einmal, denn nun sind Sie in Eile. Das kostet Sie schon wieder 14 Kalorien. Zusammen mit den 6 Kalorien, die Sie beim Rückweg verbrauchen, macht das insgesamt 26 Kalorien!

Nun wollen wir einige Stunden in Ihrem Tageslauf vorrücken! Es ist 13 Uhr. Sie haben vier Stunden Büroarbeit hinter sich, die Sie vor dem Computer sitzend verbracht haben. In diesen vier Stunden haben Sie geatmet, Ihr Herz hat geschlagen und Ihr Blut ist zirkuliert. Allein das hat Sie bereits eine Kalorie pro Minute gekostet. Außerdem haben Sie in diesen vier Stunden gearbeitet und ab und zu Ihre Arme und Beine bewegt, wodurch Sie weitere 15 Kalorien verbraucht haben. Jetzt verspüren Sie das Bedürfnis, aufzustehen und ein paar Schritte zu machen. Sie verlassen also Ihr Büro.

Und nun fordere ich Sie auf: Gehen Sie eine Stunde spazieren! Gehen Sie mit normaler Geschwindigkeit, dann haben Sie am Ende Ihres Spaziergangs 300 Kalorien verbraucht. Seitdem Sie heute morgen Ihre Wohnung verlassen haben, beläuft sich Ihre Kalorienbilanz somit bereits auf 340 Kalorien.

Wenn Sie gerade dieses Buch lesen, gehören Sie vermutlich zu den 51 Prozent (Stand 2009) erwachsener Deutscher, die an Übergewicht leiden. Jedes Kilogramm Fett an Ihrem Körper enthält etwas mehr als 8000 Kalorien. Um nur dieses eine Kilogramm Fett abzubauen, ohne Ihre Ernährung in irgendeiner Weise umzustellen, müssten Sie 27 Tage gehen (300 Kalorien x 27 Tage = 8000 Kalorien = 1 Kilogramm Fett), das heißt jede Woche zirka fünfmal mal eine Stunde. Falls Sie zwölf Kilo abnehmen wollen, könnten Sie also Ihr Gewichtsproblem in einem einzigen Jahr nur durch Gehen lösen. Zu schön, um wahr zu sein? Wer hat schon die Zeit, 27 Tage im Monat eine Stunde lang zu gehen?, werden Sie einwenden.

Ich verlange auch gar nicht, dass Sie ab jetzt täglich eine Stunde gehen. Ich möchte lediglich erreichen, dass Sie Bewegung und körperlicher Tätigkeit den gleichen Stellenwert beim Abnehmen zumessen wie der eigentlichen Diät.

Körperliche Aktivität wirkt sich stark auf unsere Lust- und Unlustgefühle aus

Wenn Sie selbst unter Übergewicht leiden, dann wissen Sie vermutlich auch, dass Sie dieses Problem nicht Ihrem unstillbaren Hunger verdanken. Richtigen Hunger kennt unsere Überflussgesellschaft ja gar nicht mehr. Alle Übergewichtigen essen mehr, als sie brauchen. Weil sie sich angewöhnt haben, ihren täglichen Stress durch Essen zu kompensieren und ihr Bedürfnis, sich durch Essen Lust zu verschaffen, einfach stärker ist als Ihre Angst zuzunehmen. Den meisten ist das gar nicht bewusst.

Wer abnehmen möchte, muss aber den umgekehrten Weg gehen. Er muss aufhören, die durch seine Probleme im Leben verursachten Unlustgefühle durch Essen zu kompensieren und lernen, mit ihnen zu leben, ohne gleich zum nächsten Stück Schokolade zu greifen.

Wie soll man das schaffen? Woher die wichtigen positiven Lustgefühle nehmen, für die man bisher bereit war, die schlanke Linie, die Schönheit und manchmal sogar die Gesundheit zu opfern? Leicht ist es nicht, aber man kann es schaffen!

Der Weg zur wirklichen „Heilung vom Übergewicht" ist allerdings dornig und verläuft auf einem schmalen Grat zwischen zwei Abgründen. Auf der einen Seite drohen Apathie und Nichtstun, auf der anderen Fehler und endgültiges Scheitern. Lassen Sie uns nun gemeinsam die „Motorhaube" über unserem „Lebensmotor" öffnen und ihn uns genauer ansehen. Danach werden Sie viel mehr darüber wissen, wie Sie sich selbst von Ihrem Übergewicht heilen können.

Ungefähr in der fünften Schwangerschaftswoche entsteht in dem noch sehr zarten, im Bauch der Mutter aus dem befruchteten Ei heranwachsenden Embryo ein Gehirnzentrum, das den ersten Pulsschlag seines unabhängigen Lebens aussendet und damit bis zum Tod nicht aufhören wird. Er ist eine Art Lebensprogrammierung oder Lebensenergie, die unabhängig von unserem Wollen und Wissen in uns existiert. Nennen wir dieses Zentrum, das den Pulsschlag unseres Lebens zurückhält oder aussendet, den Pulsschlaggeber. Wenn er regelmäßig schlägt, sind wir tatendurstig und aktiv, bemühen uns, unser Leben so gut wie möglich zu gestalten und es vor Gefahren zu schützen. Trinken, Essen, Schlafen, Lieben und Spielen, unseren Körper lustvoll bewegen, zu einer Gruppe gehören wollen und alles tun, um nicht aus ihr ausgestoßen zu werden, all das verdanken wir ihm.

Alle Lebewesen kämpfen auf eine für ihre jeweilige Gattung spezifische Weise um ihr Überleben. Die für die Gattung Mensch spezifische Weise hat sich im Laufe der Evolution entwickelt und in unseren Genen verankert, weil sie uns wirksam hilft, in der menschlichen Gesellschaft zu überleben.

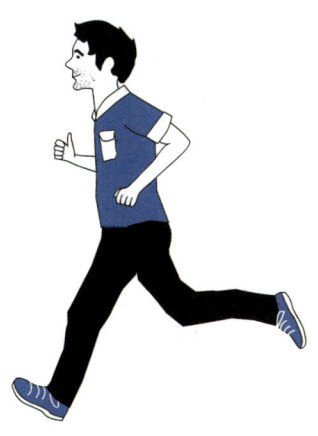

Wenn wir den Forderungen unseres Überlebenstriebs folgen und sie befriedigen, verbessern wir damit unsere Überlebenschancen und werden dafür mit einem Lustgefühl belohnt, das wir zum Beispiel empfinden, wenn wir trinken, weil unser Körper unter Wassermangel leidet, und essen, weil er keinen Brennstoff mehr hat.

Alles, was unsere Überlebenschancen begünstigt, verschafft uns dieses Lustgefühl und alles, was sie beeinträchtigt, ein Unlustgefühl. Alles, was wir tun, tun wir, um Lust zu empfinden und Unlust zu vermeiden.

Fassen wir zusammen: Dem Pulsschlaggeber unseres Lebens und der von ihm ausgesendeten Lebensenergie verdanken wir unsere Lebenslust und unseren Überlebenswillen, der sich in all unseren Handlungen und Verhaltensweisen ausdrückt, die nach Lust suchen und Unlust vermeiden wollen. Unter dem Lustgefühl verbirgt sich aber noch eine andere, ebenso lebenswichtige Nahrung, die mit der Lebensenergie zum Gehirn aufsteigt. Während die Lebensenergie die Aufgabe hat, uns Lustgefühle zu verschaffen, ist sie dafür verantwortlich, den Pulsschlaggeber mit der nötigen Energie aufzuladen. Dieser ewige Kreislauf, der bei allen Formen von Leben zu beobachten ist, hat beim Menschen die höchste Stufe in der Hierarchie des Lebens erreicht.

Oft wird diese „Nervennahrung", der wir Zufriedenheit und Wohlbefinden verdan-

ken, mit dem Lustgefühl verwechselt, das sie mit seinem lauten, angenehmen Getöse überdeckt. Sie existiert aber getrennt von ihm und ist für unser Überleben mindestens genauso wichtig.

Sicherlich fragen Sie sich jetzt, warum ich einen so großen Umweg gemacht habe, um die Bedeutung von körperlicher Aktivität beim Abnehmen zu unterstreichen. Ich hielt ihn für nötig, um Ihnen verständlich zu machen, warum so banal und leicht erscheinende Tätigkeiten wie Essen, Trinken und Atmen das Allerwichtigste im Leben und deshalb die effizientesten Vermittler von Zufriedenheit und Wohlbefinden sind.

Leider gelingt es heute immer weniger Menschen, ein zufriedenes Leben zu führen. Alltagsstress, Hektik und ständige Probleme sind fast schon die Regel. Das führt langfristig dazu, dass die Schläge unseres Pulsschlaggebers langsamer und seltener werden und die Lebensqualität nachlässt.

Etwas zu essen, es sich in den Mund zu stopfen und einzuverleiben, ist das einfachste und am leichtesten verfügbare Mittel, um sich die für das Überleben so notwendigen Lustgefühle zu verschaffen. Sobald sich das befriedigende Gefühl der Sättigung einstellt, sind wir – zumindest für eine kurze Zeit – zufrieden und glücklich. Das erklärt, warum wir so leicht zu- und so schwer abnehmen, wenn unsere Lebensumstände schwierig sind. Wir können dann einfach nicht auf die große Befriedigung verzichten, die uns Essen verschafft und die ja auch dem Erhalt des Lebens dient.

Kehren wir zur wichtigen Rolle von körperlicher Aktivität und Bewegung beim Auslösen von Lust- und Zufriedenheitsgefühlen zurück.

Im Folgenden schildere ich Ihnen ausführlich, auf welche Weise körperliche Aktivität und Bewegung Ihnen beim Abnehmen und Erhalt Ihres Richtigen Gewichts helfen und Sie endgültig von Ihrem Übergewicht heilen können.

Körperliche Aktivität macht jede Diät wirksamer

Will man die Lagerbestände einer Firma verringern, muss man entweder weniger ein- oder mehr verkaufen. Derselben Logik folgt auch das Abnehmen. Entweder man führt dem Körper weniger Nahrung zu, indem man weniger oder weniger kalorienreich isst, oder man erhöht die Kalorienausgaben, indem man sich mehr bewegt und dadurch mehr Kalorien verbrennt. Ideal ist es natürlich, beide Möglichkeiten zu kombinieren: Je mehr man sich während einer Diät bewegt und körperlich aktiv ist, je mehr nimmt man ab.

Körperliche Aktivität verringert die durch eine Diät verursachte Frustration

Je mehr Sie sich bewegen und Kalorien verbrennen, je weniger müssen Sie sich beim Essen einschränken und je weniger werden Sie unter Ihrer Diät leiden. Das erinnert mich an einen meiner Patienten, einen Künstler. Da ein gutes Glas Wein für ihn zu den höchsten Lebensgenüssen zählte, sagte er mir eines Tages: „Herr Doktor, ich bin vollkommen einverstanden mit Ihrer Diät, aber ich brauche unbedingt jeden Abend ein Glas Wein." Ich antwortete ihm: „Wenn das so ist, müssen Sie es bezahlen! Trinken Sie ruhig Ihr Glas Wein! Dafür müssen Sie aber anschließend 20 Minuten gehen. Dann steht der Zähler wieder auf null, und es ist so, als ob Sie dieses Glas Wein nie getrunken hätten." Er akzeptierte meinen Vorschlag und ging von nun an für jedes getrunkene Glas 20 Minuten spazieren. Dadurch entdeckte er neben seiner Leidenschaft für den Wein eine neue Leidenschaft: das Gehen und später das Joggen! Überflüssig zu sagen, dass er schlank wurde und sein Wunschgewicht bis heute gehalten hat.

Körperliche Aktivität stimmt uns euphorisch

Wenn wir unsere Muskeln ausreichend trainieren und sie durch Bewegung warm halten, schüttet unser Körper Endorphine aus, einen chemischen Botenstoff, der in unserem zentralen Nervensystem produziert wird. Diese Endorphine stimmen uns euphorisch und zufrieden. Ich kann Ihnen versichern, dass Ihr Übergewicht kein Problem mehr sein wird, sobald Sie diese durch viel Bewegung ausgelöste euphorische Stimmung zum ersten Mal erfahren haben. Wenn Ihr Körper dank ihrer Geschmack am Abnehmen gefunden hat, werden Sie sie schon bald nicht mehr missen wollen. Eine meiner Patientinnen verriet mir einmal, dass sie Diäten nie habe leiden können, körperliche Aktivität dagegen schon immer gemocht habe. Danach sei sie geradezu süchtig. Ich bin absolut sicher, dass diese Frau nie in ihrem Leben ein Gewichtsproblem haben wird.

Gegen eine Diät entwickelt der Körper mit der Zeit Widerstand, nicht aber gegen Aktivität

Das berührt einen kritischen Punkt im Kampf gegen das Übergewicht, den jeder kennt, der schon mehrere Diäten hinter sich hat. Je länger man eine Diät macht, je schwieriger wird es abzunehmen, weil der Körper mit der Zeit einen Widerstand gegen sie entwickelt. In der Frühzeit der Menschheit waren Fettreserven die beste Überlebensgarantie, weil die Menschen sich ihre Nahrung mühsam erkämpfen mussten und manchmal auch nichts zu essen hatten. Deshalb wehrt sich unser Körper noch heute mit allen ihm zur Verfügung stehenden Mitteln gegen Abmagerungskuren und versucht hartnäckig, seine Fettreserven zu bewahren. Wir haben uns daran gewöhnt, dass wir heute in einer Überflussgesellschaft leben – unsere Gene sind aber noch nicht so weit.

Im Wesentlichen hat unser Körper zwei Verteidigungsmöglichkeiten: Er kann weniger ausgeben, das heißt, sozusagen „auf Sparflamme" leben und die ihm zugeführte Nahrung intensiver verwerten. Je länger Sie eine Diät machen, je stärker wird der Widerstand Ihres Körpers anwachsen und je weniger werden Sie abnehmen, was wiederum die Gefahr verstärkt, dass Sie aufgeben.

Dann nähern Sie sich immer mehr dem für eine Diät gefährlichsten Moment, ab dem Sie überhaupt nicht mehr abnehmen, obwohl Sie weiterhin alle Diätregeln streng einhalten. So sehr jedes verlorene Pfund zum Weitermachen anspornt, so sehr entmutigt es, wenn die für die Anstrengungen erhoffte Belohnung ausbleibt. Deshalb werden die meisten Diäten in dieser kritischen Phase abgebrochen.

Gegen eine Diät kann der Körper sich mit der Zeit wehren, gegen den durch körperliche Aktivität und Bewegung verursachten Kalorienverbrauch aber nicht! Dafür ist er nicht programmiert! Wenn Sie über Monate jeden Tag eine Stunde lang joggen, verbrennen Sie dadurch täglich 350 Kalorien. Dagegen hat sich Ihr Körper schon nach einigen Wochen an täglich 350 Kalorien weniger gewöhnt, weshalb Sie dann 500 Kalorien weniger zu sich nehmen müssen, um abzunehmen. Aus diesem Grund ist es das sicherste Mittel, um den Widerstand Ihres Körpers gegen das Abnehmen zu brechen, sich viel zu bewegen.

Abnehmen in Kombination mit körperlicher Aktivität lässt den Körper straffer und fester wirken

Menschen mit gut trainierten Muskeln, die sich viel bewegen, wirken jünger, blühender und schöner als träge Menschen mit schlaffen Muskeln. Auch bei Übergewichtigen spannt sich die Haut durch viel Bewegung bald straffer und fester über den Fettpolstern. Außerdem fühlt man sich in einem straffen, elastischen Körper wohler und schöner.

Körperliche Aktivität ist unerlässlich für die langfristige Gewichtsstabilisierung

Die meisten Menschen können starke Einschränkungen beim Essen nur über einen begrenzten Zeitraum durchhalten. Wenn sie sich während dieser Zeit aber gleichzeitig viel bewegen, müssen sie sich weniger einschränken. Nur 20 Minuten Gehen gleicht den Genuss eines Glases Wein oder von drei Stück Schokolade aus.

Auch nach Erreichen des Richtigen Gewichts hilft Bewegung bei seiner Konsolidierung und seinem dauerhaften Erhalt. Die in den beiden letzten Diätphasen errungene größere Freiheit bei der Auswahl der erlaubten Lebensmittel wird durch körperliche Aktivität verstärkt, was wiederum die Fortsetzung der Diät deutlich erleichtert und das Risiko mindert, durch auftretende Schwierigkeiten aus der Bahn geworfen zu werden und einer der stets und überall lauernden Versuchungen zu erliegen.

Zwar können auch unter Depressionen leidende übergewichtige Frauen eine gut strukturierte Diät eine Weile durchhalten, vorausgesetzt ihre Willenskraft ist stark genug, aber den mit dem langfristigen Erhalt des neuen Gewichts verbundenen Anstrengungen sind sie kaum gewachsen. Viel Bewegung kann ihnen dabei helfen, es trotzdem zu schaffen.

Körperliche Aktivität hilft, einen Abnahmestillstand zu überwinden

Leider steigt die Zahl der „schweren" Fälle, die es vermutlich nicht schaffen werden, ihr Gewicht nach der Diät dauerhaft zu halten. Dazu zähle ich vor allem die im Folgenden aufgeführten Gruppen von Frauen über vierzig:

• Frauen mit einer langen Übergewichtsgeschichte, die mir, kaum dass sie in meinem Sprechzimmer sitzen, mit einem verschwörerischen Lächeln verraten: „Herr Doktor, ich bin ein schwerer Fall. Ich habe schon alle erdenklichen Diäten gemacht, aber alle ohne Erfolg!"

• Schwer erblich belastete Frauen, die ihre Veranlagung zu Übergewicht von den Eltern ererbt und häufig bereits an ihre Kinder weitervererbt haben.

• Und schließlich stark übergewichtige und fettleibige Frauen, von denen man sich kaum vorzustellen vermag, wie sie jemals wieder ein normales Gewicht erreichen sollen.

Gemeinsam ist allen diesen Gruppen, dass sie sich viel zu wenig bewegen.

Alle, die schon viele Diätversuche hinter sich haben, kennen das Phänomen aus eigener Erfahrung: Der Körper leistet immer mehr Widerstand gegen eine Diät. Deshalb wissen sie genau, dass sie auch bei ihrer nächsten Diät an diesen kritischen Punkt kommen werden. Am Anfang werden sie leicht und rasch abnehmen, irgendwann weniger und dann, trotz Einhaltung aller Regeln, gar nicht mehr, weshalb sie früher oder später die Diät aufgeben.

Hier kann durch Bewegung und körperliche Aktivität der entscheidende Durchbruch erzielt werden, vorausgesetzt, es liegen keine medizinischen Gründe für die Stagnation des Gewichts vor (hormonelle Schwankungen, Schilddrüsenunterfunktion, besorgniserregende Wassereinlagerungen im Gewebe). Bei allen, die sich in dieser schwierigen Zeit genügend bewegen, wird die Waage schon bald wieder nach unten zeigen.

Das tägliche Bewegungsprogramm

Wenn ich nur eine einzige körperliche Aktivität verschreiben dürfte, wäre es das Gehen – für mich ist das die wichtigste, weil natürlichste und nützlichste Form, aktiv zu sein.

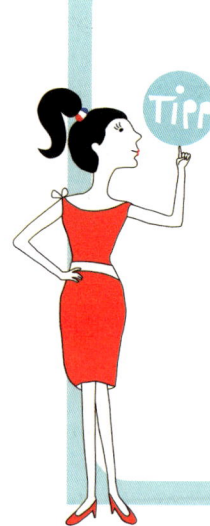

VORBEUGEMASSNAHMEN BEI ABNEHM-STILLSTAND

Wenn während der Diät Ihr Gewicht nicht weiter abnimmt, halten Sie sich an folgende Ratschläge:

➡ Machen Sie vier Tage lang die für die Angriffsphase entwickelte ausschließliche Proteindiät.

➡ Trinken Sie täglich zwei Liter mineralarmes Wasser.

➡ Ernähren Sie sich möglichst salzarm.

➡ Gehen Sie so früh wie möglich ins Bett, da der Schlaf vor Mitternacht viel erholsamer ist als der Schlaf danach.

➡ Nehmen Sie ein pflanzliches Entwässerungsmittel, um versteckte Wassereinlagerungen abzubauen.

➡ Vor allem: Gehen Sie vier Tage lang täglich 60 Minuten!

Die wichtigste Aktivität: Gehen

Gehen wird heute gering geachtet. Da wir es immer eilig haben und ständig unter Stress stehen, gilt es vielen als reiner Zeitverlust. Wozu gibt es Aufzüge, Autos, Fahrräder und Roller?

Ich dagegen achte das Gehen sehr hoch. Ich halte es für meinen wichtigsten Verbündeten im Kampf gegen das Übergewicht und eines der wirksamsten Mittel, uns gegen das Unnatürliche unserer modernen Lebensweise zu wehren.

Gehen ist die natürlichste Form der Bewegung

Erst der aufrechte Gang hat uns zu Menschen gemacht. Er ist seit Urzeiten in unseren Genen verankert. Um uns fortzubewegen, müssen wir unseren ganzen Körper benutzen. Dafür belohnt er uns durch die Ausschüttung von Endorphinen, die der beste Beweis dafür sind, dass wir ihm damit etwas Gutes tun. Je länger und öfter wir gehen, je mehr wird es uns zu einem echten Bedürfnis.

Gehen ist die einfachste körperliche Aktivität

Auch nach der Geburt verläuft die Entwicklung eines Babys nach uralten Naturgesetzen. Erst lernt es stehen und bald darauf laufen. Mit seinen ersten Schritten scheint es seinen Eltern sagen zu wollen: „Jetzt gehöre ich zu euch." Das Kleinkind läuft bereits so selbstverständlich herum, wie es atmet, als wäre das die einfachste Sache der Welt. Da Gehen für uns Menschen ein automatischer Vorgang ist, können wir dabei problemlos denken, uns unterhalten oder telefonieren. Das Leben geht eben auch im Gehen weiter.

Gehen ist die am wenigsten ermüdende körperliche Aktivität – fast alle können es

Obwohl wir zum Gehen eine Vielzahl von Muskeln und Knochen benützen müssen, können wir stundenlang gehen, ohne zu ermüden. Wir brauchen dazu weder besondere Schuhe noch spezifische Kleidung, denn beim Gehen schwitzt man nicht mehr als im Sitzen oder Liegen. Und hinterher duschen muss man auch nicht.

Beim Gehen werden gleichzeitig die meisten Muskeln betätigt

Unser natürliches Gehen ist ein hochkomplexer Akt, den Kybernetiker lange analysiert haben und deren Forschungsergebnissen viele Behinderte technisch äußerst raffinierte Gehhilfen verdanken. Die beim Gehen am stärksten beteiligten Muskeln geben gleichzeitig unserem Körper den größten Halt. Um diese wichtigen Aufgaben erfüllen zu können, verbrauchen sie auch die meisten Kalorien.

Gehen trägt am stärksten zum Abnehmen bei

Manchen mag es erstaunen, dass man beim Gehen genauso viele Kalorien verbrennt wie beim Tennisspielen und vielen anderen Sportarten. Das liegt daran, dass man das Gehen nicht wie etwa das Tennisspiel ständig unterbrechen muss, bei dem man die Hälfte der Zeit steht und wartet.

Gehen können wir, wann immer und wo immer wir es wollen, Ski fahren oder Fußball spielen dagegen nicht.

Gehen ist die für die dauerhafte Gewichtsstabilisierung nützlichste körperliche Aktivität

Keine Frage, Gehen ist in allen Diätphasen wichtig und nützlich! Besonders unerlässlich ist es aber für die dauerhafte Gewichtsstabilisierung, für die ehemals übergewichtige Menschen ja ihr ganzes Leben lang etwas tun müssen. Wer täglich geht, braucht sich aber nie mehr Sorgen um sein Gewicht zu machen. Sobald man sich daran gewöhnt hat, kann man es sich gar nicht mehr aus seinem Alltag wegdenken. Es ist wirklich die einfachste, natürlichste und gesündeste Form der Bewegung, die man sich vorstellen kann, und wird auch Ihnen bald so selbstverständlich werden wie das Atmen!

Gehen ist die einzige für Übergewichtige gefahrlose körperliche Aktivität

Jeder Übergewichtige kann gehen, ohne etwa eine Herz-Kreislauf-Erkrankung fürchten zu müssen. Je mehr er wiegt, desto wichtiger ist es für ihn. Beim Gehen droht ihm auch keinerlei Verletzungs-

gefahr wie bei anderen Sportarten. 15 oder mehr Kilogramm zu viel mit sich herumzuschleppen ist ja bereits eine sportliche Betätigung.

Gehen ist der beste Schutz vor dem Altern

Unser Körper erwartet geradezu von uns, dass wir ihn bewegen, um unseren Kreislauf, die Atmungsorgane, das Knochengerüst, den Hormonhaushalt, die Muskeln und den Geist gesund zu erhalten. Wer wenig oder gar nicht geht, altert rascher. Schon 30 Minuten Gehen täglich verlängert dagegen das Leben. Auch auf unsere Stimmung wirkt sich Gehen positiv aus. Die chemischen Botenstoffe, die unser Gehirn dabei ausschüttet, machen uns fröhlicher und zufriedener. Zu ihnen gehören die bereits erwähnten Endorphine. Eine wichtige Rolle spielt aber auch das Glückshormon Serotonin, dessen Fehlen uns depressiv macht.

Wie lange müssen Sie täglich gehen?

Während der Angriffsphase, deren Dauer zwischen zwei und maximal zehn Tagen schwankt, ist der tägliche Spaziergang praktisch die einzig mögliche körperliche Aktivität. Mit ihm erzielen Sie aber optimale Ergebnisse, ohne sich übermäßig anstrengen zu müssen und das Hungergefühl zu verstärken.

In der Angriffsphase sollen Sie durch möglichst rasches Abnehmen zum Weitermachen motiviert werden. Weil das sehr anstrengend ist, verschreibe ich Ihnen für diese Phase 20 Minuten Gehen pro Tag. Wenn Sie bisher nicht viel zu Fuß gegangen sind, sollten Sie in dieser Phase nicht mehr, aber auch nicht weniger gehen.

Zwei Tage strenge Diät nach den Regeln der Angriffsphase bewirken im allgemeinen einen Gewichtsverlust von 800 bis 1000 Gramm. Durch Gehen können Sie ihn auf 1,2 Kilogramm steigern. Wenn Sie sehr starkes Übergewicht haben, sollten Sie in dieser Phase zweimal pro Tag zehn Minuten gehen, besonders dann, wenn Ihre Hüftknochen, Knie oder Fußknöchel sehr zart gebaut sind.

In der Aufbauphase sollen Sie zwar weiter abnehmen, aber nicht mehr so viel wie in der Angriffsphase, um den Widerstand Ihres Körpers gegen die Diät nicht zu sehr herauszufordern. Deshalb verschreibe ich Ihnen für diese Phase 30 Minuten Gehen pro Tag. Auch wenn es draußen kalt ist oder Sie meinen, absolut keine Zeit zu haben, sollte ein Spaziergang von 30 Minuten gerade in dieser Phase ein tägliches Muss sein.

Während der Aufbauphase wird immer eine kritische Zeitspanne auftreten, in der Sie langsamer oder gar nicht abnehmen. Dann sollten Sie sogar vier Tage lang 60 statt 30 Minuten täglich gehen, vorausgesetzt es liegt kein anderer Grund

INFO

Angriffsphase:
20 Minuten Gehen pro Tag

Aufbauphase:
30 Minuten Gehen pro Tag

Bei länger als 7 Tage anhaltender Gewichtsstagnation:
4 Tage lang 60 Minuten Gehen pro Tag

Stabilisierungsphase:
25 Minuten Gehen pro Tag

Lebenslange Phase der endgültigen Gewichtsstabilisierung:
mindestens 20 Minuten Gehen pro Tag

für die Abnahmeblockade vor (starke Wassereinlagerung, Schilddrüsenunterfunktion, Hormonschwankungen oder Einnahme von dick machenden Medikamenten wie Kortison oder Antidepressiva). Wenn Sie es vorziehen, können Sie dann auch zweimal 30 Minuten pro Tag gehen.

Für die sehr wichtige Stabilisierungsphase, an deren Ende Sie nicht nur Ihr Wunschgewicht erreicht, sondern es auch gefestigt haben, verschreibe ich Ihnen 25 Minuten Gehen pro Tag. Nicht mehr und nicht weniger. Auch und gerade in dieser Phase ist es für den langfristigen Erfolg Ihres Abnahmeprojekts sehr wichtig und unerlässlich.

Danach müssen Sie Ihr neues Gewicht dauerhaft und lebenslang erhalten. Um das zu schaffen, müssen Sie weiterhin täglich gehen, auch wenn Sie das nicht gerne hören.

Deshalb verschreibe ich Ihnen hiermit 20 Minuten Gehen pro Tag für den Rest Ihres Lebens. Das ist wenig, sogar sehr wenig, aber unbedingt nötig. Halten Sie sich daran, denn Gehen macht die Menschen glücklich und zufrieden!

Vier Übungen für vier besonders betroffene Körperstellen

Nach einem Gewichtsverlust von mehr als acht Kilogramm verschwinden die Fettpolster rascher, als die Haut sich regenerieren kann. Die Hülle zieht sich sozusagen langsamer zusammen als der Inhalt. Das gilt besonders für die Stellen, an denen sie extrem dünn ist oder sehr stark beansprucht wird.

Die meisten Übergewichtigen sind nicht besonders sportlich. Zu Beginn einer neuen Diät strotzen sie aber oft geradezu vor Elan. Doch welche Übungen sind die richtigen? Ich habe für Sie vier ausgesucht, bei denen die meisten Muskeln zum Einsatz kommen und die besonders viele Kalorien verbrauchen. Sie sind geeignet, um die beim Abnehmen am stärksten in Mitleidenschaft gezogenen Körperzonen zu festigen.

Dukans Spezialübung für den Bauch

Diese besonders wirksame Übung, die sich problemlos in den Alltag einbauen lässt, habe ich für mich persönlich entwickelt und mache sie seit zwanzig Jahren. Seit fast drei Jahren verschreibe ich sie, mit gutem Erfolg, auch meinen Patienten. Sie dauert nicht lange und beansprucht ein Maximum an Muskeln (Bauch, Oberschenkel, Arme), weshalb ich sie auch allen empfehlen kann, die außer dem Gehen nur für eine einzige Übung Zeit haben. Am besten machen Sie sie morgens und abends im Bett.

Legen Sie dazu ein Keilkissen und ein normales Kissen so in Ihr Bett, dass eine bequeme schräge Ebene entsteht, auf der Sie sich in Rückenlage halb liegend ausstrecken können. Nun ziehen Sie die Knie an, halten sie mit beiden Händen – von außen oder von innen – und heben dann

Ihren Oberkörper ausschließlich mit der Kraft Ihrer Bauchmuskeln bis in die senkrechte Position an. Anschließend senken Sie ihn wieder zurück in die Ausgangsposition. Wiederholen Sie diese Übung 15-mal. Das dauert ungefähr eine Minute. Danach ziehen Sie Ihren Oberkörper aus derselben Ausgangsposition 15-mal nur mit der Kraft Ihrer Armmuskeln nach oben. Wenn Sie diese Übung abends wiederholen, haben Sie in nur ungefähr zwei Minuten pro Tag schon viel für Ihre Bauch- und Armmuskeln getan. Optimal wäre es, wenn Sie die Übung jeden Tag einmal mehr wiederholen (31, 32, 33...), bis Sie auf 100-mal morgens und 100-mal abends kommen, was ungefähr drei Minuten dauert.

BEIM ABNEHMEN AM STÄRKSTEN BETROFFENE KÖRPERZONEN DER FRAU

➡ **Schlaffe Bauchdecke:** Durch den Abbau der inneren Fettschicht lässt die Spannung der darüberliegenden Muskeln nach und durch den Abbau der direkt unter der Bauchdecke liegenden Fettpolster erschlafft die darüberliegende Haut. Sie braucht dann mindestens sechs Monate, bis sie sich wieder einigermaßen regeneriert hat. Bevor Sie gleich zu Radikalmaßnahmen greifen, sollten Sie so lange abwarten und währenddessen versuchen, Ihre Bauchmuskeln und die darüberliegende Haut durch regelmäßige Übungen zu stärken und zu straffen.

➡ **Schlaffe, hängende Pobacken:** Normalerweise besteht der weibliche Po je zur Hälfte aus großen, kräftigen Gesäßmuskeln und einem dicken Fettpolster, das dem bequemen Sitzen dient und gleichzeitig ein wichtiges erotisches Signal ist. Heutzutage haben sich die Gesäßmuskeln aber oft durch das viele Sitzen stark zurückgebildet. Kein Wunder, dass der Po dann nach einer Diät schlaff nach unten hängt.

➡ **Schlaffe Oberschenkel:** Auch diese weibliche „Schwachstelle" lässt sich durch eine wirksame Übung bekämpfen.

➡ **Schlaffe Oberarme:** Vor allem Frauen, die vor der Diät sehr dicke Arme hatten, empfinden die durch die starke Abnahme schlaff gewordenen Oberarme oft als sehr störend.

Dukans Spezialübung für den Po

Auch diese Übung, die die Gesäßmuskeln, die an der Rückseite der Oberschenkel und Oberarme sitzenden Muskeln und die darüberliegende Haut wärmt, kräftigt und strafft, mache ich jeden Morgen und Abend selbst. Sie macht genauso viel Spaß wie Trampolinspringen.

Legen Sie sich dafür in Rückenlage auf eine flache Matratze und strecken Sie beide Arme neben dem Körper aus. Nun ziehen Sie Ihre Knie an, bis die Unterschenkel die Oberschenkel berühren und die Beine mit dem Oberkörper einen rechten Winkel bilden. Anschließend machen Sie eine Brücke, indem Sie den Po so weit nach oben ziehen, bis Oberkörper und Oberschenkel eine durchgehende schräge Line bilden. Stützen Sie sich dabei auf die ausgestreckten Arme und die Füße. So setzen Sie die Kraft der Muskeln an der Rückseite der Oberschenkel ein.

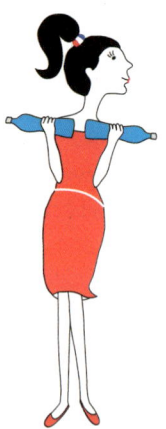

Nach Erreichen der angestrebten Position senken Sie den Oberkörper wieder auf die Matratze zurück und ziehen ihn gleich darauf wieder hoch wie beim Trampolinspringen. Wenn Sie diese Übung morgens und abends jeweils 30-mal hintereinander machen, werden Sie bald spüren, wie sich die Rückseiten der Arme und Oberschenkel und der Po warm und kräftig anfühlen. Sie dauert nicht länger als anderthalb Minuten. Sollten Sie sie am Anfang kein einziges Mal schaffen, haben sich Ihre Bauch- und Gesäßmuskeln durch zu viel Sitzen offensichtlich bereits stark zurückgebildet. Umso wichtiger ist es dann zu üben, bis Sie sie morgens und abends 10-mal hintereinander schaffen. Das Endziel sollte 100-mal morgens und abends sein.

Dukans Spezialübung für die Oberschenkel

Diese Übung kräftigt den aus vier Muskelsträngen bestehenden größten Körpermuskel, den Oberschenkelmuskel, der die meisten Kalorien verbraucht. Außerdem hilft sie bei Zellulitis an den Oberschenkeln, unter der viele übergewichtige Frauen nach einer Diät leiden. Machen Sie sie einmal am Tag, und Sie werden schon bald eine Verbesserung feststellen.

Am besten stellen Sie sich dafür vor einen Spiegel und nehmen die Beine leicht auseinander, sodass Sie gut und sicher stehen. Nun stützen Sie sich mit beiden Händen auf einen Tisch oder ein Waschbecken und gehen dann langsam in die Hocke, bis Sie mit dem Po die Fersen berühren. Anschließend gehen Sie wieder in die Ausgangsstellung zurück.

Ob Sie sie auf Anhieb schaffen, hängt davon ab, wie viel Sie wiegen und wie Ihr Gewicht über Ihren Körper verteilt ist, aber auch von Ihrer Kondition. Falls Sie sie nicht schaffen, begnügen Sie sich zunächst damit, so weit in die Hocke zu gehen, wie Sie können, und versuchen Sie nach und nach immer tiefer zu kommen. Wer sie auf Anhieb mindestens einmal schafft, hat kein großes Übergewicht, und wer sie 15-mal hintereinander schafft, hat fast sein Richtiges Gewicht erreicht. Das Endziel sind 30-mal hintereinander. Bei dieser Gelegenheit möchte ich Ihnen noch etwas verraten: Dass Muskeln bei ihrer Kontraktion Kalorien verbrauchen, wissen Sie ja bereits. Dass sie aber noch 72 Stunden danach mehr Kalorien als zuvor verbrauchen, wussten Sie vielleicht noch nicht. Jedoch nicht mehr annähernd so viel wie bei der eigentlichen Kontraktion. Die Devise lautet also: Üben, üben, üben!

Dukans Spezialübung für schlaffe Oberarme

Außer an den Oberschenkeln neigen viele übergewichtige Frauen auch zu Zellulitis an den Oberarmen, an denen sie meist noch leichter abnehmen als an den Oberschenkeln. Durch meine Spezialübung für schlaff gewordene Oberarme, bei der man sowohl den an der Vorderseite des Oberarms sitzenden Bizeps als auch den an der Rückseite sitzenden Trizeps einsetzen muss, können Sie sie deutlich straffen und kräftigen.

Stellen Sie sich aufrecht hin und nehmen eine anderthalb Liter Flüssigkeit fassende Flasche oder ein entsprechend schweres Gewicht in die Hand. Die Arme sind am Körper ausgestreckt, die Hände zeigen nach unten.

Nun heben Sie den Arm mit der Flasche bis zur Schulter und senken ihn anschließend wieder ganz nach unten und so weit nach hinten, wie Sie können. Das Anheben des Arms kräftigt den Bizeps, das Senken den Trizeps. Machen Sie diese Übung mindestens 15-mal hintereinander und steigern Sie die Anzahl jede Woche um fünf, bis Sie auf 30-mal kommen.

Für wen meine Diät geeignet ist und für wen nicht

Wenn Sie mit der Dukan-Diät mehr als sieben Kilo abnehmen wollen, sollten Sie zunächst Ihren Arzt fragen, ob aus medizinischer Sicht keine Einwände bestehen. Zunächst sollte er einen kompletten Gesundheits-Check machen, damit Sie wissen, ob Ihr Cholesterinspiegel nicht zu hoch ist, Sie nicht zu viele Triglyceride im Blut haben und kein Diabetes vorliegt. Meine Diät ist gerade für alle Übergewichtigen mit zu hohen Blutwerten sehr geeignet, weil sie die Fett- und Zuckerwerte senkt. Außerdem sollte Ihr Arzt durch einen Kreatinintest abklären, ob Ihre Nieren ausreichend gut funktionieren. Bei einer ernsthaften Niereninsuffizienz ist eine Proteindiät natürlich ausgeschlossen, weil die Nieren dann die bei der Verdauung von Proteinen anfallenden Abfallstoffe nicht genügend ausscheiden. Bei „schwachen" Nieren genügt es meist, täglich 1,5 Liter Wasser zu trinken, salzarm zu essen, Alkohol zu meiden und keine Medikamente zu nehmen, die die Nieren angreifen. Auch auf eine Schilddrüsenunterfunktion sollte Ihr Arzt Sie untersuchen. Durch die Einnahme von drei Hormonen (TSH, T4, T3) lässt sich testen, ob Sie zu den wenigen Menschen gehören, deren Körper selbst gegen die effizienteste Diät so starken Widerstand leistet, dass eine Abnahme auszuschließen ist. Ich mache diese Tests vor Beginn der Diät mit all meinen Patienten und empfehle sie auch Ihnen. Sollte sich herausstellen, dass Sie gefährlich hohe Werte haben oder eine ernste Niereninsuffizienz vorliegt, dürfen Sie meine Diät auf keinen Fall ohne ständige ärztliche Betreuung machen. Unter medizinischer Kontrolle können Sie aber mit Hilfe meiner Diät Ihre Blutwerte und Ihre Nierenfunktion entscheidend verbessern.

Die Dukan-Diät für Übergewichtige mit Gesundheitsproblemen

Wenn Sie seit langem unter starkem Übergewicht leiden und älter als 45 Jahre sind, hat es vermutlich bereits Auswirkungen auf Ihre Gesundheit gehabt. Dann stellt sich die Frage: Wie kann ich durch Abnehmen gesünder oder vielleicht sogar wieder ganz gesund werden? Wie vermeide ich Mangelerscheinungen und unerwünschte Nebenwirkungen? Meine Diät kann Ihnen dabei helfen, wieder gesünder zu werden, vorausgesetzt Sie machen sie unter strenger ärztlicher Kontrolle.

Zu hoher Cholesterinspiegel

Wenn Ihr Cholesterinspiegel zu hoch ist, sollten Sie nur sehr mageres Fleisch essen. Geeigneter als mageres Rind- und Kalbfleisch sind dann aber fette Fische (Lachs, Sardine, Makrele, Thunfisch), weil Fischfett die Arterien „putzt", während das Fett von Landtieren leichte Ablagerungen in den Arterien zur Folge haben kann. Weißes Fleisch von Krustentieren dürfen Sie ebenfalls bedenkenlos essen. Meiden sollten Sie dagegen deren rotes Fleisch (Krebsköpfe, Lappen von Jakobsmuscheln usw.).

Keinesfalls essen sollten Sie die Haut von Geflügel und Innereien, außerdem höchstens drei bis vier Eigelb pro Woche. Eiweiß dürfen Sie dagegen in unbeschränkter Menge verzehren.

Ererbte Veranlagung zu Diabetes, latenter oder manifester Diabetes

Sofern nachstehende Regeln beachtet werden, ist meine Diät auch für Diabetiker zu empfehlen. Wenn Sie an Diabetes vom Typ 1 leiden und Insulin nehmen müssen, wissen Sie bereits, dass nicht Über-, sondern plötzlicher Unterzucker gefährlich für Sie ist. Meine Diät kann Ihre Krankheit zwar nicht heilen, aber Sie werden danach weniger Insulin brauchen, und es wird Ihnen gesundheitlich besser gehen. Natürlich dürfen Sie sie nur unter fachärztlicher Aufsicht machen. Allen Diabetikern empfehle ich, täglich drei Haferkleiepfannkuchen zu essen (morgens, mittags und abends), denn Haferkleie verlangsamt den Zuckerstoffwechsel und die Aufnahme von schnellen Kohlenhydraten durch den Körper.

Wenn Sie an Diabetes vom Typ 2 leiden und noch kein Insulin spritzen müssen, ist meine Diät ebenfalls vollkommen unbedenklich und sogar empfehlenswert für Sie, weil sie neben der eigentlichen Diät auch auf viel körperliche Bewegung Wert legt. Natürlich sollten auch Sie vorher unbedingt Ihren Arzt konsultieren. Essen Sie mehr Fisch als Fleisch und wechseln Sie immer zwischen reinen Proteintagen und Tagen, an denen Sie sich von Proteinen und Gemüse ernähren. Außerdem empfehle ich Ihnen, täglich zwei Haferkleiepfannkuchen zu essen (morgens und abends). Bei Einhaltung aller Regeln kann ich Ihnen fast garantieren, dass Ihr vermutlich morgens leicht erhöhter Zuckerspiegel schon bald sinken wird.

Wenn Sie lediglich an einem latenten Diabetes leiden (Diabetesschübe während einer oder mehrerer Schwangerschaften) oder einer Ihrer Verwandten Diabetes hatte oder hat, ist meine Diät ideal für Sie und bietet Ihnen die Chance, endgültig von ihm „geheilt" zu werden. Konsultieren Sie jedoch vorher Ihren Arzt und halten Sie sich streng an die Diätregeln.

„Schwache" Nieren

Die Nieren sind die Reinigungsorgane des Körpers. Sie filtern das Blut unaufhörlich, damit Stoffwechselabfallprodukte ausgeschieden werden können. Wie für alle Organe gilt auch für die Nieren: Bei manchen Menschen funktionieren sie besser als bei anderen. Das ist genetisch bedingt. Auch eine Krankheit, Nierensteine oder eine Entzündung können die Nieren schwächen. Bei vielen Frauen reagieren die Nieren überempfindlich auf eine überhöhte Hormonausschüttung der Eierstöcke während Schwangerschaften und vor der Menopause.

Außerdem gibt es natürlich auch ernsthafte Nierenerkrankungen, bis hin zu einem vollkommenen Funktionsausfall (Niereninsuffizienz).

Für Menschen mit einer Niereninsuffizienz, die sich regelmäßig einer Dialyse unterziehen müssen, kommt natürlich keine Diät, schon gar nicht eine Proteindiät, in Frage, denn bei ihr fallen Stoffwechselabfallprodukte an, die die Nieren nicht ausscheiden könnten. Niemand dürfte aber eine so ernste Krankheit haben, ohne es zu wissen und sie von einem Arzt behandeln zu lassen, der dann darüber entscheiden muss, ob meine Diät unter seiner Kontrolle möglich ist. Bei starkem Übergewicht sollten Sie auf jeden Fall vor Beginn einer Diät einen Nierenspezialisten konsultieren.

Der Harnstoff- und Kreatiningehalt des Blutes lässt sich durch einen Bluttest und mit Hilfe von Nierenmarkern testen. Sollten die Tests negativ ausfallen, müssen die Blutuntersuchungen zunächst wiederholt werden, um eventuelle Schwankungen der Werte zu erkennen. Dann muss Ihr Arzt abklären, ob die Erhöhung der Werte bisher keine Folgen für Ihre Gesundheit hatte. Die Entscheidung für oder gegen meine Diät hängt auch von ihm ab, wobei er die durch Ihr Übergewicht gegebenen Risiken gegen das Risiko zu hoher Ablagerungen von Stoffwechselabfallprodukten in Ihrem Körper abwägen muss.

Schließlich gibt es auch „träge" Nieren, die Wassereinlagerungen im Gewebe verursachen können. In diesen Fällen genügt es oft, ausreichend zu trinken und dadurch die Nierenfunktion wieder anzuregen. Um Wassereinlagerungen im Gewebe zu vermeiden, sollten Sie aber nicht mehr als anderthalb Liter pro Tag trinken, sich salzarm ernähren und Wurst, Konserven, Fertiggerichte und Alkohol meiden. Außerdem sollte der Arzt vor und während der Diät öfter Ihre Nierenfunktion überprüfen und dabei insbesondere auch auf eventuelle Schwankungen der Nierenwerte achten.

Eventuelle Mangelerscheinungen während einer Diät

Diäten, die die Ernährung zu sehr einschränken oder schlecht befolgt werden, können einen Mangel an lebenswichtigen Nährstoffen zur Folge haben und, in besonders extremen Fällen, sogar zu Mangelerscheinungen führen. Das ist heutzutage allerdings sehr selten. Während der vielen Jahre meiner Tätigkeit als Ernährungsspezialist habe ich bei keinem einzigen Patienten größere Mangelerscheinungen festgestellt.

Die Angriffsphase der Diät, während der ausschließlich 72 magere, proteinreiche Lebensmittel erlaubt sind, dauert je nach angestrebtem Gewichtsverlust zwischen zwei und sieben Tagen. Bei zehn Kilo angestrebtem Gewichtsverlust dauert sie im Durchschnitt vier Tage. In vier Tagen ist ein Vitaminmangel auszuschließen.

Während der Aufbauphase kommen 28 Gemüsesorten hinzu, durch die Sie ausreichend mit Vitaminen versorgt sind. Da Sie in der Stabilisierungsphase schon wieder alle Lebensmittel essen dürfen, können Mangelerscheinungen von da an ausgeschlossen werden. Trotzdem möchte ich im Folgenden genauer auf eventuelle Ernährungsdefizite eingehen.

Hauptgefahr bei gewöhnlichen Diäten: Proteinmangel

„Exotische" Diäten wie die Zitronendiät oder die Beverly-Hills-Diät, bei der man nur tropische Früchte essen darf, können durchaus einen Proteinmangel zur Folge haben. Da unser Körper Proteine nicht selbst herstellen kann und alle acht Stunden neue braucht, nimmt er sie sich ab der neunten Stunde aus den Muskeln und der Haut. Dadurch werden die Muskeln schwächer, die Haut glänzt weniger, Haare und Nägel werden stumpfer und der Mineralgehalt der Knochen sinkt, wodurch sich das Osteoporoserisiko erhöht. Da Sie bei meiner Diät so viele Proteine essen dürfen, wie Sie wollen, müssen Sie diese Folgeerscheinungen nicht fürchten.

INFO

Kein Vitaminmangel

Es gibt zwei Gruppen von Vitaminen: die im Fett von Lebensmitteln enthaltenen fettlöslichen Vitamine (A, D, E) und die wasserlöslichen, die vor allem in Gemüse und Obst vorkommen. Bei hundert erlaubten Lebensmitteln dürften Sie kein Problem haben, einen Vitaminmangel zu vermeiden!

Fettlösliche Vitamine

Vitamin A ist vor allem in Geflügel- und Kalbsleber, in Eiern und fetten Fischen (Sardinen, Lachs, Thunfisch und Makrele) enthalten. Noch leichter können Sie sich aber über folgende, in meiner Diät ohne Mengenbeschränkung erlaubten Gemüse mit ihm versorgen: Spinat, Petersilie, Karotten, grüne Bohnen oder Chicorée, die alle reichlich Beta-Karotin, eine Vorstufe von Vitamin A, enthalten.

Vitamin D wird von der Haut gebildet, wenn man sie der Sonnenstrahlung aussetzt. Außerdem ist es in dem heute nicht mehr so gebräuchlichen Lebertran sowie in Fischen (Lachs, Sardinen, Heringe), Eiern und frischen Pilzen enthalten. Im Winter leiden viele Menschen unter Vitamin-D-Mangel und sollten dann entsprechende Vitamintabletten nehmen.

Vitamin E ist vor allem in Fetten und Ölen enthalten, aber auch in den Ballaststoffen von Getreide. Während der beiden ersten Phasen meiner Diät werden Sie über Haferkleie, Kakao (einschließlich entfettetem Kakao), Eier, das erlaubte Fleisch und Geflügel, vor allem aber über fettes Fischfleisch ausreichend damit versorgt.

Wasserlösliche Vitamine

Vitamin-B-Gruppe. Außer Vitamin B12 kommen alle Vitamine dieser Gruppe in den hundert bei meiner Diät erlaubten Lebensmitteln vor, vor allem in Haferkleie. Auch Bierhefe enthält viele Vitamine, die zur Vitamin-B-Gruppe gehören. Viel Bierhefe zu essen ist immer gut. Vitamin B12 kommt sehr selten vor. Manche Fachleute halten es sogar für gefährlich, weil es vor allem bei Frauen, die

Eisen nicht vertragen, Anämie zur Folge haben kann. Bei meiner Diät besteht diese Gefahr nicht, denn Fleisch und Fisch sind sehr reich an Eisen und Vitamin B12. Vegetarier müssen ihren Bedarf an Vitamin B12 und Eisen durch Eier und Milchprodukte decken. Veganer, die auch keine Eier und Milchprodukte essen, sollten diese Vitamine unbedingt in Tablettenform einnehmen, um ernsthafte Mangelerscheinungen zu vermeiden.

Vitamin C. Vor allem Obst, das in den beiden ersten Phasen meiner Diät nicht erlaubt ist, gilt als sehr reich an Vitamin C. Es ist aber auch in fast jedem Gemüse enthalten, wenn auch meist in geringerer Menge. Dafür enthalten einige Gemüse (Paprika, Kohl) wesentlich mehr Vitamin C als die meisten Obstsorten. Auch in Tomaten und grünen Bohnen kommt es in geringer Menge vor. Am meisten Vitamin C enthält Petersilie.

Mangel an Spurenelementen

Eisen ist ein Spurenelement, das vor allem vielen Frauen fehlt, die ihre Regel sehr stark oder in zu kurzem Abstand haben. Bei meiner Diät riskieren Sie keinen Eisenmangel, da Fleisch, Fisch und Geflügel gute Eisenlieferanten sind.
Fleisch, Fisch, Geflügel und Meeresfrüchte, vor allem Austern, enthalten viel Selen.
Zink kommt in Fleisch, Milch, Eiern sowie in allen Pilzen ausreichend vor.

Das Salzproblem

Der Salzkonsum der Deutschen ist viel zu hoch und aus gesundheitlicher Sicht bedenklich. Meine Diät ist sehr salzarm. Von den hundert in ihr erlaubten Lebensmitteln sind nur Räucherlachs, magerer Schinken und Bündnerfleisch vorgesalzen. Um die schädlichen Wirkungen von zu viel Salz zu vermeiden, sollten Menschen mit Bluthochdruck Wild- statt Zuchtlachs essen und nicht zu viel Bündnerfleisch verzehren.

Ballaststoffe in meiner Diät

Seit ungefähr einem Jahrhundert hat der Verzehr von Ballaststoffen stark abgenommen, weil unser Mehl immer stärker ausgemahlen wird und wir immer weniger ballaststoffreiche Lebensmittel essen. Deutsche wie Franzosen verzehren im Durchschnitt 20 Gramm pro Tag, empfohlen werden mindestens 30 Gramm. Während der ersten beiden Phasen meiner Diät liefern nur die erlaubten Gemüse Ballaststoffe, was auf lange Sicht nicht akzeptabel wäre. Deshalb empfehle ich, in dieser Zeit zusätzlich die äußerst ballaststoffreiche Haferkleie zu essen.
Um eine ungenügende Versorgung mit Spurenelementen auszuschließen, sollte man auf jeden Fall immer so viel essen, dass man satt wird. Ohne minimale Kalorienzufuhr ist sie sonst schwer zu vermeiden. Da Sie bei meiner Diät so viele Kalorien zu sich nehmen dürfen, wie Sie wollen, besteht diese Gefahr bei ihr nicht.

Bei ihr wäre es, abgesehen von Stagnationsphasen, auch gar nicht ratsam, die Kalorienzufuhr zu reduzieren, um das Abnahmeergebnis zu verbessern. Größer ist die Gefahr einer Mangelernährung natürlich bei stark Übergewichtigen wegen der längeren Abnahmephasen. Sie sollten deshalb bis zur Erreichung ihres Richtigen Gewichts ein Multivitaminpräparat einnehmen.

Kritik an meiner Diät

Dies ist eine Antwort auf die kritischen Reaktionen zu meinem erfolgreichen Diätprogramm, auf die ich nur eingehe, um einiges klarzustellen und weil ich nicht möchte, dass Sie sich durch sie verunsichern lassen.

Durch seinen enormen Erfolg wurde mein Diätprogramm zu einem gesellschaftlichen Phänomen, mit dem sich auch die Medien beschäftigen mussten. Einige streitlustige Journalisten haben sich mit gleichgesinnten Fachleuten zusammengetan, um es auf den Prüfstand zu stellen, mit der Folge, dass sich auch einige Ärzte und Ernährungsfachleute kritisch und negativ geäußert haben. Ich kenne alle auf diesem Gebiet tätigen Fachleute seit Jahrzehnten. Sie hatten so lange keine Einwände gegen meine Diät, wie sie ihre eigene Arbeit nicht störte.

Wir leben in einer freien Demokratie, in der jeder seine Meinung äußern kann. Wenn man die bisherige Ordnung der Dinge umstößt und Neuerungen einführt, besonders wenn man das mit Erfolg tut, muss man damit rechnen, dass sich die, die sich in der alten Ordnung der Dinge bequem eingerichtet hatten, nicht darüber erfreut zeigen. Natürlich haben sie das Recht, ihre Position und ihre Interessen zu verteidigen. Das sind die Spielregeln, die ich wohl kenne. Sie gelten seit jeher in der Geschichte der Wissenschaften und Technik. Hätte man nur meine Person angegriffen, hätte ich auf eine Antwort vermutlich verzichtet. Aber es geht um die Sache, um das Problem des Übergewichts.

Bei allem Respekt vor der Freiheit der Meinungsäußerung müssen Ärzte ihr Ego und ihr persönliches Interesse oder ihren entschlossenen Ergeiz, ihre soziale und wirtschaftliche Stellung zu verteidigen, hintanstellen, wenn es um das Wohl von Kranken und Leidenden geht, für die sie verantwortlich sind. Und sie müssen traditionelle und neue Heilmethoden unparteiisch prüfen.

Meine Kritiker bilden zwei Lager: die Anhänger von Kalorienreduktionsdiäten und psychotherapeutisch orientierte Fachleute.

Das Dogma der Kalorienreduktion

Fast alle Ernährungswissenschaftler meiner Generation vertreten nach wie vor die Meinung, dass sich Übergewicht nur durch Kalorienreduktion wirksam bekämpfen lässt. Diese Theorie stammt noch aus der Nachkriegszeit, in der Übergewicht wahrlich kein Problem war. Vor dem Zweiten Weltkrieg gab es nur sehr wenige Übergewichtige, deren Probleme auf hormonelle Schwierigkeiten zurückführt wurden. Wenn Frauen darüber klagten, sie seien zu dick, wurde das schnell als übertriebene Eitelkcit abgetan. Als es dann nach sechs Jahren Krieg und Entbehrungen endlich wieder genug zu essen gab, traten auch bald immer mehr Fälle von Übergewicht auf.

Beginn der Ernährungswissenschaft

In dieser Zeit entstand die Ernährungswissenschaft. Die ersten Ernährungsexperten wollten sie unbedingt zu einer strengen Wissenschaft ausbauen, zu der Physik und Chemie bereits mit großem Erfolg geworden waren – allerdings konnte sich keiner von ihnen bei seinen Bemühungen auf einen wirklichen Erfahrungshintergrund stützen. Damals entstand die Theorie von der „energetischen Übergewichtsgleichung": Vereinfacht gesagt läuft sie darauf hinaus, dass man zunimmt, wenn man sich mehr Kalorien zuführt, als man verbraucht. Fortan wurde Übergewichtigen im Wesentlichen geraten, weiterhin alles zu essen, nur einfach weniger von allem. Übergewichtige, die täglich 2000 Kalorien brauchten, sollten ihre tägliche Kalorienzufuhr auf 1800 Kalorien reduzieren. Je nach dem Ausmaß ihrer täglichen körperlichen Aktivität wurden den Patienten Diäten verschrieben, bei denen sie täglich

1500 oder 1200 Kalorien, manchmal sogar nur 900 Kalorien und in ganz seltenen Fällen nur 600 Kalorien zu sich nehmen durften.

Sinn macht diese Theorie, die den Menschen mit einer Maschine gleichsetzt, nur, wenn derjenige, der abnehmen will und soll, sich selbst ernährt. Ein Baby erhält nur, was seine Mutter ihm füttert. Häftlinge können nur essen, was die Wärter ihnen hinstellen. Das gilt auch für Tiere in Forschungslaboren. Sie werden abnehmen, wenn sie mehr Kalorien verbrauchen, als man ihnen zugesteht.

Aber wie soll man kontrollieren, wie viele Kalorien ein Mensch zu sich nimmt, dem es freisteht, so viel zu essen, wie er will? Er wird mehr essen, wenn er Stress hat oder unzufrieden und unglücklich ist. Deshalb bin ich der Meinung, dass die Anhänger der Theorie von der Kalorienreduktion von der falschen Annahme ausgehen, man könne vom Mensch erwarten, was man von einer Maschine oder einem Computer erwarten kann. Der Mensch ist aber keine Maschine, sondern ein Wesen aus Fleisch und Blut, und sein Verhalten wird von Gefühlen und Affekten bestimmt. Wenn diese ihn überfluten, vergisst er das Kalorienzählen ziemlich schnell. Dazu kommt, dass es nicht einfach ist und noch weniger einfach, bei jedem Essen von allem weniger zu essen. Wer hört schon nach dem ersten Stück Schokolade auf? Die meisten eher nicht.

Alle höheren Tiere und besonders die Säugetiere, zu denen auch wir Menschen gehören, sind so programmiert, dass sie nicht aufhören können zu essen, wenn sie es brauchen und Lust darauf haben.

Solange es noch nicht allzu viele Übergewichtige gab, konnte sich die auf falschen Annahmen beruhende thermodynamische Theorie halten. Seit den 1990er-Jahren ist ihr Prozentsatz aber rasant angestiegen und konnte mit den Reduktionsdiäten auch nicht gesenkt werden. Trotzdem verteidigten ihre Anhänger sie noch bis weit hinein in die 1990er-Jahre unerbittlich und hüteten eifersüchtig ihre Monopolstellung bei der Bekämpfung von Übergewicht. Damit standen sie nicht nur neuen Entwicklungen auf diesem Gebiet lange im Weg, sondern verhinderten auch die mögliche Heilung vieler ernsthafter Erkrankungen (Herz-Kreislauf-Erkrankungen, Diabetes, Bluthochdruck). Mehr noch: Sie nahmen sogar die bei Diabetes oder Bluthochdruck durchaus gegebene Todesgefahr billigend und leichtfertig in Kauf. Das grenzt im Endeffekt an unterlassene Hilfeleistung. Ich bin stolz darauf, mit meinem Diätprogramm vielen Millionen Übergewichtiger helfen zu können. Ich durfte in den letzten Jahren erleben, wie sich immer mehr Menschen guten Willens zusammentaten, um mit all ihrer Kraft sich und anderen Menschen bei der Bekämpfung ihres Übergewichts zu helfen. In unserer individualistischen und wenig solidarischen Zeit ist das schon ein außergewöhnliches Phänomen, das mir großen Respekt abnötigt. Millionen Menschen, die lange Zeit verzweifelt und ohnmächtig ihrem Übergewicht gegenüberstanden, haben mein Diätprogramm angenommen und wollen nicht mehr darauf verzichten.

Was können die starrsinnigen Verfechter dieses alten Dogmas dagegen schon ausrichten? Als Ärzte und Wissenschaftler müssen sie Statistiken lesen können und sollten eigentlich auch in der Lage sein, das Scheitern einer Methode festzustellen und die nötigen Konsequenzen daraus zu ziehen. Sie wissen auch, dass sie Übergewichtigen nicht wirklich helfen können. Jedenfalls schreiben sie es selbst in ihren Büchern. Privat höre ich immer wieder von ihnen, dass sie mein Diätprogramm schätzen und für die natürlichste Abnahmemethode halten.

Die Diätgegner

Eine erst in jüngster Zeit entstandene, originelle und provozierende Richtung im Kampf gegen das Übergewicht habe ich bisher noch nicht behandelt. Sie verficht die kühne Theorie, dass der Verzicht auf jegliche Diät die beste Diät sei. Sie ist aus den anglophonen Ländern nach Frankreich gekommen und wurde von psychiatrischen und mehr noch von der Psychoanalyse nahestehenden Kreisen aufgegriffen. So unschuldig und provozierend sie sich gibt, ist sie doch im höchsten

Grade subversiv. Ich halte sie sogar für sehr gefährlich, denn sie tut so, als könne man nichts gegen das ständig wachsende Problem des Übergewichts tun und müsse sich dem Feind kampflos ergeben. Noch handelt es sich um eine kleine Gruppe, die aber bei wachsendem Zulauf die Bekämpfung des Übergewichts ernsthaft beeinträchtigen könnte. In Frankreich haben sich ihre Anhänger in der G.R.O.S. organisiert, einer Vereinigung, die sich dem Nachdenken über das Dicksein verschrieben hat (und das französische Wort dafür sogar im Namen trägt). An ihrer Spitze stehen der Psychiater Dr. Apfeldorfer und der Sportmediziner Dr. Zermati, der psychotherapeutischen Kreisen nahesteht.

Die Anhänger dieser Vereinigung vertreten die Ansicht, dass Übergewicht erst durch Diäten verursacht wird. Dr. Zermati behauptet, schon auf das Wort Diät allergisch zu reagieren. Seiner Meinung nach funktioniert keine einzige Diät. Als Beweis für seine Behauptung führt er Statistiken an, denen zufolge 95 Prozent der Menschen, die eine Diät machten und dabei abnahmen, anschließend wieder zugenommen haben. Alle beide genannten Herren vertreten die Ansicht, dass besonders strenge und wirksame Diäten Traumata verursachen, die zu schweren Essstörungen führen können.

Dr. Apfeldorfer ist Psychiater und Ernährungswissenschaftler. Er behandelt vorwiegend Jugendliche mit Essstörungen, wie Anorexie und Bulimie. Die Erfahrung, die er mit diesen Krankheiten gemacht hat, haben ihn desillusioniert hinsichtlich der Erfolgschancen im Kampf gegen Übergewicht. Meiner Meinung nach schließt er aber zu Unrecht von einem Teilaspekt auf das Ganze. Natürlich gibt es in Frankreich eine gewisse Anzahl von essgestörten Menschen, die ernsthaft krank sind und denen mit einer Diät nicht geholfen werden kann, schon gar nicht mit einer Reduktionsdiät. Sie brauchen eine Psychotherapie. Aber das sind höchstens einige Hundert, vielleicht einige Tausend. Was ist das schon gegen 20 Millionen Übergewichtige allein in Frankreich (Deutschland: 37 Millionen). Ich finde es unzulässig, Erfahrungen mit einigen sehr spezifischen Fällen auf die große Masse Übergewichtiger zu übertragen.

Nur essen, wenn man Hunger hat?

Den Anhängern dieser Glaubensrichtung zufolge sollten sich alle Übergewichtigen mit ihrem Übergewicht abfinden und versuchen, sich wieder so zu ernähren wie die ersten Menschen. „Vergessen Sie alle Diäten und besinnen Sie sich auf Ihr Hungergefühl! Essen Sie nur, wenn Sie Hunger verspüren, und hören Sie auf zu essen, sobald Sie satt sind."

In welcher Welt leben Sie denn, Herr Zermati und Herr Apfeldorfer? Haben Sie noch nicht bemerkt, dass das heute nicht mehr funktioniert? Ich habe in meinem langen Berufsleben leider keinen einzigen Patienten kennengelernt, der diesen Ratschlag langfristig hätte umsetzen können. Das hat funktioniert, als wir Menschen noch in einem natürlichen Umfeld lebten, umgeben von lebenden Proteinen auf vier Beinen, die wir jagen und vor denen wir uns schützen mussten, und umgeben von Pflanzen, an die andere Tiere, vor allem Vögel, leichter herankamen als wir.

Dieses schöne Gleichgewicht besteht seit 10 000 Jahren nicht mehr, seitdem wir Menschen zu Viehzüchtern und Ackerbauern wurden, und in unserer heutigen Überflussgesellschaft funktioniert es schon gar nicht. Der Instinkt ist uns leider gründlich abhandengekommen. Wer isst heute noch, weil er Hunger hat? Mit Hunger hat das Phänomen des Übergewichts wenig bis gar nichts zu tun. Wie viele Menschen stehen nachts auf, weil sie nicht schlafen können, und holen sich etwas aus dem Kühlschrank, in der Hoffnung, dass sie danach wieder schlafen können?

Nachdenken über Ernährung verboten!

Zweimal bin ich im Fernsehen schon bei Talkshows gemeinsam mit Dr. Zermati und Dr. Apfeldorfer aufgetreten. Beide pochten bei diesen Anlässen immer wieder auf das Recht Übergewichtiger, so viel Schokolade oder Süßigkeiten zu essen, wie sie wollen. Ihnen zufolge sollen

sie das sogar unbedingt tun, wann immer sie darauf Lust haben. Sich etwas zu versagen sei Gift für den Menschen und frustriere ihn unnötig. Außerdem sei es im Endeffekt kontraproduktiv! Das ist zumindest eine deutliche, unmissverständliche Aussage.

Theoretisch untermauern sie ihre These mit dem Begriff „kognitive Einschränkung". Wer nicht ausschließlich seinen Instinkten und dem angeborenen Wissen seines Körpers vertraut und folgt und sich durch die Lektüre der Angaben auf Lebensmitteln und pseudowissenschaftliche Aussagen von Ernährungswissenschaftlern beeinflussen und verunsichern lässt, schränkt sich ihrer Meinung nach freiwillig und bewusst, also „kognitiv", ein. Das überflüssige Nachdenken über das richtige Essverhalten überdeckt angeblich unser angeborenes, instinktiv richtiges Essverhalten und macht uns dick.

Da ich seit vierzig Jahren Übergewichtige behandle, meine ich, ihre Psyche gut zu kennen und deshalb sagen zu können, dass das falsch ist. Wie wir heute leben, wird weitgehend von dem Wirtschaftssystem bestimmt, in dem wir leben. Das moderne Leben bietet uns zweifellos viele Anregungen und fordert die Milliarden von Neuronen in unserem Gehirn täglich neu heraus, aber das kostet seinen Preis. Dafür müssen wir das tief in uns verwurzelte instinktive Bedürfnis nach natürlichen Befriedigungen und einem einfachen, glücklichen Leben aufgeben und erhalten dafür nur oberflächliche, kurzlebige Konsumbefriedigungen. In unseren Genen sind die alten Verhaltensweisen, die uns früher Lebensfreude und Lebenslust verschafft haben, aber noch immer verankert. Auch wenn uns der breite Weg zu Zufriedenheit und Glück heute versperrt ist, bleibt doch die Sehnsucht danach. Sie ist es, die uns zum Essen als Heilmittel greifen lässt, in der Hoffnung, uns damit wenigstens für eine kurze Zeit das ersehnte Glück zu verschaffen. Essen ist heute wie früher eine relativ einfach zu erreichende und konkrete Quelle momentanen Glücks. Meiner Meinung nach liegt hier die Hauptursache dafür, dass die Hälfte aller Franzosen und Deutschen und zwei Drittel aller Amerikaner übergewichtig sind.

Aber muss man deshalb die Welt neu erfinden wollen und alle Werbung in Grund und Boden verdammen? Muss man dafür das Leiden Übergewichtiger billigend in Kauf nehmen?

Essen – ein falscher Trost

Abschließen möchte ich dieses Kapitel mit einer kleinen Geschichte, die mir eine meiner Patientinnen einmal erzählt hat: „Herr Doktor, ich bin Witwe und Rentnerin. Meine Kinder leben weit entfernt von mir. Wenn ich abends nach Hause komme, fühle ich mich oft sehr einsam. Mir ist dann, als fröre ich. Darum decke ich mir meinen Eßtisch so schön wie möglich und esse so lange, bis ich aufhöre

zu frieren. Danach kann ich beruhigt ins Bett gehen, weil ich das Gefühl habe, dass ich meine Portion Leben bekommen habe. Wenn Sie in ein kaltes Zimmer gehen, gehen Sie doch sicher auch gleich zur Heizung. Genau das tue auch ich, wenn ich mich unglücklich fühle und deshalb esse. Ich glaube nicht, dass es nur mir so geht."

Ich hatte das Glück, durch meine Diät eine Bewegung ins Leben zu rufen, die vielen Menschen Hoffnung gibt. Deshalb schlage ich allen, auch meinen konservativen Gegnern und den Anhängern des „psychologischen" Ansatzes, vor, sich mir anzuschließen. Ich brauche sie alle! Was sind 13 Millionen Anhänger meiner Methode angesichts von 1,3 Milliarden Menschen, die sie nötig hätten? Eine übergewichtige Menschheit ist für mich kein akzeptabler Preis des Fortschritts, sondern eher ein Zeichen der Dekadenz. Damit werde ich mich niemals abfinden. Kalorien zu zählen, alternative Diätangebote schlechtzumachen oder schlicht auf eine Selbstregulierung des Körpers zu hoffen, sind für mich der falsche Weg zur Lösung dieses riesigen Problems. Der richtige Weg besteht für mich darin, dafür zu kämpfen, dass Übergewichtige lernen, einen alternativen Weg zur Lösung ihres Problems zu finden, statt sich durch Essen für den Stress ihres Lebens zu trösten.

Den meiner Ansicht nach richtigen Weg habe ich Ihnen in diesem Buch aufgezeigt.

Nachwort

Dieses abschließende Kapitel ist im Wesentlichen identisch mit dem Zusatzkapitel, das ich für die im September 2008 erschienene französische Ausgabe verfasst habe. Ich habe es hier mit aufgenommen, damit auch dieses Buch die aktuellsten Informationen zum Stand der Wissenschaft enthält, und Aussagen dazu, wie sich meine Methode seit der ersten Veröffentlichung im Jahr 2000 weiterentwickelt hat.

Allen Autoren, die ähnliche Publikationen planen, wünsche ich von Herzen, dass ihnen der gleiche Erfolg beschieden sein möge wie meinem Buch, das innerhalb weniger Jahre zu meinem Stolz und meiner Freude ein Standardwerk zum Thema Gewichtsreduktion geworden ist. Nach einem eher schleppenden Start hat es schließlich eine begeisterte Leserschaft gewonnen, ja es trat sogar ein seltenes Ereignis ein, das weder mir noch meinem Verleger erklärlich ist: Die Verkaufszahlen schnellten in die Höhe und erreichten ein für französische Autoren geradezu sensationelles Niveau. Stand das Buch Ende 2007 bei Amazon France doch direkt hinter Harry Potter auf Platz zwei und ist seither einer der meistverkauften Titel.

Ein Siegeszug um die Welt

Seinen Erfolg verdankt das Buch den vielen begeisterten Lesern, die davon profitiert haben und die seitdem nicht müde werden, im Internet über ihre Erfahrungen zu berichten. Allein in den letzten vier Jahren haben unbekannte User, zumeist Frauen, mehr als 200 Websites, Foren und Blogs eingerichtet, in denen sie, ohne mich zu kennen, andere nun in meiner Methode anleiten.

Unterstützung und Anerkennung habe ich aber nicht nur von den Menschen erfahren, die mit meinem Programm erfolgreich abgenommen haben, sondern auch von vielen französischen Allgemeinmedizinern.

Und auch in anderen Ländern und Kulturkreisen hat meine Methode Furore gemacht. So haben unter anderem Verlage aus Italien, Korea, Thailand, Spanien, Brasilien, Polen und Großbritannien die Rechte an diesem Buch erworben. Dass die Methode, die ich ursprünglich für meine Patienten entwickelt und später in Form eines Buches auch einem größeren Kreis zugänglich gemacht hatte, in Frankreich begeistert aufgenommen wurde, konnte ich durchaus nachvollziehen. Was mich allerdings überraschte, war die Aufmerksamkeit, die ihr in der Presse und in Foren so unterschiedlicher Kulturkreise wie Brasilien oder Korea zuteil wurde.

Nachdem das Buch in anderen Ländern erschienen war, erreichten mich zahlreiche Briefe von Journalisten und Ärzten, die mir schrieben, wie gut ihnen die Methode, die sie bereits erfolgreich angewendet hätten, gefiele. Sie alle berichteten mir, die Methode sei ihnen nicht ungewöhnlich erschienen, auch wenn sie anfänglich etwas typisch Französisches für sie hatte. Die 100 für die beiden eigentlichen Abnehmphasen empfohlenen Nahrungsmittel werden überall auf der Welt gegessen. Die 72 eiweißreichen Lebensmittel und die 28 Gemüse bilden die Grundlage jeder gesunden, natürlichen Ernährung. Und ich kenne auf der Welt kein Land, wo sie nicht gegessen würden. Die Anmerkung „so viel Sie wollen" trägt unserem natürlichen, unbewussten Essverhalten Rechnung. Sobald sich das Bedürfnis bemerkbar macht, trinken oder essen wir automatisch, bis wir uns nicht mehr hungrig oder durstig fühlen, das heißt, bis sich wieder ein biologisches Gleichgewicht eingestellt hat. Und dieses Bedürfnis ist umso stärker, wenn es mit einem psychischen und emotionalen Verlangen oder Zwang einhergeht. Das Kalorienzählen und der bewusste Verzicht beim Anblick verführerischer Speisen entsprechen dagegen nicht unserer Natur. Man kann es zwar tun, aber es erzeugt Frustration.

Das Phänomen Bulgarien

Inzwischen ist etwas eingetreten, was ich als das „bulgarische Phänomen" bezeichne. Ein bulgarischer Verlag hatte die Lizenz an meinem Buch erworben. Da das Geld für Werbung fehlte, erschien es ohne großes Tamtam. Im ersten Jahr waren die Verkaufszahlen gering, und der Verlag wollte es schon aus dem Programm nehmen, als mit einem Mal – ausgelöst durch Mund-zu-Mund-Propaganda und eine fünfseitige Sonderbeilage in der größten Tageszeitung von Sofia – die Nachfrage sprunghaft anstieg und das Buch auch in Bulgarien seinen Siegeszug antrat. Innerhalb weniger Monate wurde es zum meistverkauften Titel – ein Durchbruch, der mir bis heute nicht begreiflich ist und den man getrost als einen Höhepunkt in meinem Leben bezeichnen kann. In einem der ärmsten Länder Europas waren neun Millionen Menschen begeistert von meiner Methode! (2008 hat Polen, wo es das Buch bis an die Spitze der Bestsellerliste schaffte, diesen Rekord noch übertroffen.)

So überwältigend dieser Erfolg auch sein mochte, gab er mir doch zu denken. Denn ich stellte fest, dass sich meine Methode verselbstständigt hatte, dass sie nicht länger mein Eigentum war, sondern all jenen gehörte, die sie brauchten, um abzunehmen. Ich hatte nur das Glück gehabt, sie entwickelt zu haben. Doch nun musste sie ihr eigenes Leben führen, weil sie eine Zukunft vor sich hatte.

Exkurs: Mein letztes Wort zur Kalorienreduktion

Heute, nach einer 35-jährigen Praxis als Ernährungswissenschaftler, der es tagaus tagein mit Übergewicht und Adipositas zu tun hat, bin ich überzeugt: Die Bekämpfung der Gewichtsprobleme ist bislang unter anderem daran gescheitert, dass die Verfechter der Kalorienreduktion nach wie vor auf diese Form der Diät setzen.

In der Theorie ist dies zwar die logischste Art der Diät, doch in der Praxis ist sie eine der schlechtesten. Weshalb? Weil sie der Mentalität der Menschen, die mit Gewichtsproblemen zu kämpfen haben, zuwiderläuft. Geht es beim Kalorienzählen doch ausschließlich um nüchterne Zahlen. Alles, was mit Gefühlen, Emotionen, Vergnügen und dem Bedürfnis nach sinnlicher Befriedigung – die Hauptgründe für eine Gewichtszunahme – zu tun hat, wird hingegen außer Acht gelassen.

Kalorienreduzierte Diäten sagen einem, dass man zu viel oder zu viele Dinge isst, die nicht gut oder zu kalorienreich sind. Das ist zwar richtig, erklärt aber nicht, warum man dies tut. Darüber hinaus sagen sie, dass man zunehmen wird, wenn man zu viele Kalorien zu sich nimmt, und dass man abnehmen wird, wenn man die Kalorienzahl reduziert.

Alles ist erlaubt, aber nur in winzigen Mengen. So zählt man den ganzen Tag, Lebensmittel für Lebensmittel, um sicherzugehen, dass man eine bestimmte Kalorienmenge, seien es nun 1800 oder 600 Kalorien, nicht überschreitet. Solche Anweisungen sind absolut unvereinbar mit dem, was im Kopf einer Frau oder eines Mannes vorgeht, die beziehungsweise der anfällig dafür ist, an Gewicht zuzunehmen. Denn wären sie in der Lage,

derartige Anweisungen und solche komplizierten Berechnungen zu befolgen, wären diese Menschen gar nicht erst übergewichtig oder adipös geworden. Gelingt dies einigen von ihnen dennoch, dann nur deshalb, weil sie außerordentlich motiviert und gerne bereit sind, ihr Verhalten für die Zeit des Abnehmens vollkommen zu verändern.

„Alles oder nichts"

Doch was geschieht, wenn man es tatsächlich schafft, sein Wunschgewicht zu erreichen? Kann man dann von jemandem, der zugenommen hat, weil er beim Essen nie auf die Kalorien geachtet hat, verlangen, plötzlich zum Kalorienzähler zu werden? In meiner täglichen Praxis habe ich es fast immer mit Männern und Frauen zu tun, die beim Essen nach der Devise „Alles oder nichts" handeln. Diese wunderbaren Menschen bekennen offen, dass sie von der strengsten Diät in totale Völlerei verfallen können und dann alles in sich hineinstopfen.

Zur Verteidigung dieser kontraproduktiven, unnatürlichen Diät führen ihre Verfechter die Ausgewogenheit, eine ausgewogene Ernährung ins Feld. Doch wären Übergewichtige in der Lage, sich ausgewogen zu ernähren, würden sie niemals übergewichtig. In 35 Jahren bin ich noch nie einem Menschen begegnet, der dick, fett oder adipös werden wollte. Eine Frau wird nur übergewichtig, weil sie dem Essen nicht widerstehen konnte. Von dieser Frau zu verlangen, täglich nur 900 Kalorien zu sich zu nehmen, wird ihre Ratlosigkeit und ihren Kummer nur noch vergrößern.

Mit kalorienreduzierten Diäten arbeitet man inzwischen bereits seit 60 Jahren. Und stets haben sie versagt. Doch diejenigen, die sie immer noch praktizieren, wollen dies nicht zur Kenntnis nehmen. Darüber hinaus macht die Empfehlung, Kalorien zu reduzieren und zu zählen, jede Hoffnung, das erreichte Gewicht irgendwann einmal ohne Kalorienzählen halten zu können, zunichte. Die einzige Ausnahme stellt die Weight-Watchers-Methode mit ihrem Punktesystem dar, das dazu zwingt, die Lebensmittelmengen zu zählen.

Neuartig und wirksam ist jedoch nicht die Diät an sich, vielmehr waren es die Treffen, die seinerzeit eine echte Revolution darstellten.

Nach meinem Dafürhalten sind die Weight Watchers die einzigen, die einen Betrag dazu geleistet haben, dass die Zahl der Übergewichtigen weltweit nicht noch stärker gestiegen ist.

Ohne ein richtiges Monitoring sind kalorienreduzierte Diäten jedoch fast zwangsläufig zum Scheitern verurteilt. Im Zeitalter des Internet, wo Informationen und Erfahrungsberichte mehr und mehr über Websites, Foren, Blogs und Twitter ausgetauscht werden, sind sie überdies, genau wie die Formula-Diäten, wenn auch aus anderen Gründen, ein Auslaufmodell. Und

ich hoffe sehr, dass es den Betroffenen auf diese Weise gelingt, dass man sich von diesen längst überholten Diäten verabschiedet.

Die beiden Schlüssel zur Gewichtsreduktion

In meiner langjährigen Arbeit als Ernährungswissenschaftler habe ich festgestellt, dass angesichts der bestehenden Missstände Personalisierung und Monitoring die beiden Schlüssel zu einer erfolgreichen Gewichtsreduktion darstellen.

INFO

20 Millionen Übergewichtige

Die Situation in Frankreich verdeutlicht das Problem: Auf 20 Millionen Übergewichtige kommen gerade einmal ein paar hundert Ernährungswissenschaftler. Dieses Verhältnis sagt alles über die aktuelle Misere beim Kampf gegen das Übergewicht. Alles, was zur wachsenden Zahl der Übergewichtigen zu sagen ist, wurde bereits – immer und immer wieder – gesagt, doch lange Zeit hat man nichts getan, um den gesundheitlichen Beeinträchtigungen Einhalt zu gebieten.

Personalisierung: Ursachen einer Gewichtszunahme ermitteln

Auf der Suche nach Möglichkeiten, wie ich die Wirkung meines Buches und meiner Methode noch steigern könnte, kam ich auf eine verrückte Idee. Sie basiert auf der Tatsache, dass meine Methode häufig noch bessere Ergebnisse zeigte, wenn ich die Behandlung im direkten Kontakt – von Angesicht zu Angesicht – mit dem Patienten durchführte. Ich sage „häufig", denn mir liegen Berichte von Lesern vor, in denen sie beschreiben, wie sie alleine, nur mithilfe des Buches, abgenommen haben. Doch eigentlich liegt es für mich auf der Hand, dass dem einsamen Langstreckenläufer das Abnehmen leichter fällt und er die beiden letzten Phasen, die Stabilisierungs- und die Erhaltungsphase, mit größerer Energie und Motivation bewältigen kann, wenn er dem Erfinder der Methode gegenübersitzt und angeleitet wird.

Das hat einen ganz einfachen Grund: Jeder von uns wird auf die eine oder andere Weise übergewichtig, wenn er zu viel oder zu oft isst oder aber nicht das Richtige isst. Wenn ich sage „auf die eine oder andere Weise", meine ich damit, dass es hier individuelle Unterschiede gibt und dass dies auch bei jedem Einzelnen verschiedene Ursachen hat. Selbst wenn es möglich ist, mit einem Programm abzunehmen, das nicht auf einen zugeschnitten ist, ist es effizienter, wenn man diesen Gründen und den besonderen Gewichtsprobleme desjenigen, der abnehmen möchte, Rechnung trägt.

Denn man nimmt in der Tat leichter mit einer individuell auf die eigene Persönlichkeit zugeschnittenen Methode ab als mit einem Standardprogramm. Nur so kann man dem Betroffenen bestimmte, besonders augenfällige Dinge immer und immer wieder vor Augen führen!

Eine verrückte Idee

Eines Tages fragte mich eine Patientin, als ich mir gerade Notizen für ihre Akte machte, weshalb ich mir alles aufschriebe, was sie während der Konsultation sagte. Ich erklärte ihr, dass jeder Fall anders gelagert sei und dass ich dem Patienten, den ich vor mir habe, besser helfen könne abzunehmen, wenn ich seine Persönlichkeit wirklich verstünde. Vor allem aber sei es wichtig für mich, zu wissen, was er an seinem Lebensstil, seinen Gewohnheiten, seinem Verhalten ändern müsse, damit er sein Gewicht anschließend auch hält.

„Schön, aber ich hätte diese Notizen auch gerne. Schließlich betreffen sie meine Person", erwiderte sie. Und fügte nach einer Weile hinzu: „Sie könnten sogar noch mehr für mich tun. Notieren Sie sich alles, was Sie brauchen, und schreiben Sie ein Buch über mich, nur über mich und meinen Fall."

So nahm das Projekt Gestalt an. Es war die Weiterentwicklung jener verrückten Idee, die mir schon ewig im Kopf herumgespukt hatte: einen Weg zu finden, für jeden, der dies wünschte, ein eigenes Buch zu schreiben – eine umfassende Gewichtsanalyse, die neben den jeweils spezifischen Ursachen des Übergewichts auch das Verhältnis des Betroffenen zu seinem Gewicht und seinem Körper, zu dem, was er aß, und zu seinen Gefühlen berücksichtigte –, um alle Gründe ans Licht zu bringen, die für das Übergewicht verantwortlich sind, um sie beseitigen oder korrigieren zu können. Und nicht zuletzt um mein Abnehmprogramm auf die jeweils spezifischen Bedürfnisse abstimmen zu können, um den Betreffenden das Abnehmen zu erleichtern und ihnen zu helfen, ihr Gewicht dauerhaft zu halten.

Ich habe versucht herauszufinden, weshalb wir uns in unserem Essverhalten so sehr voneinander unterscheiden, und habe dabei viel über den nicht sichtbaren Teil des Eisbergs gelernt, wo nicht mehr die primäre Funktion der Nahrung – dem Körper Energie, Nährstoffe und Spurenelemente zu liefern – im Vordergrund steht, sondern etwas Wertvolleres: der Genuss und die „Seelentröstung". Und genau in diesem Punkt unterscheiden wir uns am deutlichsten. Nach drei Monaten hatte ich bereits den Entwurf für das Buch fertig. Ich schickte meiner Patientin die etwa 50 Seiten und entschuldigte mich, dass ich aus zeitlichen Gründen noch nicht weiter gekommen war.

Als ich sie einige Monate später wiedersah, war sie guter Dinge und verkündete zu meiner Überraschung, dass sie abgenommen habe, dass diese wenigen Beobachtungen ihr bereits geholfen hätten, um ihr Verhalten etwas zu verändern, um ein paar schlechte Angewohnheiten abzulegen, um ihr Essverhalten und damit ihr Gewicht zu beeinflussen. Natürlich war sie nicht gertenschlank, aber sie hatte festgestellt, dass ein paar Pfunde auf wundersame Weise verschwunden waren, ohne dass ihr die Gründe dafür klar waren. Dadurch bekamen diese wenigen Seiten für sie eine beinahe mystische Bedeutung.

Sie bat mich weiterzumachen. Dabei hatte ich allerdings nicht nur diese eine Patientin im Kopf und deshalb wollte ich das Projekt jedem zugänglich machen, der es genauso, wenn nicht sogar noch mehr, brauchte wie diese Patientin.

Der nächste Schritt

Mit Unterstützung von Computerexperten und Kollegen aus allen Fachrichtungen, die in irgendeiner Weise mit dem Übergewicht zu tun haben – zum größten Teil Freunde von mir –, und durch die Auswertung vieler Tausend Fallstudien gelang es mir, die Faktoren und Parameter zu systematisieren, die zusammenspielen, wenn jemand zunimmt.

Gut 27 000 Datenblätter mussten in den Datenbanken erfasst werden. Informationen, die uns von einschlägigen Kliniken, Universitäten und Forschungszentren aus aller Welt zur Verfügung gestellt wurden. Dann war es an der Zeit, den Fragebogen auszuarbeiten, der uns die notwendigen Informationen über die Person – Alter und Geschlecht, Selbstbild, Geschmacksvorlieben und Lieblingsspeisen, Familie und Beruf – liefern sollte.

So kamen 154 allgemeine Fragen zustande, die es uns ermöglichten, unabhängig von der Nationalität oder der Zugehörigkeit zu einem Kulturkreis, Erkenntnisse über den Gewichtszustand jedes Menschen zu gewinnen. Die Auswertung der Antworten ermöglichte es uns, die Ursachen einer Gewichtszunahme genau zu bestimmen und nach Wichtigkeit zu kategorisieren, um so eine Diagnose der individuellen Gewichtsprobleme zu erstellen, die uns wiederum die Grundlage für geeignete Behandlungsmaßnahmen lieferte. All dies wurde in einer in Buchform gedruckten persönlichen Akte gesammelt, die sich von einem herkömmlichen Buch nur darin unterschied, dass sie sich ausschließlich an einen bestimmten Leser richtete und nur ein Thema – sein spezifisches Gewichtsproblem – behandelte.

Den ersten Fragebogen füllte eine Freundin von mir aus. Dann wurde das Computerprogramm gestartet, das ihre Antworten auswertete – das erste Exemplar von „Mein Gewichtsbuch" war fertig. Im Anschluss daran wurde die Website www.livredemonpoids.com in Frankreich gestartet. Am 1. Juli 2010 folgte die englische Version www.thebookofmyweightbook.com (eine deutschsprachige Website für ein individuelles Gewichtsbuch ist in Planung).

Wir waren stolz, erstmals ein Buch für einen einzigen Leser geschaffen zu haben, ein Buch, das vom traditionellen Modell abwich, weil es sich nicht an eine möglichst große Leserschaft richtete, ein Buch, das ausschließlich für eine Person geschrieben wurde und das sich ausschließlich mit ihren Gewichtsproblemen auseinandersetzte, ein Thema, das uns besonders vertraut war.

Die Ergebnisse

Als das Programm 2005 herauskam, wollten wir unter den ersten 10 000 Personen, die sich registrieren ließen, ermitteln, wie groß das Interesse an einem solchen, nur für einen einzelnen Leser bestimmten Buch sein würde. Deshalb unterzogen wir die ersten 10 000 Personen, die sich registrieren ließen, sechs Monate einem Monitoring. Nach 18 bis 24 Monaten zeigten sie ähnlich gute Ergebnisse, wie man sie mit den besten herkömmlichen Diäten erzielt hat, wenn sie unter optimalen Bedingungen und unter ärztlicher Aufsicht durchgeführt wurden. Deutliche Unterschiede zeigten sich allerdings in der kritischen Zeit nach der Gewichtsabnahme. Hier hatten 63 Prozent derer, die mit unserer Methode abgenommen hatten, ihr Gewicht über einen Zeitraum von zwei Jahren halten können, wohingegen die Erfolgsquote bei herkömmlichen Diäten bei nur 5 Prozent liegt.

Dieser Erfolg ist meines Erachtens darauf zurückzuführen, dass der Leser eine professionell ausgearbeitete Gewichtsanalyse an die Hand bekam, wo er sich auf jeder Seite, in jeder Erklärung, jedem Ratschlag, ja sogar in jedem Rezept wiedererkennen konnte, die ihm seine Schwächen, aber auch seine Stärken im Hinblick auf sein Verhältnis zum Essen und zu seinem Gewicht deutlich vor Augen führten, die ihm halfen zu verstehen, weshalb er bestimmte Angewohnheiten und Verhaltensweisen korrigieren sollte – eine Art Wegweiser, der ihn, aufbauend auf seinen eigenen Stärken und Schwächen, seiner Persönlichkeit, seiner Kindheit und seiner Fähigkeit, Befriedigung nicht allein im Essen zu finden, zu seinem Richtigen Gewicht führen sollte. Und wir führten diesen Erfolg auf die Differenziertheit und Komplexität der Mittel zurück, die wir eingesetzt hatten, um etwas so Einfaches wie dieses „Buch für einen Leser" auf die Beine zu stellen.

Ein Diätprogramm, das für jedermann erschwinglich sein sollte

Was einer weiteren Verbreitung des Buches allerdings entgegenstand, war der Preis, der, nur um die Druck- und Versandkosten, die Einrichtung und Pflege der Website und vor allem die Rückzahlungen an die Finanziers zu decken, bei 59 Euro angesetzt werden musste – eine in Anbetracht der Gegenleistung, die man dafür erhielt, immer noch moderater Preis. Dennoch war es für manche eine Menge Geld. Die Kredite wurden inzwischen zurückgezahlt. Deshalb ist es heute möglich, das Buch in einer digitalen Version für weniger als die Hälfte dieses Preises anzubieten. Dies ist unser großer Durchbruch, und es ist gut möglich, dass der Preis noch weiter gesenkt werden kann, zumal wir gerade dabei sind, das Projekt unter der Schirmherrschaft der EU-Gesundheitskommission erneut zu starten.

Deutlicher Anstieg der Zahl der Übergewichtigen

Als Folge des wachsenden Wohlstands und der zunehmenden Verwestlichung in Indien und China war von 2004 bis 2008 weltweit ein deutlicher Anstieg der Zahl der Übergewichtigen zu verzeichnen.

Auch in Europa ist die Tendenz steigend, und in zunehmendem Maße sind Kinder und Jugendliche betroffen. Aufgrund der großen Zustimmung, die meine Methode in dieser Zeit bei den Anwendern fand, erschien es mir angebracht, ihre Wirkung noch zu steigern, um diesem Trend und dem an Gleichgültigkeit grenzenden Fatalismus, mit dem man dieser Entwicklung begegnet, etwas entgegenzusetzen. Denn es scheint so, als beschränkten sich diejenigen, die den Kampf bereits aufgegeben haben, nur noch darauf, jedem, der es hören will, immer und immer wieder zu erklären, man müsse nur weniger essen, mehr Sport treiben und täglich fünf Portionen Obst und Gemüse zu sich nehmen, damit man nicht dick wird.

Immer wieder ist die Rede davon, die Werbung für Snacks im Kinderprogramm zu besteuern und die öffentliche Zurschaustellung von Magersüchtigen zu verbieten. Doch das alles ist nur Gerede.

Nach wie vor wird jedes zweite Patent an Erfindungen vergeben, die der Arbeitserleichterung und der Zeitersparnis dienen. Muss man sich aber weniger bewegen und steigt der durch Schnelllebigkeit und Zeitdruck erzeugte Stress, führt dies zwangsläufig zu Übergewicht.

Gleichzeitig kommen immer neue Snacks in immer verführerischeren Verpackungen auf den Markt, die damit werben, besonders salz-, fett- und zuckerarm zu sein. In den Werbekampagnen werden diese Produkte mit wohlgesetzten Worten vor traumhaften Kulissen von schlanken Menschen angepriesen, die in herrliche grüne Äpfel beißen und dabei ihren Taillenumfang messen. Und das alles, um Fette und Kohlenhydrate zu verkaufen, obwohl jeder weiß, dass gerade sie die größten Dickmacher sind.

Gleichzeitig sterben allein in Frankreich Jahr für Jahr zwischen 35 000 und 40 000 Menschen an Diabetes, Herz-Kreislauf-Erkrankungen, Schlaganfällen und Krebs, zumeist Brustkrebs – den Folgen ihres Übergewichts.

Es musste also etwas geschehen! Ich musste etwas unternehmen, ich musste es besser machen, ich musste noch mehr tun!

Tägliches Monitoring

Dies führte zu dem zweiten Schlüssel, dem täglichen Monitoring mit folgenden Anforderungen:

- ein personalisiertes Monitoring
- eine individuelle Betreuung
- Supervision und zuverlässige, kompetente und konstruktive Unterstützung
- klare und präzise Instruktionen jeden Morgen

Die Situation in Amerika

Verschiedene groß angelegte internationale Studien haben gezeigt, dass Monitoring und Supervision durch medizinisch geschultes Personal ein wichtiger Schlüssel zur erfolgreichen Bekämpfung des Übergewichts im Rahmen eines Programms zur Gewichtsreduktion sind. Man hat damit eindeutig bessere Ergebnisse erzielt, und das nicht nur im Hinblick auf die Gewichtsreduktion, sondern mittelfristig auch auf die Fähigkeit, das Gewicht anschließend zu halten. Das einzige Problem bestand darin, weltweit Millionen von Ernährungswissenschaftlern für ein solches Monitoring zu rekrutieren. Gleichzeitig wächst die Zahl der Websites, die Coachings mit speziellen Ernährungs- und Übungsprogrammen anbieten.

Als Vorsitzender einer internationalen Vereinigung zur Bekämpfung des Übergewichts wurde ich nach Amerika eingeladen, um mir ein Bild von den besten amerikanischen Initiativen auf diesem Gebiet zu machen. Die Amerikaner haben die Nase stets vorn, wenn es um technische Innovationen geht, das gilt aber leider auch für das Übergewicht.

Ich lernte meine amerikanischen Kollegen kennen, renommierte Ärzte, die mit weitaus schwerwiegenderen Problemen zu kämpfen haben als wir und die uns darum beneiden, dass wir trotz unserer Küche (schließlich waren es die Franzosen, die der Welt unter anderem die Mayonnaise, den Camembert und die Foie gras beschert haben) mit einer vergleichsweise geringen Anfälligkeit für Gewichtsprobleme und einer geringeren Morbidität und Mortalität zu kämpfen haben.

Gemeinsam mit ihnen begutachtete ich die größten und populärsten Online-Abnehmprogramme, an deren Ausarbeitung und Produktion sie mitgewirkt hatten. Auf jeder dieser aufwendig gestalteten, mit zahllosen Werbebannern übersäten Websites ist zu lesen, das betreffende Coaching sei personalisiert, interaktiv und professionell. Von Personalisierung und Interaktivität kann hier jedoch nicht die Rede sein. Es werden ausschließlich Einheitsprogramme angeboten, die den Anwendern „häppchenweise" vermittelt werden – eine Art Buch mit Bildern, Ton und Videos. So bekommt etwa ein übergewichtiges Ehepaar, das am gleichen Tag mit dem Programm beginnt, unabhängig

von Alter, Geschlecht, Gewicht und Nahrungsbedarf, die gleichen Instruktionen. Dabei gab gerade das Internet als jedermann zugängliches, interaktives Medium berechtigten Anlass zu der Hoffnung, die Situation der 1 300 000 000 übergewichtigen oder adipösen Menschen auf der Welt mithilfe dieser Technologie verändern zu können, mithilfe einer „globalen Massenpersonalisierung", mit der man die Ausbreitung des Übergewichts wirkungsvoll hätte bekämpfen können. Doch diese Hoffnung hat sich nicht erfüllt, und das aus dem einfachen Grund, dass die amerikanischen Einheitsprogramme keine Wirkung zu zeigen schienen. Doch das Bedürfnis nach Begleitung und Unterstützung war so groß, dass man sich mit dieser Notlösung arrangiert hat.

Der Dukan-Coaching-Service geht online

Mir wurde klar, dass der Kampf gegen das Übergewicht in Zukunft nur über das Internet geführt werden konnte. Dass es ein hervorragendes Kommunikationsmittel ist, war mir bereits bewusst geworden, als ich bei der Entwicklung von „Mein Gewichtsbuch" die ersten Erfahrungen mit der Personalisierung sammelte. Deshalb beschloss ich, mein Know-how in den Dienst eines Online-Coaching-Service zu stellen. Denn ich glaubte, hier das verwirklichen zu können, was ein Monitoring eigentlich ausmacht: eine direkte, persönliche Unterstützung im Sinne von: „Sie wissen, wer ich bin. Ich weiß, wer Sie sind und was Sie brauchen, um Ihr Ziel so schnell wie möglich und mit möglichst wenig Frustration zu erreichen." Und so habe ich mich mit meiner ganzen Leidenschaft in diese neue Aufgabe gestürzt, in der Überzeugung, dass sich, wenn ich erfolgreich wäre, daraus eine neue Methode der Gewichtsreduktion entwickeln könnte, eine Methode, mithilfe derer man in der Lage sein würde, dem grassierenden Übergewicht Einhalt zu gebieten. Deshalb wendete ich mich erneut an meine Freunde, die Ärzte und IT-Spezialisten, die mir bei „Mein Gewichtsbuch" geholfen hatten. Alle waren begeistert von dem Projekt, und es stießen sogar einige Neulinge aus Amerika und Kanada dazu.

Mit dem ersten personalisierten Buch hatten wir völlig neue, revolutionäre Erfahrungen gesammelt, die sich dennoch nicht ohne Weiteres auf das Coaching übertragen ließen. Ging es nun doch nicht mehr nur darum, eine genaue Gewichtsanalyse des Teilnehmers zu erstellen. Wir mussten darüber hinaus in der Lage sein, ihn Tag für Tag, Pfund für Pfund zu kontrollieren. Wir würden das Informationsblatt entsprechend anpassen müssen, und es galt, dabei auch die Fallstricke zu berücksichtigen, über die er im Verlaufe des Coachings stolpern konnte, als da sind Reisen, Krankheiten, Geschäftsessen, Stress, Demotivation, aber auch plötzliche Motivationsschübe – kurz alles, was das Leben eines Menschen ausmacht, der versucht, sein Übergewicht in den Griff zu bekommen. Und wir würden ihn insbesondere in den frustrierenden, aber unvermeidlichen Phasen unterstützen, in denen die Gewichtsabnahme stagniert, obwohl man sich genau an den Diätplan hält.

Das Ziel: ein tägliches, individuelles Monitoring

Ich hatte die Latte sehr hoch gelegt, denn dieses Monitoring sollte nicht nur täglich stattfinden, sondern auch interaktiv sein. Ein einseitiges Monitoring, bei dem der Teilnehmer lediglich allgemeine Instruktionen oder Informationen erhält, ist zwar ebenfalls eine akzeptable Lösung, wäre für mich aber ein Rückschritt zum amerikanischen Modell gewesen. Worauf es mir ankam: Dass der Teilnehmer sollte demjenigen, der die Anweisungen gab – in diesem Fall mir – jeden Abend seinen Bericht vorlegen können, anhand dessen ich die Instruktionen für den nächsten Tag ausarbeiten würde.

Zu diesem Zweck erfanden wir ein neues Kommunikationsmittel, den „Täglichen interaktiven Austausch", den wir uns auch patentieren ließen. So konnten wir dem Teilnehmer jeden Morgen unsere Anweisungen schicken, und er schickte uns im Gegenzug jeden Abend seinen kurzen, aber vollständigen Bericht. Dieser Bericht ist für mich unverzichtbar, damit die Instruktionen für den nächsten Tag entsprechend angepasst werden können.

Dauerhaft heißt das Zauberwort

Das interaktive tägliche Monitoring beginnt bereits am ersten Tag der Angriffsphase und erstreckt sich über die gesamte Dauer des Coachings.

Tag für Tag, E-Mail für E-Mail begleitet es den Teilnehmer durch die zweite Phase, bis er sein Richtiges Gewicht erreicht. Doch damit nicht genug. Denn würde man in den folgenden beiden Phasen auf das Monitoring verzichten, wäre eine erneute Gewichtszunahme vorprogrammiert. Deshalb geht das Monitoring auch in der Stabilisierungs- und Erhaltungsphase weiter, um Fehl- und Rückschläge zu vermeiden, wie sie bei herkömmlichen Diäten an der Tagesordnung waren.

Die vierte Phase, die so gerne vernachlässigt wird, sollte eigentlich niemals enden. Wird es doch nie gelingen, den Betroffenen vollständig von dem Zuviel an Gewicht zu „heilen", das ausgereicht hat, das Ponderostat, die zuständige Schaltstelle im Gehirn, die jeder von uns besitzt, zu verändern.

Ich weiß, dass niemand im Zusammenhang mit Einschränkungen beim Essen gerne das Wort „dauerhaft" hört. Um diesen Service allerdings dauerhaft anbieten zu können, musste er entweder kostenlos oder zu einem symbolischen Preis angeboten werden. Die Supervision musste taktvoll und höflich, flexibel und wohlwollend und dabei gleichzeitig umsichtig sein, um jederzeit eingreifen und gegensteuern zu können. Wer eben erst in guten Zeiten abgenommen hat, der weiß nur zu gut, dass es auch stürmische Zeiten gibt, jene unvermeidlichen „schwierigen Momente", in denen man gerne zu sogenanntem Comfort Food greift. Die meisten, die während der Erhaltungsphase wieder zunehmen, neigen von Natur aus dazu, sich in schwierigen Lebenslagen mit Essen zu trösten.

Coaching mit Feingefühl

Was man in solchen schwierigen Momenten am meisten braucht, das ist jemand, der einen aufbaut, das sind vertrauenswürdige Richtlinien. Deshalb ist hier ein von Menschlichkeit geprägtes Coaching gefragt, das Empathie mit Strenge verbindet, das beruhigend auf den Betroffenen einwirkt und das verhindert, dass sich Schuldgefühle einstellen. Denn all dies kann dazu führen, dass man nicht mehr klar urteilen kann und dass sich Resignation breitmacht. Gleichzeitig lässt sich dabei kontrollieren, ob die Proteintage eingehalten werden, ob sich der Teilnehmer ausreichend bewegt, ob er regelmäßig Haferkleie zu sich nimmt. Die Hauptaufgabe dieses Coachings besteht jedoch darin, eine erneute Gewichtszunahme zu verhindern, rasch und energisch zu reagieren, sobald die Waage ein Pfund mehr anzeigt, damit nicht noch weitere Pfunde dazukommen und der

Patient sich gehen lässt, beziehungsweise gegenzusteuern, wenn dies bereits der Fall ist. Wie wir alle wissen, gehen auch schwierige Lebenssituationen irgendwann wieder vorüber. Deshalb ist es wichtig, ein positives Selbstbild und ein gutes Selbstbewusstsein aufzubauen, damit der Teilnehmer das Programm erfolgreich fortsetzen kann. Und dies setzt Empathie voraus und die richtigen Worte, die diese Haltung zum Ausdruck bringen.

Täglicher Livechat

Es lag mir sehr am Herzen, persönlich für ein menschliches Coaching zu sorgen. Deshalb entschloss ich mich, jeden Tag eine volle Stunde für einen Livechat im Internet zur Verfügung zu stehen. Eine Stunde, in der ich persönlich die Fragen beantworten wollte, die mir in meiner Zeit als praktischer Arzt von meinen Patienten gestellt wurden. In neun von zehn Fällen kennen sie die Antwort bereits, dennoch ist es wichtig, diese Fragen zu stellen, zu wissen, dass da jemand ist, der ihnen zuhört, der sie gegebenenfalls aber auch wieder „auf den rechten Weg bringt" oder zur Ordnung ruft. Meine Aufgabe besteht darin, die Rolle dieses „Gewissens" zu übernehmen, das, ohne restriktiv zu sein, dafür sorgt, dass Sie Ihr Ziel nicht aus den Augen verlieren. Für jemanden, der Appetit auf Schokolade hat, ist es ein großer Unterschied, ob er sich selbst verbietet, zu der offen auf dem Tisch liegenden Tafel zu greifen, wenn er weiß,

dass niemand im Haus oder irgendwo in der Nähe ist. Es ist der Unterschied zwischen einer Beschränkung, die man ignorieren kann, und einer Pflicht, die man erfüllen muss. Ein von Menschlichkeit geprägtes Coaching befreit von diesem Zwang zur Selbstbeschränkung, es nimmt einem diese Entscheidung ab, zu der man sich alleine nur so schwer durchringen kann und die man eher akzeptiert, wenn sie einem von einer Autorität auferlegt wird. Ist sie doch notwendig, um zu verhindern, dass Sie sich in Konflikte stürzen und Ihre Energie und Motivation vergeuden.

Das ist es, was ich Tag für Tag mit all jenen tue, die angesichts der vielen Fallstricke, die das Leben bereithält, ihr Ziel aus den Augen verlieren. Die destruktive Wirkung von Stress und negativen Gefühlen trübt die enorme Befriedigung, nach einem so harten Kampf wieder ein normales Gewicht erlangt zu haben. Wenn Sie das Glück haben, dass Ihr Leben stets in ruhigen Bahnen verläuft, wird es nicht schwer sein, das Gewicht zu halten. Doch wird dieser ruhige Fluss – sei es durch ein Zerwürfnis, eine Enttäuschung, den Verlust des Arbeitsplatzes, einen privaten Streit, einen schmerzlicher Verlust, Krankheit, eine Niederlage, plötzliche Einsamkeit, eine ungewollte oder späte Schwangerschaft oder eine Depression – gestört, schon schlägt die verflixte Waage in die falsche Richtung aus. Das höre ich jeden Morgen und ich spüre, dass die

Menschen mich brauchen, meine Erfahrung und meine einfachen Worte, und es erfüllt mich mit Zufriedenheit und Stolz, wenn ich Antworten finde, die ihnen guttun und sie wieder aufbauen.

Stagnation – die Hauptursache für das Scheitern einer Diät

Wie bei jedem Kampf kommt auch in meiner Diät der vertrackte Moment, wo die Gefahr des Scheiterns größer ist als zu irgendeiner anderen Zeit. Geradezu prädestiniert dafür ist die zweite Phase. In der kurzen, intensiven ersten Phase ist der Körper noch unvorbereitet, und man verliert praktisch wie von selbst Gewicht. In der anschließenden zweiten Phase ist der Körper bereits „kampferprobt" und wild entschlossen, seine Reserven zu verteidigen.

GRÜNDE FÜR EINE GEWICHTSSTAGNATION

➡ Menschen, die bei ihrer Diät Fehler machen, ohne sich dessen bewusst zu sein.

➡ Frauen, die ihre Periode haben und deshalb aufgequollen sind.

➡ Frauen, die dazu neigen, Wasser im Gewebe anzusammeln, und die zu viel Salz zu sich genommen oder Wein getrunken haben.

➡ Frauen, die entzündungshemmende Medikamente gegen Rheuma oder Rückenschmerzen einnehmen, oder Frauen, die mit Antidepressiva oder, schlimmer noch, mit Neuroleptika behandelt werden.

➡ Frauen, die schon so viele Diäten gemacht und so viel ab- und wieder zugenommen haben, dass ihr Stoffwechsel weniger Energie benötigt und resistent gegen Diäten ist.

➡ Manche Frauen leiden bei einer Diät unter Verstopfungen und nehmen deshalb kurzzeitig zu.

➡ Kurz vor der Menopause oder wenn Wasseransammlungen mit einem verlangsamten Stoffwechsel einhergehen, ist die Gefahr einer Gewichtszunahme am größten.

➡ Unsachgemäß durchgeführte Hormontherapien in der Menopause.

➡ Und schließlich der Feind Nummer eins jeder Diät: Schilddrüsenunterfunktion. Wird sie nicht rechtzeitig erkannt, schlägt die Diät nicht an.

Auf diesem Schlachtfeld finden schwierige Kämpfe statt. Diese überaus gefährlichen Momente, in denen die Belohnung für die Mühe ausbleibt, bezeichnen meine Patienten gerne als „Stagnationsplateau". Sie sehen also, es gibt eine Vielzahl von Faktoren, die dafür verantwortlich sein können, dass sich die Gewichtsabnahme verlangsamt oder sogar stagniert!

Und genau diese Phasen der Stagnation sind es, in denen das Coaching und das personalisierte Monitoring eine besondere Rolle spielen. Das Coaching bringt die Ursachen der Blockade ans Licht, sodass sie erklärt und erkannt werden kann. Man kann einen Zeitpunkt festlegen, bis zu dem diese Blockade wieder vorüber sein sollte, eine Deadline, die das Warten erleichert. Und während dieser Zeit sollten Sie sich genau an die Instruktionen halten, damit sich die Räder der „Abnehmmaschine" wieder in Gang setzen.

Maßnahmen bei Gewichtsstagnation

Kehren Sie für einige Tage zur Angriffsphase zurück. Passen Sie die Flüssigkeitsmengen Ihren individuellen Bedürfnissen an. Verzichten Sie vorübergehend auf besonders salzige Speisen, trainieren Sie mehr und legen Sie 20-, 30-, 40-, 50-, 60-minütige Spaziergänge ein. Regen Sie Ihre Verdauung mit Rhabarber oder frischem, magnesiumreichem Mineralwasser an, die Sie auf leeren Magen zu sich nehmen. Trainieren Sie Ihre Bauchmuskeln, machen Sie eine Entgiftung, essen Sie mehr Haferkleie.

So schlimm und deprimierend diese Phasen der Stagnation auch sind – nutzen Sie auch diese Zeit. In diesen vertrackten Momenten, wenn der Körper in Abwehrhaltung verharrt und den größten Widerstand leistet, sollten Sie sich unbedingt vor Augen halten, dass es bereits eine Leistung ist, nicht zuzunehmen, und dass der Körper das kleinste Zeichen von Schwäche ausnutzen und Ihr Gewicht dann steigen würde.

„Legen Sie einen reinen Proteintag ein wie in der Angriffsphase, achten Sie dabei besonders auf Genauigkeit und kommen Sie morgen, wenn Sie sich gewogen haben, mit guten Nachrichten wieder!" Das ist es, was jemand erwartet, der zweifelt und der Versuchung zu erliegen droht: ein Versprechen, ein Nahziel, eine Hoffnung, jemanden, der da ist und der ihn mit bestimmten, ermutigenden Worten aufbaut.

Ich habe dem deutschsprachigen Coaching-Service, der außerdem auch in Frankreich, England, Polen und den Niederlanden angeboten wird, meinen Namen gegeben: www.dukandiaet.com (der Name der englischen Website lautet: www.dukandiet.co.uk).

Die Ergebnisse des französischen Service zeigen eindeutig, dass die Idee gut war. Annähernd 50 000 Teilnehmer füllen in Frankreich allabendlich ihren Tagesbericht aus und erhalten am nächsten Tag neue Instruktionen. 75 Prozent von ihnen verfolgen den einstündigen Livechat, den ich täglich anbiete.

In diesen 60 Minuten fühle ich den Puls dieser überwiegend weiblichen Community. Die meisten von ihnen haben zunächst das Buch gelesen, das Sie jetzt in Händen halten. Dank der außerordentlich präzisen Anweisungen, die mein Programm beinhaltet, fühlten sie sich danach in der Lage, sich selbstständig und ohne besondere Hilfestellung auf dieses Abenteuer einzulassen. Manche, die sich nicht so stark fühlten oder denen das Abnehmen aufgrund früherer Diätfehler schwerer fiel, hatten das Bedürfnis nach Unterstützung und haben zusätzlich diesen Coaching-Service gebucht.

Um sich gegenseitig zu unterstützen und Erfahrungen austauschen zu können, haben einige Frauen, die erst von anderen gelernt hatten und so ihrerseits zu „Lehrern" geworden waren, ein Forum ins Leben gerufen. Sie selbst profitieren davon natürlich ebenfalls, denn indem sie anderen helfen, helfen sie sich selbst, festigen ihr Wissen und stärken ihre Motivation.

RIPOSTE, eine internationale Organisation unter meinem Vorsitz, die sich der Prävention von Übergewicht verschrieben hat und die 2008 in Frankreich die erste Aktionswoche gegen Übergewicht organisiert hat, plant nach dem Vorbild Deutschlands und Brasiliens, bei den großen Krankenkassen und -versicherungen um finanzielle Unterstützung für dieses Projekt nachzusuchen. Auf diese Weise hoffe ich, den Preis für diesen Service, ähnlich wie beim Diabetes-Monitoring, für jedermann erschwinglich machen zu können. Ich werde mich mit Vertretern der wichtigsten internationalen Versicherungsgesellschaften treffen, denn die Kosten, die durch das Übergewicht entstehen, und das Leid, das es verursacht, machen es dringend erforderlich, dass sich die Medizin wieder auf diesem Gebiet engagiert.

Übergewicht ist ein Fall für den Arzt

Die meisten Allgemeinmediziner haben mit der Zeit kapituliert, wenn es um die Behandlung von Übergewicht ging. Die Gründe dafür sind vielfältig: Positive Resultate blieben weitgehend aus. Man fühlte sich verloren im Dschungel der zahllosen Diäten. Die Arbeitsbelastung war zu groß, und es gibt keine Medikamente zur Behandlung von Übergewicht. Für viele von ihnen hat eine Gewichtszunahme an sich nicht einmal Krankheitswert. Für sie ist ein unerklärlicher Gewichtsverlust ein größerer Anlass zur Besorgnis.

Viele Ärzte halten selbst den begründeten Wunsch abzunehmen für übertrieben und überflüssig. Das mag in gewissen Fällen zutreffen, doch Adipositas beginnt stets mit einer geringfügigen Gewichtszunahme, und es ist nicht klug, erst einzugreifen, wenn sich bereits Beschwerden und Begleiterkrankungen eingestellt haben.

Aus diesem Grund bemüht sich die Organisation RIPOSTE darum, die französischen Allgemeinmediziner intensiver in den Kampf gegen das Übergewicht einzubinden. Denn sie verfügen über die einschlägigen Zahlen, sie besitzen die Empathie und das medizinische Fachwissen, und gemeinsam könnten sie einen wirkungsvollen Beitrag zur Bekämpfung des immer weiter um sich greifenden Übergewichts leisten.

Darüber hinaus könnte dadurch verhindert werden, dass diejenigen, die unwirksame Diäten mit utopischen Versprechungen vermarkten und verkaufen, die Situation für sich ausnutzen – Angebote, die dazu führen, dass immer mehr Diäten fehlschlagen oder gar nicht erst anschlagen.

Falsche Versprechen

Diese Anbieter nutzen die Verzweiflung übergewichtiger Frauen aus, um sie an sich zu binden, und verhindern so, dass sie wirkliche Hilfe und Unterstützung bekommen. Solche nutzlosen Diätprogramme und die Resistenz gegen eine Gewichtsabnahme, die sie begünstigen, sind eine der Hauptursachen dafür, dass der Kampf gegen das Übergewicht immer wieder zum Scheitern verurteilt ist.

Erst letzte Woche habe ich selbst ein solches Angebot erhalten, das mir – ohne mein Alter oder Geschlecht, geschweige denn meine Vorgeschichte zu kennen – verspricht, in nur 28 Tagen (wieso ausgerechnet 28 Tage?) gut fünf Kilogramm abnehmen zu können. Die Erfolgsquote liegt angeblich bei 98 Prozent. Was allerdings noch besorgniserregender war: Dieser Newsletter, der von einem Sporttrainer stammte, versprach auch Diabetes zu heilen (die ich nicht habe) und einen zu hohen Cholesterinspiegel (den ich ebenfalls nicht habe) zu senken.

Solche Praktiken sind gefährlich, und das nicht etwa wegen der utopischen Versprechungen, die sie machen, sondern weil sie so verlockend und vielversprechend klingen und andere Methoden, die zwar nicht so reizvoll, mittel- und langfristig aber weitaus erfolgreicher sind, in den Schatten stellen.

Liebe Leser, seien Sie also auf der Hut. Abnehmen ist keine einfache Sache, und dauerhaft von Übergewicht „geheilt" zu werden, ist noch einmal etwas ganz anderes, denn dies erfordert ein fundiertes Fachwissen, Erfahrung, Empathie und, davon bin ich überzeugt, wirkliche Kompetenz und einen absolut seriösen Ansatz.

Der Kampf gegen das Übergewicht muss von Ärzten geführt werden, dies ist unabdingbar. Deshalb hoffen wir darauf, dass uns möglichst viele Allgemeinmediziner in diesem Kampf unterstützen und dass man ihnen darüber hinaus die notwendigen Mittel an die Hand gibt, damit sie ihn erfolgreich führen können.

LIEBE LESERINNEN UND LESER,

mit dem folgenden Fragebogen und Ihrer Hilfe möchte ich die erste Übergewichtsstudie an mehr als 1000 Menschen durchführen, die nach einer Diät mehr als acht Kilogramm abgenommen haben. Sie soll rein wissenschaftlichen Zwecken dienen.

Bitte kopieren Sie diesen Fragebogen und senden ihn ausgefüllt an die am Schluss angegebene Adresse zurück. Schicken Sie ihn mir aber nur, wenn Sie entschlossen sind, mithilfe meiner Diät nicht nur abzunehmen, sondern das in den beiden ersten Phasen erworbene neue Gewicht anschließend auch zu halten und sowohl die Stabilisierungs- als auch die Erhaltungsphase konsequent mitzumachen.

Nach Ausfüllen des Fragebogens beginnt Ihre große Diätreise, bei der ich Sie begleiten werde, um Ihnen bei allen Schwierigkeiten immer zur Seite zu stehen. Ich werde Sie auch über den Fortgang dieses großen Projekts auf dem Laufenden halten, von dem ich hoffe, dass seine Ergebnisse ein wichtiger Beitrag im Kampf gegen das Übergewicht auf der Welt sein werden. Diese Studie wird gleichzeitig in 17 Ländern und 9 Sprachen durchgeführt. Ich hoffe, dass sie meine Diät endgültig legitimiert und zur Referenzmethode macht.

Fragebogen zur Dukan-Diät

Vor- und Nachname _____

Straße _____

Postleitzahl _____

Stadt _____

Telefonnummer _____

E-Mail-Adresse _____

(Bitte füllen Sie den Adressteil nur aus, wenn Sie über den Fortgang und die Ergebnisse der Studie informiert werden oder mir direkt über einen zu diesem Zweck ins Internet gestellten Chat Fragen stellen wollen.)

Alter _____

Geschlecht: ☐ männlich ☐ weiblich

Größe in cm _____

Aktuelles Gewicht
(bei Beginn der Diät) _____

Bereits verlorenes Gewicht _____

Jemals erreichtes Höchstgewicht _____

Mindestgewicht nach dem
Erreichen des 18. Lebensjahres _____

Anzahl früherer Diäten _____

Vorlieben: ☐ eher süß ☐ eher salzig ☐ keine Vorlieben

Starkes Bedürfnis, viel zu essen: ☐ ja ☐ nein

Neigung zum Knabbern außerhalb der regelmäßigen Mahlzeiten: ☐ ja ☐ nein

Einfluss von Stress auf das Gewicht: ☐ ja ☐ nein

Ererbte Veranlagung zu Übergewicht: ☐ keine ☐ schwach ☐ mittel ☐ stark

Abnahme während einer Diät: ☐ leicht ☐ schwierig

Gehen Sie täglich mehr als 20 Minuten? ☐ ja ☐ nein

Weshalb wollen Sie abnehmen?
☐ Schönheit/Attraktivität ☐ wohlfühlen ☐ Gesundheit ☐ normal sein

Wie sind Sie auf mein Buch gestoßen?
☐ Empfehlung durch Freund/in oder Kollege/in

☐ Empfehlung in der Presse

☐ Empfehlung durch den Arzt

☐ zufällig in einer Buchhandlung gefunden

☐ im Internet darauf gestoßen

☐ durch ein Forum von Anhängern der Dukan-Diät
(bitte genaue Bezeichnung des Forums) _____

☐ Sonstiges (bitte genaue Angaben) _____

Wenn Sie eine E-Mail-Adresse haben und mir diese mitteilen, sende ich Ihnen regelmäßig Informationen über den weiteren Verlauf dieser Studie zu. Dann können Sie auch an einer Chat-Gruppe teilnehmen, in der Sie mir Fragen stellen können, die ich in diesem Buch nicht zu Ihrer Zufriedenheit beantwortet habe.

Den ausgefüllten Fragebogen schicken Sie bitte an folgende Adresse:

Caradine
Enquête Nationale Régime Dukan
6, rue Charles Fourier
F-75013 Paris

Mit Einsendung des ausgefüllten Fragebogens nehmen Sie an meiner Studie teil.

Sachwortregister

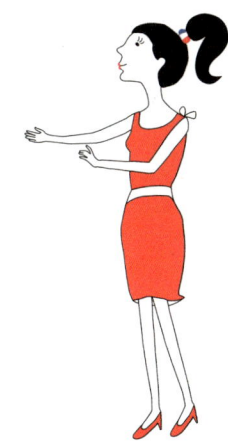

Rezeptregister

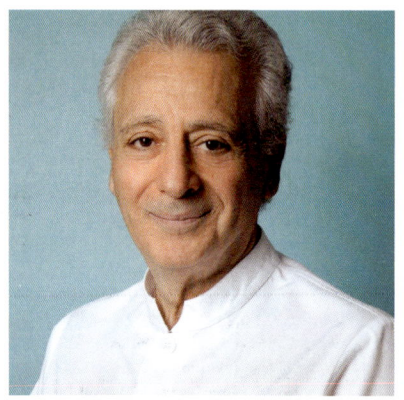

Über den Autor:
Dr. Pierre Dukan arbeitet seit über
35 Jahren als Ernährungsmediziner
und ist in Frankreich der bekannteste
Ernährungsspezialist. Als Ergebnis
seiner Forschung und Praxis erschien im
Jahr 2000 in Frankreich dieses Buch,
das ein Bestseller wurde. Seitdem ist
es in über 10 Sprachen übersetzt und in
über 20 Länder verkauft worden.

Mehr über den Autor erfahren Sie unter:
www.pierredukan.com

Genehmigte Lizenzausgabe für
Verlagsgruppe Weltbild GmbH,
Steinerne Furt, 86167 Augsburg
Copyright der französischen Original-
ausgabe © 2011 Dr. Pierre Dukan
Originaltitel: »Je ne sais pas maigrir«,
Flammarion, 2000

Copyright der deutschen Erstausgabe
© 2011 GRÄFE UND UNZER VERLAG
GMBH, München

Projektleitung:
Eva Dotterweich
Übersetzung:
Christine Böck-Michel und Barbara Holle
Lektorat:
Dorothea Steinbacher
Illustrationen und Kapitelaufmacher:
Franziska Misselwitz, Hamburg
Foodfotografie:
Bernard Radvaner, Neuilly-sur-Seine
Foodstyling:
Motoko Okuno, Paris
Umschlaggestaltung:
Maria Seidel, atelier-seidel.de

Umschlagillustrationen:
@istockphoto (pinkpig / Janet Céline)
Innenlayout:
Sabine Krohberger, ki 36 Editorial
Design, München
Satz:
Nadine Thiel / kreativsatz, Baldham
Druck und Bindung:
Firmengruppe Appl, Wemding

Bildnachweis:
Fotolia: S. 45; 46-2, 47, 48-2, 49-1,
i-Stock: S. 46-1, 49-2, 53-1;
Franziska Misselwitz: Illustrationen und
Kapitelaufmacher;
Bernard Radvaner: Foodfotos, S. 54;
Shutterstock: 48-1, 53-2;
Thinkstock: S. 10, 42, 106, 188.

ISBN 978-3-8289-4320-9

2014   2013   2012
Die letzte Jahreszahl gibt die aktuelle
Lizenzausgabe an.

Einkaufen im Internet: *www.weltbild.de*